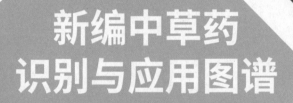

新编中草药
识别与应用图谱

林余霖　主编

U0312103

华龄出版社
HUALING PRESS

责任编辑：郑建军
责任印制：李未圻

图书在版编目（CIP）数据

新编中草药识别与应用图谱 / 林余霖主编 . -- 北京：
华龄出版社，2020.12
ISBN 978-7-5169-1860-9

Ⅰ . ①新… Ⅱ . ①林… Ⅲ . ①中草药－图谱 Ⅳ .
① R282-64

中国版本图书馆 CIP 数据核字 (2021) 第 002137 号

书　　名：新编中草药识别与应用图谱
作　　者：林余霖

出版发行：华龄出版社
地　　址：北京市东城区安定门外大街甲 57 号　　邮　　编：100011
电　　话：010-58122246　　　　　　　　　　　传　　真：010-84049572
网　　址：http://www.hualingpress.com

印　　刷：水印书香（唐山）印刷有限公司
版　　次：2021 年 5 月第 1 版　　　2021 年 5 月第 1 次印刷
开　　本：710mm×1000mm　　1/16　　　　　印　　张：20
字　　数：200 千字
定　　价：89.00 元

前　言

中草药是我们的祖先在长期的医疗实践中积累起来的，是我国优秀文化遗产的重要组成部分。随着"回归大自然"浪潮的兴起，传统天然药物，特别是中药的特色和优势越来越受到人们的重视。中草药的应用历史悠久，历代医家和广大人民一起积累了丰富的临床经验，加大中药的开发应用，既是对传统文化的继承发展，也是对人类的医疗保健事业做出新的贡献。为此，我们编写了这本《新编中草药识别与应用图谱》。

本书共收集了分布广泛、疗效显著的中草药 300 余种，主要以《中华人民共和国药典》（以下简称《药典》）以及全国中医药类高等院校规划教材《中药学》列出的常见中药为主，加入部分现代临床广泛应用的天然植物药种类。依据功效进行归类，分为解表药、清热药、泻下药、祛风湿药、化湿药、利水渗湿药、温里药、理气药、消食药、驱虫药、止血药、活血化瘀药、化痰止咳平喘药、安神药、平肝息风药、开窍药、补虚药等。每一味药物编写体例如下：

1. 药材名称：以《药典》2020 年版的中药材名为正名。

2. 基源：说明中药材的名称及该药材的入药部位。严格依照《药典》2020 年版的规范。

3. 原形态：简述药材原植物的形态特征。关于根、茎、叶、花、果实、种子等植物器官形态的识别要点做出标示，并在相应的原色植物也做了对应的标记，使读者一目了然。

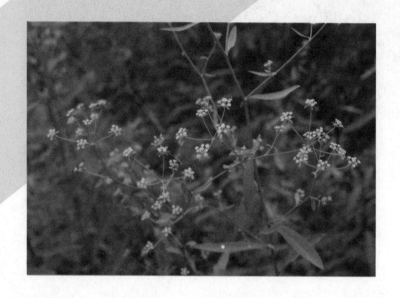

4. 生境分布：记述该物种的生长环境和分布地区。

5. 性味归经：记述该药材的性味和功能。

6. 炮制：简要记述该药材用烘、炒、洗、泡、漂、蒸、煮等加工方法。

7. 主治用法：记述该药物的主要用途和用量。

8. 应用：记述该药物的实用药方。

本书内容科学，条理清晰，简明扼要，易学易记，适合中医药自学者、爱好者及基层医务人员阅读。

编　者

目录
CONTENTS

1 解表药

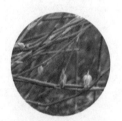

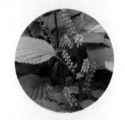

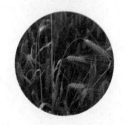

2 清热药

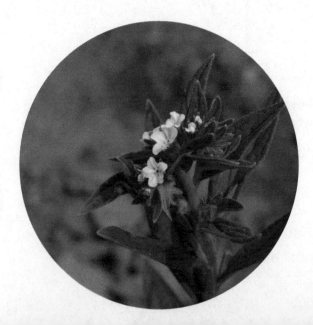
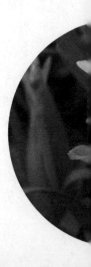

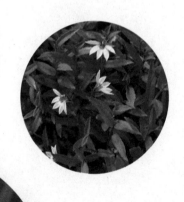

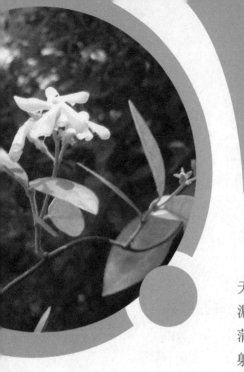

3 泻下药

4 祛风湿药

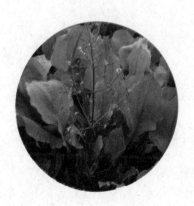

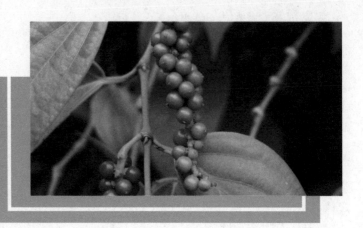

5 化湿药

6 利水渗湿药

7 温里药

8 理气药

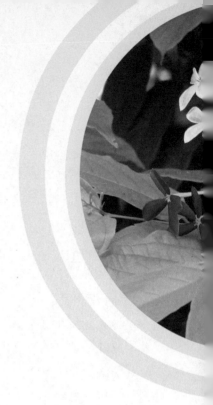

9 消食药

10 驱虫药

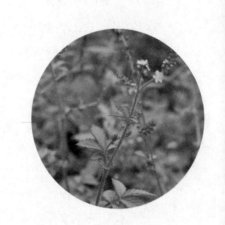

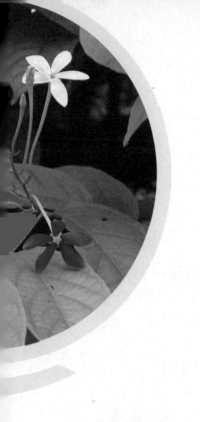

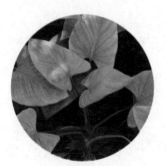

13 化痰止咳平喘药

14 安神药

15 平肝息风药

16 开窍药

17 补虚药

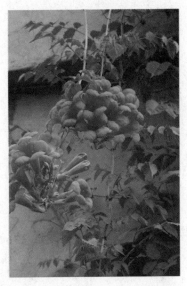

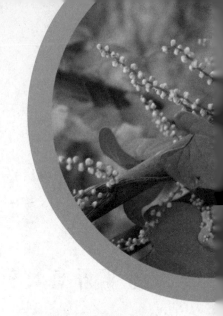

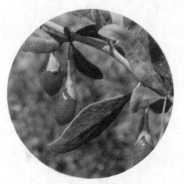

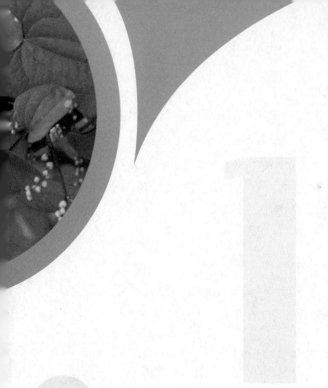

解表药

解表药是指能疏肌解表、促使发汗，以治疗表证为主要作用的药物。根据其药性及功效主治差异，可分为发散风寒药和发散风热药两类。

临床上主要用于恶寒发热、无汗头痛、肢体酸痛、鼻塞涕清、喉痒咳嗽、苔薄白、脉浮紧或浮缓的风寒表证，以及发热恶寒、头痛目赤、咽痛口渴、舌尖红、苔薄白、脉浮数的风热表证。此外，部分药物还可用治表邪外束，麻疹不透；风邪袭表，肺失宣降，风水水肿；风热上攻，眩晕目赤，咽喉肿痛等症。

现代药理作用证明，解表药具有解热、镇痛、抑菌、抗病毒及祛痰、镇咳、平喘、利尿等作用，其他还有降压及改善心脑血液循环的作用。

木贼麻黄（麻黄）

基源：麻黄为麻黄科植物木贼麻黄的干燥草质茎。

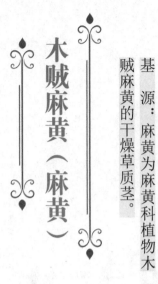

原植物

别名：木麻黄、山麻。黄小灌木。①木质茎粗壮。叶二裂。②雄球花单生或3~4个集生于节上，雄蕊6~8；花丝结合，稍外露。雌球花2个对生于节上，雌花1~2朵。③果熟时红色，肉质，卵球形，种子1。花期6~7月，果期8~9月。

生境分布

生于干旱砾质山地。分布于西北及华北等地区。

采收加工

秋季采割草质茎，扎成小把，阴干或晒干。

性味功能	味辛、苦，性温。有发汗散寒、宣肺平喘、利水消肿的功能。
炮　　制	蜜麻黄　取麻黄段，照蜜炙法炒至不粘手。每100kg麻黄，用炼蜜20kg。
主治用法	用于风寒感冒，胸闷喘咳，浮肿，支气管炎。用量1.5~9g。

 应用

* 肺炎，急性支气管炎：麻黄4.5g，杏仁9g，生石膏18g，甘草3g。水煎服。
* 支气管哮喘，慢性支气管炎：麻黄、桂枝、白芍、干姜、制半夏各6g，细辛、五味子、甘草各3g。水煎服。
* 风寒感冒，咳喘无汗：麻黄、桂枝、杏仁各6g，炙甘草3g。水煎服。

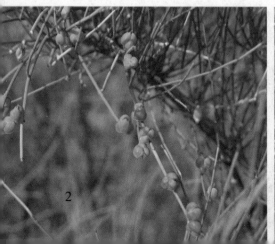

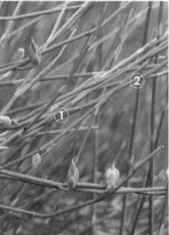

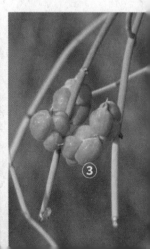

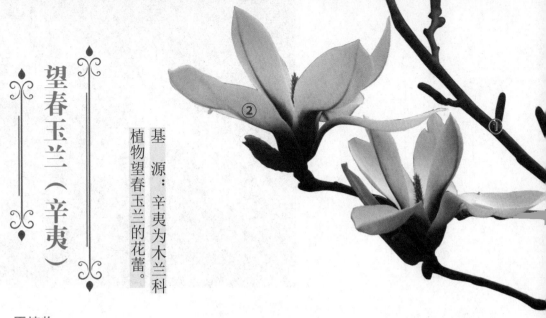

望春玉兰（辛夷）

基源：辛夷为木兰科植物望春玉兰的花蕾。

原植物

落叶乔木。①树皮淡灰色，小枝细长。互生，长圆状披针形，先端尖，基部宽楔形或圆形，全缘。②花单生于幼枝顶,苞片密生灰白色或黄色长柔毛；花先叶开放，花萼与花瓣 9 片，白色，外面基部带紫色，排成 3 轮，外轮 3 片，内两轮近匙形，雄蕊与心皮多数，花柱顶端微弯。聚合果柱形，稍扭曲，果球形，黑色，两侧扁，密生小瘤点。种子扁圆状卵形，红色。花期 4 月，果期 8~9 月。

生境分布

生于林中，或多栽培于庭院。分布于陕西、甘肃、河南、湖北、四川等省。

采收加工

冬、春季花蕾未开放时采摘，剪去枝梗，干燥。

性味功能	味辛，性温。有散风寒、通鼻窍的功能。
炮　　制	拣净枝梗杂质，捣碎用。
主治用法	用于风寒头痛，鼻塞，鼻渊 ，鼻疮，鼻流浊涕，齿痛。用量 3~9g；外用适量，研末塞鼻或水浸蒸馏滴鼻。

 应用

＊ 鼻窦炎，鼻炎：辛夷 9g，鸡蛋 3 个。同煮，吃蛋饮汤。

＊ 鼻塞不知香味：辛夷、皂角、石菖蒲等份。研末棉裹塞鼻中。

＊ 牙痛：辛夷 50g，蛇床子 100g，青盐 15g。共为末搽之。

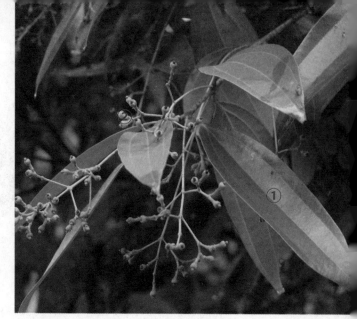

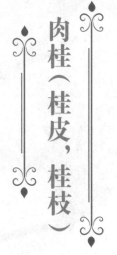

肉桂（桂皮，桂枝）

基源：桂皮为樟科植物肉桂的干燥树皮；桂枝为干燥嫩枝。

原植物

①叶革质，矩圆形至近披针形。②圆锥花序腋生或近顶生；花小，白色；花被片6；能育雄蕊9，3轮。花丝有柔毛；外面2轮花丝上无腺体，第三轮雄蕊外向，花丝基部有2腺体，最内1轮雄蕊退化。果实椭圆形，黑紫色。花期5~7月。果期6月至次年2~3月。

生境分布

栽培于沙土或山地。分布于云南、广西、广东、福建。

采收加工

桂皮秋季剥皮，阴干。桂枝春、夏二季采收，晒干。

性味功能	味辛、甘，性热。桂皮有温补脾肾、散寒止痛、通利血脉的功能。
炮　制	拣净杂质，刮去粗皮，用时打碎；或刮去粗皮，用温开水浸润片刻，切片，晾干。
主治用法	桂皮用于风寒感冒，脘腹冷痛，血寒经闭，关节痹痛，痰饮，水肿，心悸。用量3~9g。桂枝用于阳痿，宫冷，腰膝冷痛，肾虚作喘，阳虚眩晕，目赤咽痛，心腹冷痛，经闭，痛经。用量1~4.5g。

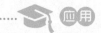 应用

＊ 胃腹冷痛，阳虚内寒：桂皮、附子、干姜、吴茱萸各3g。水煎服。

＊ 畏寒肢冷，腰膝酸弱，阳痿，尿频：桂皮、熟附子、泽泻、牡丹皮各3g，熟地黄12g，山茱萸、山药、茯苓各6g。水煎服。

＊ 打扑伤破，腹中有瘀血：桂枝、当归各100g，蒲黄50g。酒服。

北细辛（细辛）

基源：细辛为马兜铃科植物北细辛的全草。

原植物

别名：辽细辛、烟袋锅花。多年生草本。根状茎横走，顶端分枝，下生多数细长根，手捻有辛香。①叶 2~3 生于基部，卵状心形或近肾形，先端圆钝或急尖，基部心形，两侧圆耳状，有疏短毛。芽苞叶近圆形。花单一，由两叶间抽出，花紫棕色；花梗长 3~5cm，开花时在近花被管处呈直角弯曲，果期直立；花被管壶状杯形或半球形，喉部稍缢缩。蒴果浆果状，半球形，不开裂。种子多数，椭圆状船形，有硬壳，灰褐色，背面凸，腹面的边缘常向内卷呈槽状，具黑色肉质假种皮。花期5月，果期6月。

生境分布

生于林下阴湿处、山沟腐殖质厚的湿润肥沃土壤。分布于黑龙江、吉林、辽宁等省。辽宁有人工栽培。

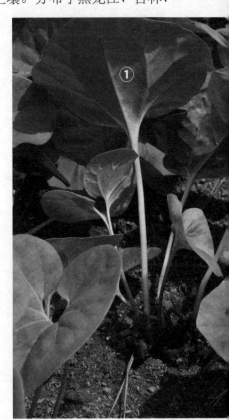

①

采收加工

9月中旬挖出全草，阴干。不宜日晒和水洗。

性味功能	味辛，性温。有祛风散寒、通窍止痛、温肺化痰的功能。
炮　制	将原药拣去杂质，筛去泥土，切段，晾干。
主治用法	用于风寒感冒，头痛，牙痛，鼻塞鼻渊，风湿痹痛，痰饮喘咳。用量1~3g。外用适量。反藜芦。

 应用

* **胃热引起的牙痛**：细辛、石膏。水煎服。
* **口舌生疮，口腔炎**：细辛、黄连。水煎服。

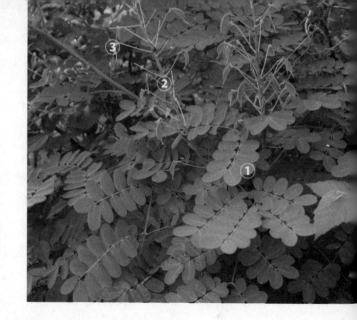

云实（云实皮）

基源：云实皮为云实科植物云实的根皮。种子也可供药用。

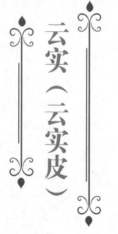

原植物

藤本。枝、叶轴及花序均被柔毛和钩刺。①2回羽状复叶，互生，羽片3~10对，对生，托叶小，斜卵形，基部有刺1对；小叶8~2对，长圆形，两端近圆钝，全缘，两面均被短柔毛。②总状花序顶生，直立，花多数；总花梗具多刺，花萼下有关节，萼片5，长圆形，被短柔毛；花瓣5，黄色，盛开时反卷，基部有短柄；雄蕊10，离生，2轮排列。③荚果长圆状舌形，沿腹缝线有狭翅，先端有尖喙，成熟时沿腹缝线开裂。花期4~6月，果期6~10月。

生境分布

生于山坡灌丛中，丘陵，平原或河岸。分布于河北、陕西、甘肃、河南及长江以南各省区。

采收加工

根全年均可采挖，挖出后洗净，剥取根皮，晒干。

性味功能	味苦、辛，性微温。有解表散寒、祛风除湿、止咳化痰的功能。种子有止痢、驱虫的功能。
炮　制	取原药，除去杂质，洗净，干燥。用时捣碎。
主治用法	根皮用于风寒感冒，淋病，肝炎，肝硬化腹水，胃痛，支气管炎，风湿疼痛，跌打损伤，毒蛇咬伤。

 应用

＊淋病：云实皮30g，三白草、积雪草各15g。水煎服。

＊肝炎：云实60g，白芍、白英各9g，木香5g，红枣10枚。水煎，调白糖服。

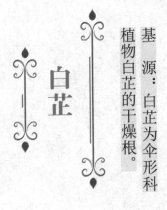

白芷

基源：白芷为伞形科植物白芷的干燥根。

原植物

别名：祁白芷、禹白芷。多年生草本，高1~2.5m。根粗大圆锥形，黄褐色，根头部钝四棱形或近圆形，具皱纹、支根痕及皮孔样的横向突起，顶端有凹陷茎痕。①茎及叶鞘常带紫色。②茎下部叶羽状分裂，中部2~3回羽状分裂，上部有膨大囊状鞘。③复伞形花序；花瓣5，白色。双悬果长圆形至卵圆形，背棱扁、钝圆，侧棱翅状。花期7~9月，果期9~10月。

生境分布

生于丛林砾岩上。分布于东北、华北等省区。有栽培。

采收加工

夏、秋间叶黄时，采挖根部，除去地上部、须根，洗净泥沙，晒干或低温干燥。

性味功能	味辛，性温。有祛风、祛寒、燥湿、通窍止痛、消肿排脓的功能。
炮　制	除净残茎、须根及泥土（不用水洗），晒干或微火烘干。
主治用法	用于风寒感冒头痛，眉棱骨痛，鼻塞，牙痛，白带，疮疡肿痛。用量3~9g。水煎服。

🎓 应用

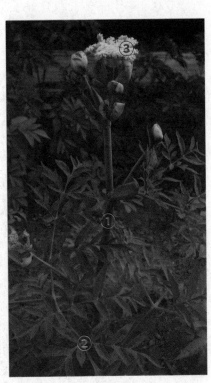

＊ 感冒头痛：白芷、羌活、防风。水煎服。
＊ 鼻窦炎：白芷、辛夷、苍耳子。水煎服。
＊ 感冒风热，眉棱骨痛：白芷、黄芩（酒炒）。水煎服。

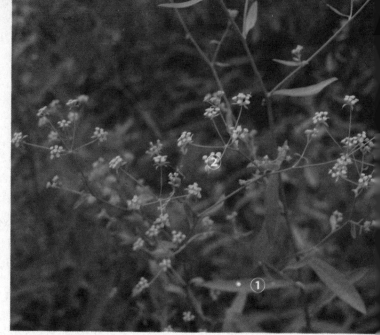

柴胡

基源：柴胡为伞形科植物柴胡的根。

原植物

别名：北柴胡。多年生草本。主根较粗，圆柱形，质坚硬，黑褐色。①叶互生；基生叶针形，基部渐成长柄；茎生叶长圆状披针形或倒披针形，全缘。②复伞形花序多分枝，伞梗4~10；花小，5瓣，黄色，先端向内反卷；雄蕊5；子房下位，椭圆形。双悬果长圆状椭圆形或长卵形，果枝明显，棱槽中有油管3条，合生面油管4。花期7~9月，果期9~10月。

生境分布

生于山坡、田野及路旁。分布于全国大部分地区。

采收加工

春秋季挖取根部，晒干。

性味功能	味苦，性寒。有发表退热、舒肝、升提中气的功能。
炮　制	柴胡：除去杂质及残茎，洗净，润透，切厚片，干燥。 醋柴胡：取柴胡片，照醋炙法炒干。
主治用法	用于感冒发热，寒热往来，疟疾，胸肋胀痛，月经不调，子宫脱垂，脱肛，肝炎，胆道感染。用量3~9g。

 应用

＊ 肝气郁滞所致胁痛、胃肠功能失调：柴胡、香附、郁金、青皮各9g。水煎服。

＊ 疟疾：柴胡、常山。水煎服。

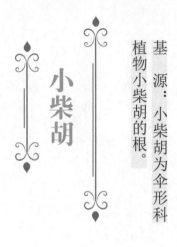

小柴胡

基源：小柴胡为伞形科植物小柴胡的根。

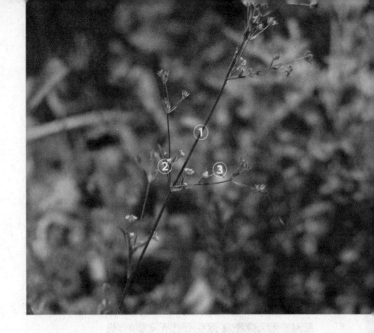

原植物

别名：滇银柴胡、金柴胡、芫荽柴胡。两年生草本，根细，土黄色。①茎下部分枝，丛生，细而硬，斜上展开。②叶矩圆状披针形或条形，顶端圆钝，有小凸尖头，基部稍收缩，抱茎，沿小脉和总苞片都有油脂积聚。③复伞形花序小而多；总花梗细，有棱角；伞幅2~4；小总苞片2~4，花梗3~5，黄色。双悬果宽卵形或椭圆形，棱粗而显著。

生境分布

生于山坡草丛或干燥沙地。分布于湖北、四川、贵州、云南等省。

采收加工

秋季采收全草，切段晒干。

性味功能	味苦、微辛，性平。有解毒、祛风、止痒的功能。
炮　　制	全草入药，除去泥沙，晒干。
主治用法	用于疮毒，疖子；根为发表退热药。用量9~15g，水煎服，亦可煎水外洗患处。

 应用

＊感冒，流感，上呼吸道炎，急性支气管炎，淋巴腺炎：小柴胡12g，黄芩、制半夏各9g，党参、生姜各6g，甘草3g，大枣4枚。水煎服。

＊高热：小柴胡15g。水煎服。

＊疟疾：小柴胡、常山各9g。水煎服。

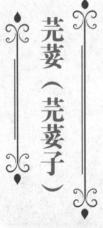

芫荽（芫荽子）

基源：芫荽子为伞形科植物芫荽的干燥成熟果实。

原植物

别名：香菜。一年生草本，株高30~80cm，具香气。①基生叶和下部茎生叶具长柄，1~2回羽状全裂，小叶卵形，基部楔形，羽状缺刻或牙齿状。中部及上部茎生叶柄鞘状，边缘宽膜质，2~3回羽状全裂，最终裂片线形，全缘，先端钝。②复伞形花序具长柄。③小伞形花序具花10~20朵；花瓣倒卵形，2深裂。双悬果球形，淡褐色。花、果期5~7月。

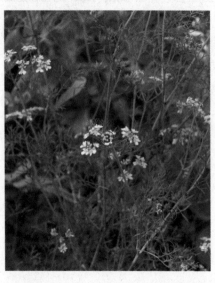

生境分布

我国各地均有栽培，主要分布于江苏、安徽、湖北等。

采收加工

秋季果实成熟时，采收果枝，晒干，打下果实，除净枝梗等杂质，晒干。

性味功能	味辛，性温。有发表、透疹、开胃的功能。
炮　　制	取原药材，除净杂质，干燥。
主治用法	用于感冒鼻塞，痘疹透发不畅，饮食乏味，齿痛。用量5~10g。

应用

* 消化不良，食欲不振：芫荽子6g，陈皮、六曲各9g，生姜3片。水煎服。

* 胸膈满闷：芫荽子3g。研末，开水吞服。

* 麻疹不透：鲜芫荽60g。捣烂搓前胸及后背。

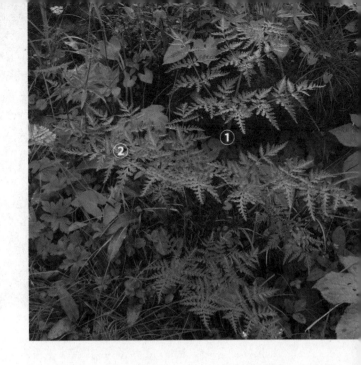

羌活

基源：羌活为伞形科植物羌活的根和根茎。

原植物

别名：蚕羌、裂叶羌活。多年生草本，高 60~150cm，①根茎粗壮圆柱形或块状，暗棕色，有特殊香气。茎直立，中空，淡紫色，有纵直细条纹。②叶为 2~3 回羽状复叶，小叶 3~4 对，末回裂片边缘缺刻状浅裂至羽状深裂；茎上部叶简化成鞘状。复伞形花序顶生或腋生，总苞片 3~6，花白色；背棱、中棱、侧棱分果长圆形，果实背腹稍压扁，均扩展为翅，油管明显。

生境分布

生于海拔 2000~4200m 的林缘、灌丛下、沟谷草丛中。分布于陕西、甘肃、青海、四川、云南、西藏等省区。

采收加工

秋季采挖根茎及根，除去泥土及须根，晒干。

性味功能	味辛、苦，性温。有解表散寒、除湿止痛的功能。
炮　　制	除去杂质，洗净，润透，切厚片，晒干。
主治用法	用于风寒感冒，头痛，身疼，四肢酸痛，恶寒无汗发热，风湿性关节疼痛。用量3~9g。

 应用

＊ 感冒风寒，头痛，无汗，关节酸痛：羌活、防风、白芷各 3g，细辛 1.5g。水煎服。

＊ 关节疼痛，腰背酸痛：羌活、独活各 1.5g，秦艽 9g，桑枝 15g。水煎服。

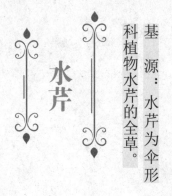

水芹

基源：水芹为伞形科植物水芹的全草。

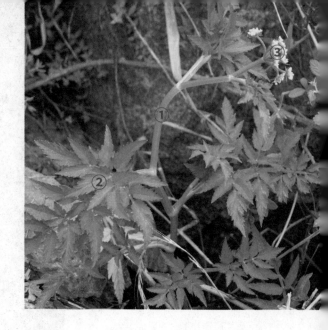

原植物

别名：楚葵、野芹菜。多年生草本，无毛。①茎基部匍匐，节上生须根，上部直立，中空，圆柱形，具纵棱。②基生叶丛生；叶柄长7~15cm，基部呈鞘状；叶片一至二回羽状分裂，最终裂片卵形或菱状披针形，边缘有不整齐尖齿或圆锯齿；茎叶相同而较小。③复伞形花序顶生，和叶对生，由6~20小伞形花序组成；总梗长2~16cm，无总苞，小总苞片2~8，线状。小花白色。双悬果椭圆形或近圆锥形，果棱显著隆起。花期夏季。

生境分布

生于低湿地方或水沟中。分布遍及全国，时有栽培。

采收加工

夏、秋采集，洗净，晒干备用或鲜用。

性味功能	味甘、性平。有清热利湿、止血、降血压功能。
炮　制	9~10月采割地上部分，洗净，鲜用或晒干。
主治用法	用于感冒发热，呕吐腹泻，尿路感染，崩漏，白带，高血压。用量6~9g。鲜品可捣汁饮。

应用

＊ 小儿发热，月余不凉：水芹、大麦芽、车前子。水煎服。

＊ 小便不利：水芹9g。水煎服。

＊ 疟腮：水芹捣烂，加茶油敷患处。

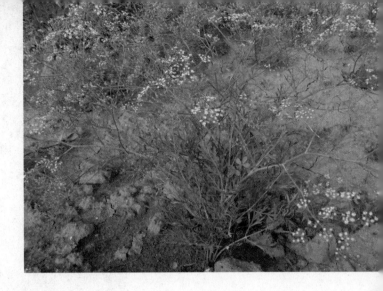

防风

基源：防风为伞形科植物防风的根。

原植物

别名：关防风。多年生草本。根粗壮，颈处密纤维状叶残基。①茎单生，两歧分枝，有细棱。②基生叶簇生，基部鞘状稍抱茎，2~3 回羽状深裂；茎生叶较小，有较宽叶鞘。③复伞形花序成聚伞状圆锥花序，伞辐 5~7；花瓣 5，白色；雄蕊 5；子房下位。双悬果卵形，光滑。花期 8~9 月，果期 9~10 月。

生境分布

生于草原、丘陵、多石砾的山坡。分布于东北及河北、山东、山西、内蒙古、陕西、宁夏等省区。

采收加工

春秋季采挖未抽花茎植株的根，晒干。

性味功能	味甘、辛，性温。有发表、祛风、除湿的功能。
炮　　制	除去杂质，洗净，润透，切厚片，干燥。
主治用法	用于感冒，头痛，发热，无汗，风湿痹痛，四肢拘挛，皮肤瘙痒，破伤风。用量4.5~9g。

 应用

＊ 外感寒邪，伤湿感冒，恶寒无汗：防风、苍术各6g，葱白、生姜各9g，炙甘草3g。水煎服。

＊ 感冒头痛：防风、白芷、川芎、荆芥。水煎服。

＊ 风湿性关节炎：防风、茜草、苍术、老鹳草各15g。白酒浸服。

＊ 风热头痛，胸腹痞闷：防风、荆芥、连翘、炙大黄、石膏、桔梗、甘草。共研细末，温开水送服。

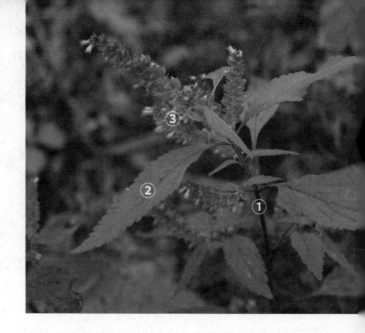

香薷

基源：香薷为唇形科植物香薷的全草。

原植物

别名：海州香薷。一年生草本，全株被柔毛。①茎直立，多分枝，四棱，紫褐色。②叶对生，卵形或椭圆状披针形，疏被小硬毛，略带紫色，密生橙色腺点，边缘有钝齿。③假穗状花序顶生，偏向一侧；苞片宽卵圆形，具针状芒，有睫毛，被橙色腺点；花萼钟状，5 齿裂，顶端具针状芒；花冠淡紫色，二唇形，上唇直立，下唇 3 裂；强雄蕊。小坚果矩圆形，棕褐色。花期 7~9 月。

生境分布

生于山坡、田野、路旁、河岸及灌丛中。分布于除新疆和青海外的全国各地。

采收加工

夏、秋季抽穗开花时采收，晒干或鲜用。

性味功能	味辛，性微温。有发汗解暑、和中利湿的功能。
炮　　制	拣去杂质，用水喷润后，除去残根，切段，晒干即得。
主治用法	用于夏季感冒，发热无汗，恶寒腹痛，中暑，急性肠胃炎，胸闷，口臭，水肿，脚气。用量2.4~6g。

 应用

＊ 胃肠型感冒，急性胃肠炎：香薷 4.5g，厚朴 6g，炒扁豆 18g。水煎服。

＊ 脚气水肿，肾炎水肿：香薷、茯苓、白术。水久煎服。

＊ 口臭：香薷。水煎含漱。

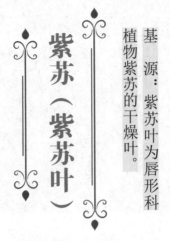

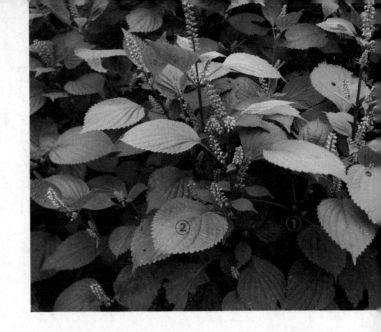

紫苏（紫苏叶）

基源：紫苏叶为唇形科植物紫苏的干燥叶。

原植物

一年生草本，有特异香气。①茎钝四棱形，绿色或绿紫色，密生长柔毛。②叶对生，卵形或宽卵形，皱缩，先端尖，基部近圆形或阔楔形，边缘有粗锯，紫色，有柔毛。③轮伞花序组成偏于一侧顶生或腋生总状花序；花冠白色或紫红色，二唇形；雄蕊 4，2 强；子房 4 裂，柱头 2 浅裂。小坚果近球形，灰褐色，花期 6~8 月，果期 8~10 月。

生境分布

生于村边、路旁或沟边。全国各地广泛栽培。

采收加工

6~8 月采摘叶，晒干。

性味功能	味辛，性温。有发散风寒、理气宽胸、解郁安胎、解鱼蟹毒的功能。
炮　制	除去杂质，晒干。
主治用法	用于外感风寒，头痛鼻塞，咳嗽，呕吐，鱼蟹中毒。用量5~9g。气虚表虚者慎用。

 应用

* 胃肠型感冒：紫苏叶、荆芥、防风、生姜各6g。水煎服。
* 胃肠感冒恶心呕吐，腹泻：紫苏叶4.5g，川连3g。水煎服。
* 鱼蟹中毒：紫苏叶30g。水煎服。
* 附注：其果实为紫苏子，嫩枝为紫苏梗药用。味辛，性温，有发散风寒、理气宽胸、解郁安胎、解鱼蟹毒的功能。用量 5~9g。

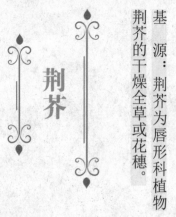

荆芥

基　源：荆芥为唇形科植物荆芥的干燥全草或花穗。

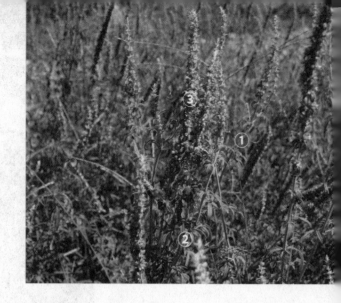

原植物

别名：香荆芥、四棱杆蒿。一年生草本，有强烈香气，被灰白色短柔毛。①茎直立，四棱形，上部多分枝。②叶对生，羽状深裂，线形，全缘，背面具凹陷腺点。③轮伞花序；花小，浅红紫色，花萼漏斗状，倒圆锥形，有白色柔毛及黄绿色腺点；花冠二唇形，3裂。小坚果，卵形或椭圆形，光滑，棕色。花期6~7月，果期8~9月。

生境分布

生于田边、路旁，我国大部分地区多有栽培。

采收加工

秋季分别采收全草和花穗，晒干。

性味功能	味辛，性微温。生用有解表散风、透疹的功能。炒炭有止血的功能。
炮　制	去泥屑杂草，切除残根，清水洗净，取出将穗头朝上竖放，待水沥干，切0.3~0.5cm段片，晒干。
主治用法	用于感冒，发热，头痛，咽喉肿痛，麻疹不透，荨麻疹初期，疮疡初起，瘰疬。炒炭用于吐血，衄血，便血，崩漏，产后血晕。用量4.5~9g。

 应用

＊ 咽炎，扁桃体炎：荆芥、桔梗、生甘草。水煎服。

＊ 大便下血：荆芥炭、槐花炭。水煎服。

＊ 荨麻疹，风疹：荆芥、薄荷、防风。水煎洗患处。

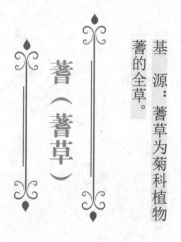

蓍（蓍草）

基源：蓍草为菊科植物蓍的全草。

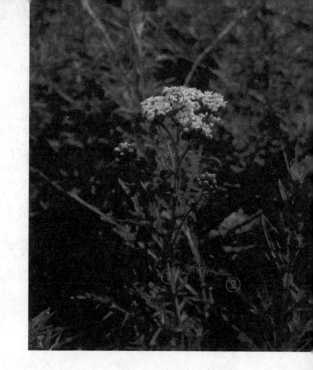

原植物

别名：千叶蓍、洋蓍草。多年生草本，株高 30~100cm。根状茎匍匐。①茎直立，密生白色长柔毛。②叶披针形、矩圆状披针形或近条形，2~3 回羽状全裂，叶轴上部有 1~2 个齿，裂片及齿披针形或条形，顶端有软骨质小尖，被疏长柔毛或无毛。③头状花序多数，密集成复伞房状；总苞片 3 层，覆瓦状排列，绿色，龙骨瓣状，边缘膜质；舌状花白色、淡粉红色或紫红色；筒状花黄色。瘦果矩圆形，无冠毛。

生境分布

生于山坡湿草地。分布于东北、华北等省区。

采收加工

夏、秋季开花时采收地上部分，晒干或鲜用。

性味功能	味辛、苦平；有小毒。有清热解毒、活血通经、消肿止痛的功能。
炮 制	除去杂质，清水洗净，稍润，切段，干燥，筛去灰屑。
主治用法	用于闭经腹痛，急性肠炎，阑尾炎，扁桃体炎，风湿疼痛，毒蛇咬伤，肿毒。用量3~9g，外用适量。

 应用

＊ 胃痛：蓍草 0.9g，嚼服。

＊ 跌打肿痛：鲜蓍草、生姜加酒炖热搽患处。

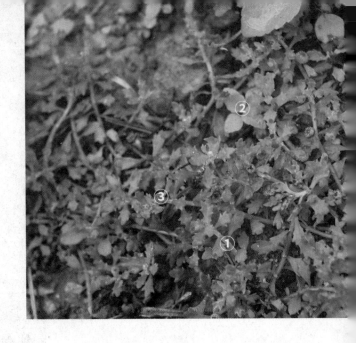

石胡荽（鹅不食草）

基源：鹅不食草为菊科植物石胡荽的全草。

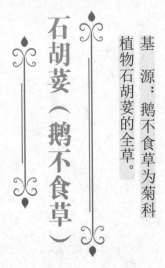

原植物

一年生匍匐草本，微臭，揉碎有辛辣味。①茎纤细，基部多分枝。②叶互生，倒卵状披针形，顶端钝，基部楔形，边缘有不规则疏齿。③头状花序单生叶腋，扁球形，无总花梗；总苞片2层，椭圆状披针形；花杂性；黄色或黄绿色，全部筒状；雌花位于外围，中央为两性花，花冠管钟状，4裂；雄蕊4；子房下位，柱头2裂。瘦果椭圆形具4棱，边缘有长毛，无冠毛。花期4~8月，果期6~10月。

生境分布

生于路旁荒野、稻田沟边及其他阴湿处。分布于全国大部分省区。

采收加工

夏季开花后采收，洗净，晒干。

性味功能	有清热止咳、祛风通窍、散瘀消肿、退翳明目的功能。
炮 制	洗净现用或阴干备用。
主治用法	用于鼻塞不通，急慢性鼻炎，过敏性鼻炎，头痛，百日咳，慢性气管炎，结膜炎，风湿关节痛，湿疮肿毒，跌打肿痛，毒蛇咬伤。用量3~9g，外用适量。

 应用

✳ 骨折：鲜鹅不食草适量。加酒，炖后捣烂敷伤部。

✳ 疟疾：鹅不食草6g。酒煎，饭后服。

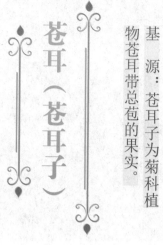

苍耳（苍耳子）

基源：苍耳子为菊科植物苍耳带总苞的果实。

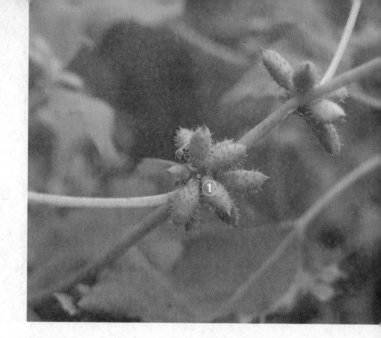

原植物

别名：老苍子、刺儿棵、苍耳蒺藜。一年生草本。全体密生白色短毛。叶互生，卵状三角形或心形，先端尖，基部浅心形，边缘有不规则锯齿或3浅裂，贴伏短粗毛。花单性，雌雄同株；头状花序顶生或腋生；雄花序球状，生于上部叶腋，小花管状，5齿裂。雌花序卵形，总苞片2~3列，密生钩刺。①瘦果2，纺锤形，包在有刺的总苞内。花期7~10月，果期8~11月。

生境分布

生于荒坡、草地、路旁或村落旷地。分布于全国各地区。

采收加工

秋季果实成熟时采收，干燥，除去梗、叶等杂质。

性味功能	味辛、苦，性温；有小毒。有散风湿、通鼻窍的功能。
炮　制	除去杂质。用时捣碎。
主治用法	用于风寒头痛，鼻炎，鼻窦炎，过敏性鼻炎，鼻渊流涕，风疹瘙痒，湿痹拘挛，麻风。用量3~9g。

 应用

＊ 急性鼻窦炎，鼻炎，过敏性鼻炎：苍耳、辛夷、白芷、黄芩各6g，薄荷4.5g（后下），生石膏30g。水煎服。

＊ 慢性鼻窦炎，鼻炎：苍耳子15g，辛夷、金银花、菊花各9g，茜草6g。水煎，砂糖送服。

＊ 外感风邪所致头痛：苍耳子、防风、藁本。水煎服。

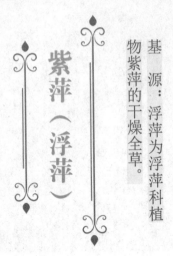

紫萍（浮萍）

基 源：浮萍为浮萍科植物紫萍的干燥全草。

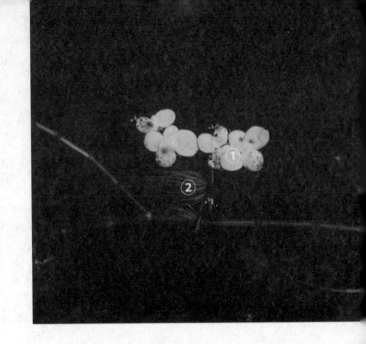

原植物

水生漂浮植物。①叶状体扁平，阔倒卵形，上面绿色，下面紫色，紫红色，棕紫色。具掌状脉 5~11 条，下面中央生 5~11 条根。②根长 3~5cm，白绿色，根基附近的一侧囊内形成圆形新芽，萌发后，幼小叶状体渐从囊内浮出，由 1 枝细的柄与母体相连。花期 6~7 月。

生境分布

生于池沼、湖泊或静水中。分布于全国各地。

采收加工

6~9 月采收，洗净，除去杂质，晒干。

性味功能	味辛，性寒。有宣散风热、透疹、利尿消肿的功能。
炮 制	拣去杂质，筛去灰屑，洗净，晒干即得。
主治用法	用于麻疹不透，风疹瘙痒，水肿尿少。用量3~9g；外用适量，煎汤浸洗。

 应用

＊ 吐血不止：浮萍 15g，生姜少许。共捣烂绞汁调蜜服。

＊ 麻疹透发不畅：浮萍 6g。水煎当茶饮。

＊ 鼻衄：浮萍焙干研末，塞鼻孔。

＊ 水肿尿少：浮萍 9g。水煎服。

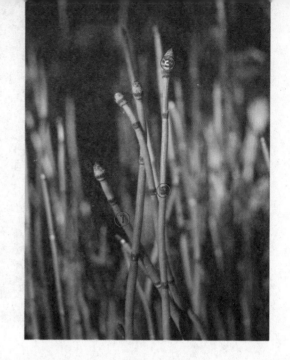

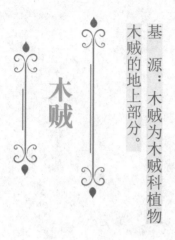

木贼

基源：木贼为木贼科植物木贼的地上部分。

原植物

别名：锉草、笔头草、擦草。多年生常绿草本。根茎黑色，①地上茎直立，单一不分枝或于基部簇生，节间中空，茎表面有纵沟棱，手摸粗糙。②叶鞘筒贴于茎上，顶部与基部有2黑色圈。鞘齿顶部尾尖早落，成钝头，鞘片背面有棱脊2条，形成浅沟。③孢子囊穗生于茎顶，长圆形，无柄，具小尖头，由多数轮状排列的六角形盾状孢子叶组成，沿孢子叶边缘生数个孢子囊；孢子圆球形，有2条弹丝，十字形着生，卷绕在孢子上。

生境分布

生于林下湿地,山谷溪边。分布于东北及河北、山西、内蒙古、陕西、甘肃、湖北、新疆和四川等地。

采收加工

夏、秋季割取地上部分，除去杂质，晒干或阴干。

性味功能	味甘、苦，性平。有疏风散热、退翳、止血的功能。
主治用法	用于目赤肿痛，目生云翳，迎风流泪，喉痛，痈肿，便血，血痢，脱肛，崩漏，外伤出血。用量3~9g。水煎服。

 应用

* 目生云翳，多泪：木贼、谷精草、决明子各9g，蝉蜕3g。水煎服。
* 目昏多泪，迎风流泪：木贼9g，苍术12g。研细末，开水调服。
* 扁平疣及疣瘊：木贼适量。研细末外敷患处。

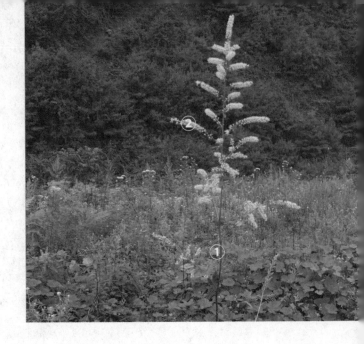

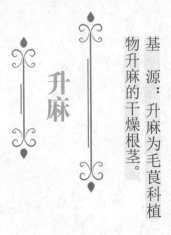

升麻

基源：升麻为毛茛科植物升麻的干燥根茎。

原植物

别名：西升麻、川升麻、绿升麻。多年生草本。根茎黑色，有多数内陷的老茎迹。①茎直立，高1~2m。下部茎生叶具长柄，二至三回三出羽状全裂；顶生小叶具长柄，各侧生小叶无柄。②圆锥花序，具分枝3~20条，花序轴和花梗密被灰色或锈色的腺毛及短毛；花两性，果被贴伏白色柔毛。顶端有短喙；花期7~9月，果期8~10月。

生境分布

生于山地林中或草丛中。分布于山西、陕西、宁夏、甘肃、青海、云南、西藏、河南、湖北、四川等省区。

采收加工

秋季采挖根茎，晒至八九成干后，燎去须根，晒干。

性味功能	味辛、微苦，性微寒。有发表、透疹、清热解毒、升提中气的功能。
炮　制	除去杂质，略泡，洗净，润透，切厚片，干燥。
主治用法	用于风热头痛，齿龈肿痛，咽痛口疮，麻疹不透，胃下垂，久泻，脱肛，子宫脱垂。用量1.5~4.5g。

 应用

* 风热头痛，齿龈肿痛，面部神经痛：升麻、苍术各6g，荷叶1张。水煎服。

* 麻疹初起，斑疹不透：升麻、葛根、甘草各3g，牛蒡子9g。水煎服。

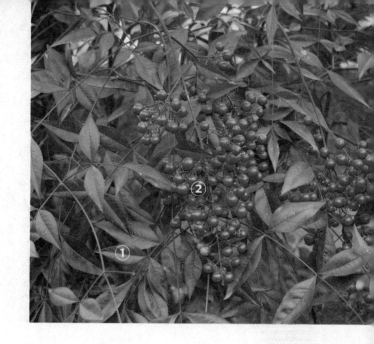

南天竹

基源：南天竹为小檗科植物南天竹的果实、叶及根。

原植物

灌木。①叶互生，叶柄基部膨大呈鞘状抱茎，叶革质，2~3回羽状复叶，小叶对生，无柄，椭圆状披针形，先端渐尖，基部楔形，全缘。大形圆锥花序顶生，花白色；萼片多轮重叠，每轮3片，外轮较小，卵状三角形，内轮较大，卵圆形；雄蕊6，花瓣状。②浆果球形，鲜红色，偶有黄色。花期5~7月，果期8~10月。

生境分布

生于山坡杂木林或灌丛中，也有栽培。分布于我国长江中下游各省。

采收加工

根叶全年可采，洗净，晒干或鲜用。果实在秋冬采收。

性味功能	根、叶：味苦，性寒。有清热解毒、祛风止痛、活血凉血的功能。果实：味苦，性平；有小毒。有止咳平喘的功能。
主治用法	根、叶用于感冒发热，眼结膜炎，尿路感染，急性胃肠炎，腰肌劳损。果实用于咳嗽气喘，百日咳。用量，果实4.5~9g，叶9~15g，根9~30g。

 应用

* 咳嗽气喘：南天竹子6~9g。水煎服。
* 眼结膜炎：南天竹叶30g。煎汁洗眼。
* 腰肌劳损：南天竹根30g。黄酒浸服。

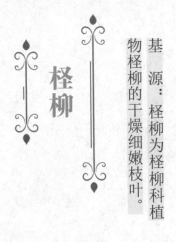

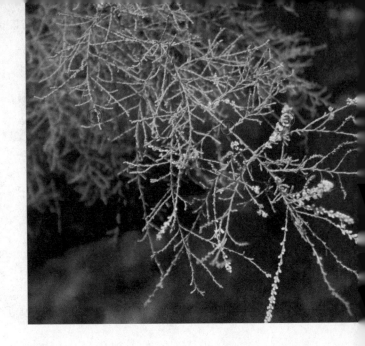

柽柳

基源： 柽柳为柽柳科植物柽柳的干燥细嫩枝叶。

原植物

别名：西河柳、山川柳。落叶灌木或小乔木，高 2~5m。老枝深紫色或紫红色，嫩枝绿色，有疏散开张下垂的枝条。①茎多分枝，枝条柔弱。②单叶互生，无柄，抱茎，蓝绿色，细小鳞片状，基部鞘状抱茎。③复总状花序排列成圆锥形，生于当年嫩枝端；常松散下垂。花小，粉红色，花瓣 5；雄蕊 5；雌蕊 1，柱头 3 裂。蒴果长圆锥形。花期一年 3 次，4 月、6 月、8 月各一次。

生境分布

生于荒原砂质盐碱地或栽培于庭园。分布于华北、西北及河南、山东、安徽、江苏、湖北、广东、四川、云南、西藏等省、自治区。

采收加工

夏季花未开时采收幼嫩枝，晒干。

性味功能	味辛，性平。有发汗透疹、解表散风、解毒利尿功能。
炮　　制	拣去杂质，去梗，喷润后切段，晒干。
主治用法	用于麻疹不透，感冒，风湿关节痛，小便不利。用量3~9g。外用于风疹瘙痒，煎水洗。

 应用

* 慢性气管炎：柽柳 50g，白矾 0.5g。水煎服。

* 鼻咽癌：柽柳、地骨皮各 50g。水煎服。

* 小儿疹疹不出，躁乱：柽柳，芫荽。水煎服。

* 感冒：柽柳 2g，薄荷、荆芥各 6g，生姜 3g。水煎服。

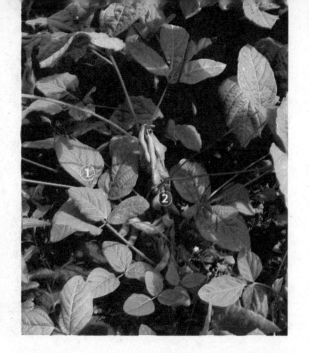

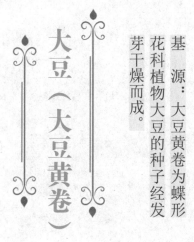

大豆（大豆黄卷）

基源：大豆黄卷为蝶形花科植物大豆的种子经发芽干燥而成。

原植物

一年生草本，全株密被黄褐色长硬毛。①三出复叶，卵形、长卵形，先端钝或急尖，基圆形、宽楔形或截形，全缘。总状花序腋生，花2~10朵；花萼绿色，钟状，5齿裂；花冠蝶形，白色、淡红色或紫色；雄蕊10，9枚联合1枚离生。②荚带状矩形，具短柄，下垂，黄绿色或黄褐色，密生长硬毛。种子卵圆形或近球形，种皮黄色、绿色、褐色、黑色等。花期6~7月，果期7~9月。

生境分布

全国各地均有栽培。以东北、华北栽培面积最广。

采收加工

春秋二季取籽粒饱满的大豆，用水浸泡至膨胀，将水放出，用湿布覆盖，每日用清水冲洗一次，等芽长至0.5~1cm时，摊开，晒干。

性味功能	味甘，性平。有清热、利湿、解表的功能。
主治用法	用于暑湿发热，胸闷不舒，肢体疼痛，水肿胀满。用量9~15g。

 应用

* 高血脂，高血压，动脉硬化：大豆黄卷。水煎服。
* 水肿胀满，大小便涩：大豆黄卷（醋拌炒干）、大黄、橘皮。水煎服。
* 头风湿痹，暑湿发热：大豆黄卷。温水服。
* 感冒发痛，头痛：大豆黄卷、葱白各9g，生姜4.5g。水煎服。

野葛（葛根）

基源：葛根为蝶形花科植物野葛的干燥根。

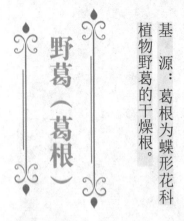
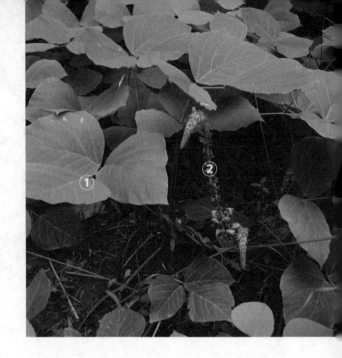

原植物

多年生藤本，生黄褐色长硬毛。块根肥厚圆柱形。①三出复叶互生，叶柄长托叶盾状着生；顶生小叶菱状卵形，3浅裂或不裂，侧生小叶斜卵形。②总状花序腋生或顶生，每节1~3朵花簇生在具节瘤状突起的花序轴上。花萼钟状有黄色柔毛；花冠蝶形，蓝紫色或紫红色；雄蕊10；子房线形。荚果线形扁平，有黄褐色硬毛。种子卵圆形，褐色。花期5~9月，果期8~9月。

生境分布

生于山坡草丛、路旁及疏林阴湿地方。分布于全国大部分地区。

采收加工

秋、冬二季采挖，趁鲜切成厚片或小块，干燥。

性味功能	味甘，性平。有解表退热、生津止渴、止泻的功能。
炮　制	除去杂质，洗净，润透，切厚片，晒干。
主治用法	用于表证发热，无汗，口渴，头痛项强，麻疹不透，泄泻，痢疾。用量5~10g。

 应用

＊ 高血压，心绞痛，心肌梗死，心律失常：葛根9g。水煎服。

＊ 饮酒过度，头痛，烦渴，胃胀，呕吐：葛根、葛花。水煎服。

＊ 荨麻疹：葛根。水煎服。

＊ 糖尿病：葛根、山药、党参、黄芪、黄精。水煎服。

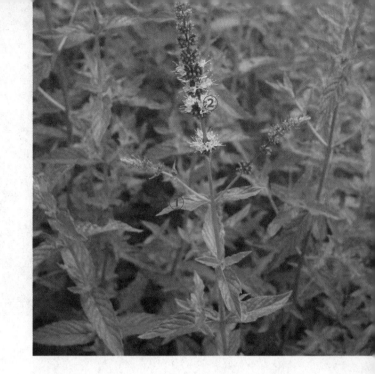

薄荷

基源：薄荷为唇形科植物留兰香的全草。

原植物

多年生草本。茎四棱形，暗绿色带紫色；①叶对生，卵圆形或卵状长圆形，先端急尖，基部楔形，边缘有锯齿，上面绿色，脉多少凹陷，下面灰绿色、脉上带白色而明显隆起，两面无毛或近无毛。②轮伞花序顶生，聚成间断的圆柱形假穗状花序；小苞片条形，长过于萼，无毛；花萼钟状，具腺点，5齿裂，花冠淡紫色，无毛，裂瓣4，光滑无毛，上面裂片大，下面裂片较小，3裂。小坚果椭圆形，平滑。花期夏、秋季。

生境分布

栽培于路旁或阴湿地。河北、江苏、浙江、四川等省有栽培。新疆有野生。

采收加工

全年可采，鲜用或阴干。

性味功能	味辛、甘，性微温。有祛风散寒、止咳、消肿解毒的功能。
主治用法	用于感冒咳嗽，胃痛，腹胀，神经性头痛；外用治跌打肿痛，眼结膜炎，小儿疮疖。用量15~30g。

 应用

* 结膜炎：鲜留兰香。捣烂绞汁点眼。
* 跌打肿痛：鲜留兰香。捣烂外敷患处。

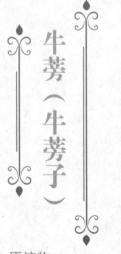

牛蒡（牛蒡子）

基源：牛蒡子为菊科植物牛蒡的干燥成熟果实。

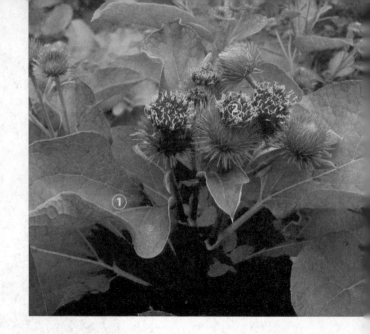

原植物

别名：大力子。二年生草本。基生叶丛生，被疏毛；①茎生叶互生，卵形，下面密生灰白色短柔毛。②头状花序簇生枝顶或排成伞房状；苞片覆瓦状排列，先端有软骨质倒钩刺，花紫红色，全为管状花，花冠先端 5 浅裂。瘦果长圆形或倒卵形，稍扁，微弯，灰褐色，有多数细小黑斑及纵棱，果皮硬。花期 6~8 月，果期 8~10 月。

生境分布

生于山坡、林缘、荒地等。分布于全国大部地区。

采收加工

秋季果实成熟时采收果实，晒干。

性味功能	味辛、苦，性寒。有疏散风热、宣肺透疹、消肿、解毒、利咽的功能。
炮　制	采收果序，晒干，打下果实，除去杂质，再晒干。生用或炒用，用时捣碎。
主治用法	用于风热感冒，咳嗽痰多，麻疹，风疹，荨麻疹，咽喉肿痛，腮腺炎，痈肿疮毒。用量4.5~9g。水煎服。

＊ 感冒，咽炎，咽喉肿痛：牛蒡子、荆芥、防风各6g，薄荷（后下）、大黄、生甘草各3g。水煎服。

＊ 疮疹：牛蒡子15g。研末调敷患处。

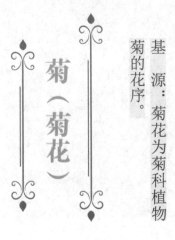

菊（菊花）

基源：菊花为菊科植物菊的花序。

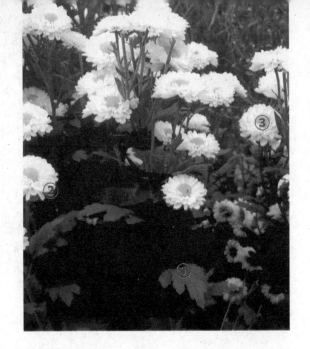

原植物

　　别名：白菊花、杭菊、滁菊、怀菊、药菊、川菊。多年生草本，全株有白色茸毛。①叶互生，卵圆形或卵状披针形，羽状浅裂，边缘有粗大锯齿或深裂。头状花序单生或数个顶生或腋生；总苞片3~4层半球形，外层苞片绿色，线形，中层苞片阔卵形，内层苞片干膜质长椭圆形；花托半球形；边缘舌状花雌性；②花冠白色、黄色、淡红色或淡紫色；③管状花黄色。花果期9~10月。

生境分布

　　主产于河北、河南、安徽、江苏、浙江等省区。

采收加工

　　霜降前花盛开时，晴天采收，晒干。

性味功能	味甘、苦，性微寒。有散风清热、平肝明目、降压功能。
炮　制	晒干用；亦可用鲜品。
主治用法	用于风热感冒，头痛眩晕，耳鸣，目赤肿痛，眼花目昏，疔疮，肿毒，结膜炎，高血压。用量6~18g。

 应用

　* 外感风热：菊花、桑叶、薄荷。水煎服。
　* 结膜炎：菊花、白蒺藜、木贼。水煎热气熏眼。
　* 高血压头痛：菊花、夏枯草、钩藤。水煎服。

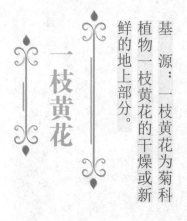

一枝黄花

基源：一枝黄花为菊科植物一枝黄花的干燥或新鲜的地上部分。

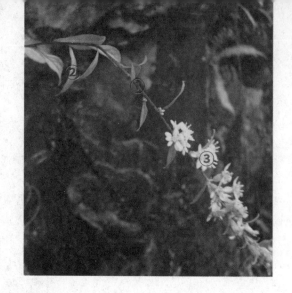

原植物

多年生草本，根茎粗短，具多条细而弯曲的根，外皮灰褐色。①茎直立，单一，具纵棱，基部通常木质化，表面带紫红色，上部有分枝，顶端有细毛。②单叶互生；基部叶有柄，上部叶柄渐短或无柄；叶片卵圆形、长圆形或披针形；基部楔形下延至叶柄，边缘具尖锐锯齿，上部叶锯齿渐疏或近全缘，有睫毛。③头状花序直径0.5~1cm，集成总状或圆锥状；总苞钟形、苞片披针形，边缘草质，有毛，覆瓦状排列；花黄色。花柱二分歧。瘦果圆柱形、近无毛，冠毛白色。花期9~10月，果期10~11月。

生境分布

生于田野、草地及林缘。分布于全国大部分地区。

采收加工

秋季开花期将地上部分割下晒干，鲜用随时可采。

性味功能	味苦，性温。有疏风清热、解毒消肿的功能。
炮　　制	除去杂质，喷淋清水，切段，干燥。
主治用法	用于感冒头痛，咽喉炎，扁桃体炎，跌打损伤，毒蛇咬伤，痈疖肿毒。用量9~15g。外用适量。

应用

＊ 上呼吸道感染，肺炎：一枝黄花9g，一点红6g。水煎服。

＊ 扁桃体炎：一枝黄花、白毛鹿茸草各30g。水煎服。

＊ 小儿喘息性支气管炎：一枝黄花、酢浆草各15~30g，干地龙、枇杷叶各6g。水煎服。

2 清热药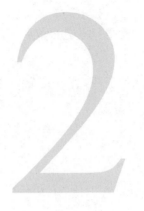

清热药是指能清解里热，以治疗里热证为主要作用的药物。根据其功效及其主治的不同，可分为清热泻火药、清热燥湿药、清热凉血药、清热解毒药、清虚热药。

临床上主要用于热病高热、痢疾、痈肿疮毒以及目赤肿痛、咽喉肿痛等呈现各种里热症候。

现代药理作用证明，清热药具有抗病原微生物和解热作用，还有增强机体特异性或非特异性功能、抗肿瘤、抗变态反应、镇静、降血压等作用。

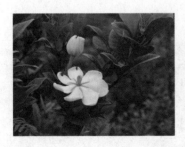 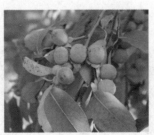 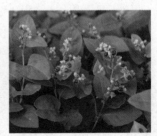

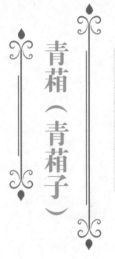

青葙（青葙子）

基源：青葙子为苋科植物青葙的干燥成熟种子。

原植物

别名:野鸡冠花、狼尾巴。一年生草本。①叶互生,纸质,披针形或长圆状披针形,先端渐尖,基部狭,下延成叶柄。②花多数,密生茎端或枝端呈塔状或圆柱状穗状花序。花被片5,初为淡白色,顶端淡红色,后变为银白色;胞果卵状椭圆形。种子多数,黑色。花期5~8月,果期6~10月。

生境分布

生于路旁干燥向阳处。分布于全国各地,有栽培。

采收加工

秋季果实成熟时收集种子,晒干。

性味功能	味苦,性微寒。有清肝、明目、退翳、降血压的功能。
炮　制	青葙子:取原药材,除去杂质,筛去灰屑。炒青葙子:取净青葙子,置预热炒制容器内,用文火加热,炒至有爆鸣声,内部浅黄色,并逸出香气时,取出晾凉。
主治用法	用于目赤肿痛,角膜炎,虹膜睫状体炎,视物昏花,肝火眩晕。用量9~15g。

应用

＊ 急性结膜炎:青葙子、菊花各9g,龙胆草3g。水煎服。

＊ 慢性葡萄膜炎:青葙子、白扁豆各15g,元明粉4.5g(冲),酸枣仁、茯苓各12g,密蒙花、决明子各9g。水煎服。

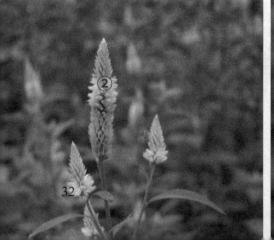

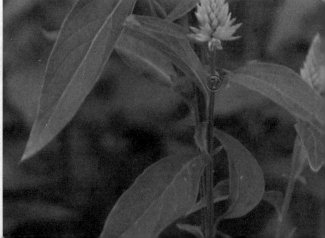

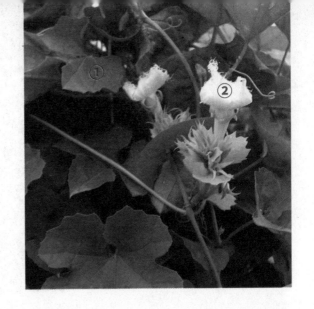

瓜蒌（天花粉）

基源： 天花粉为葫芦科植物瓜蒌的根。

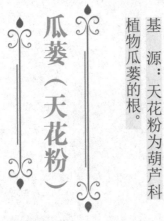

原植物

多年生草质藤本。块根肥厚，圆柱形，淡棕黄色。卷须 2~3 歧。①叶互生，宽卵状心形，3~5 裂，常再裂。②花单性，雌雄异株；雄花 3~8 朵成总状花序；花冠白色，先端流苏。瓠果椭圆形，橙黄色。种子椭圆形，扁平，有棱线。花期 6~8 月。果期 9~10 月。

生境分布

生于山坡、草丛。分布于华北及陕西、甘肃、河南、山东、江苏、安徽、浙江、江西、湖南、湖北等省。

采收加工

秋末挖取根部，除去须根、外皮，纵剖 2~4 瓣，晒干。

性味功能	味甘、苦，性寒。有宽胸散结、清热化痰、润肺滑肠、消肿通乳的功能。
炮　制	瓜蒌子：拣去杂质，簸除干瘪种子，捣扁。炒瓜蒌子：取净瓜蒌子置锅内，用文火炒至微鼓起，取出放凉。瓜蒌仁霜：取去壳瓜蒌仁，碾细，用吸油纸包裹，加热微炕，压榨去油后，再碾细，过筛。
主治用法	用于热病口渴，消渴，肺热燥咳，黄疸，乳痈，痔瘘。用量 9~30g。孕妇忌服。

 应用

* 糖尿病：天花粉、天冬、麦冬各 9g，生地黄、熟地黄各 12g，西洋参、北五味子、淡竹叶、甘草各 3g，葛根 6g。水煎服。
* 天疱疮：天花粉、滑石等份。研末，水调搽敷患处。

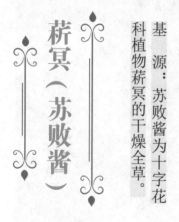

菥冥（苏败酱）

基　源：苏败酱为十字花科植物菥冥的干燥全草。

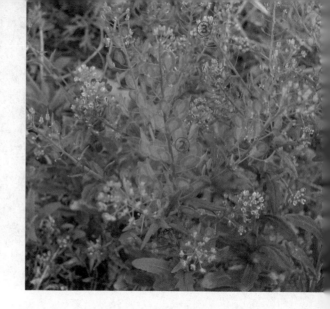

原植物

　　一年生草木，高 20~40cm，全株光滑无毛。①茎直立，有分枝，粉绿色。②单叶互生；基生叶有短柄，茎生叶无柄，基部抱茎；叶片椭圆形、倒卵形或披针形，先端尖，基部箭形，边缘具稀疏浅齿或粗齿，两面粉绿色。③总状花序腋生及顶生；花萼 4，边缘白色膜质；花瓣 4，白色。短角果扁平，卵圆形，具宽翅，先端深裂，淡黄色。种子小，卵圆形而扁。花期 4~7 月，果期 5~8 月。

生境分布

　　生于山坡、草地、路旁。分布于我国大部分地区。

采收加工

　　5~6 月果实成熟时采收，晒干。

性味功能	味苦、甘，性平。有清热解毒、利水消肿、和中开胃、利肝明目的功能。
炮　　制	除去杂质，稍润，切段，干燥。
主治用法	用于阑尾炎，肺脓疡，肾炎，子宫内膜炎，肝硬化腹水，丹毒，痈疽肿毒。用量15~30g。

 应用

　　∗ 阑尾炎：鲜苏败酱 200g。水煎服。

　　∗ 痢疾：苏败酱 100g，冰糖 15g。水炖服。

　　∗ 痈疽疮毒：苏败酱、地丁草各 50g。水煎服。

　　∗ 产后瘀血腹痛，白带伴有小腹痛：苏败酱。水煎服。

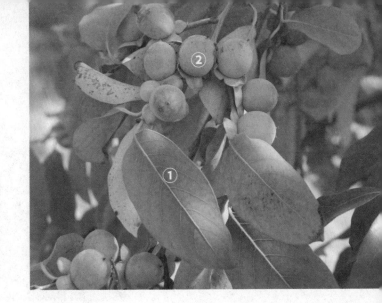

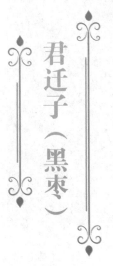

君迁子（黑枣）

基源：黑枣为柿树科植物君迁子的果实。

原植物

落叶乔木。老树皮暗黑色，深裂或不规则厚块状剥落。①单叶互生，叶椭圆形至长圆形，先端尖，基部钝宽楔形近圆形，全缘，上面深绿色，初时密生柔毛，后脱落，有光泽，下面浅绿色，至少在脉上有毛。花单性，雌雄异株，簇生于叶腋；雄花 1~3 朵簇生；花萼具毛，4 裂，裂片卵形；花冠壶形，带红色或淡黄色，4 裂，裂片近圆形；雄蕊 16 枚，花药披针形，子房退化；雌花单生，近无柄，带绿色或红色，花萼具毛，4 裂，裂片卵形；花冠壶形，4 裂，裂片近圆形。②浆果近球形或椭圆形，初时为淡黄色，后变为蓝黑色，有白蜡层，宿存萼 4 裂，深裂至中部。花期 5~6 月，果期 10~11 月。

生境分布

生于山谷、坡地林缘的灌丛中，或为栽培。分布于辽宁、河北、山西、山东、陕西、甘肃、河南、江苏、浙江、江西、湖北、湖南及西南各省区。

采收加工

10~11 月果实成熟时采收。

性味功能	味甘、涩，性平。有止渴、去烦热、祛痰清热的功能。
主治用法	用于去烦热。种子用于气管炎。用量30~60g。种子9~15g。

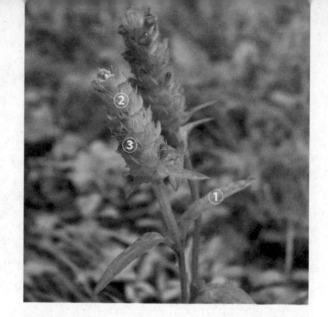

夏枯草

基源：夏枯草为唇形科植物夏枯草的果穗。

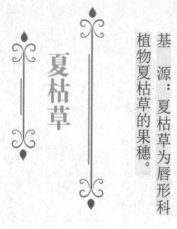

原植物

别名：铁色草、大头花、夏枯头。多年生草本，被白色毛。茎四棱，淡紫红色，基部斜生。①叶对生，卵状长圆形或卵圆形，全缘或有微波状齿。②轮伞花序顶生聚成穗状；苞片宽心形，有硬毛，脉纹放射状，边缘有睫毛，浅紫色，每苞片内有花3朵。花萼唇形。③花冠二唇形，上唇光端3短齿，紫色、蓝紫色或红紫色。小坚果4，黄褐色，三棱，椭圆形。花期4~6月。果期7~10月。

生境分布

生于荒坡、草地、溪边、林边及路旁。分布于全国各省区。

采收加工

夏季果穗呈红色时采收，除去杂质，晒干。

性味功能	味苦、辛，性寒。有清火、明目、散结、消肿的功能。
炮　制	净制：拣去杂质，去柄，筛去泥土即得。
主治用法	用于目赤肿痛，羞明流泪，头痛眩晕，口眼歪斜，筋骨疼痛，肺结核，急性黄疸型传染性肝炎，血崩，带下，瘰疬，瘿瘤，甲状腺肿大，淋巴结结核，高血压症，乳腺增生。用量9~15g。

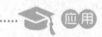 应用

＊ 颈部慢性淋巴结炎，淋巴结核，甲状腺肿：夏枯草30g。水煎服。

＊ 淋巴结核：夏枯草，何首乌。熬膏，早晚各服一匙。

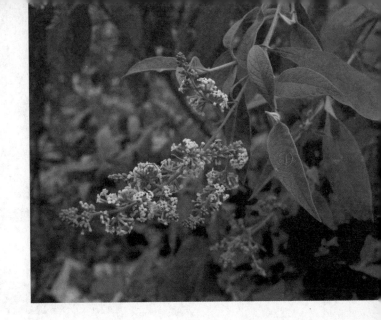

密蒙花

基源：密蒙花为醉鱼草科植物密蒙花的花蕾及其花序。

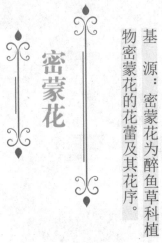

原植物

别名：密花、密蒙树、蒙花树。落叶灌木，高 1~3m。全株密被灰白茸毛。托叶在两叶柄基部萎缩成一横线。①叶对生，长矩圆状披针形至条状披针形，先端渐尖，基部楔形，全缘或有小锯齿；②聚伞圆锥花序顶生，花萼钟形，先端 4 裂；花冠筒状，长约 1.5cm，先端 4 裂，筒部淡紫色，口部橘黄色。雄蕊 4；子房上位。蒴果卵形，长 2~6mm，2 瓣裂，基部具宿存花萼和花瓣。种子多数，细小扁平具翅。花期 2~3 月，果期 7~8 月。

生境分布

生于山坡杂木林、丘陵、河边、灌丛中。分布于陕西、甘肃、安徽、湖北、湖南、广东、广西、四川、贵州、云南等省区。

采收加工

2~3 月花未开放时采摘簇生的花蕾，晒干备用。

性味功能	味甘、性微寒，归肝经。有清热养肝、明目退翳的功能。
炮　　制	拣去杂质，筛净灰土。
主治用法	用于目赤肿痛，多泪羞明，眼生翳膜，肝虚目暗，视力昏花。用量3~9g。

 应用

＊ 鱼膜炎，角膜云翳：密蒙花、石决明（先煎）各 12g，木贼、菊花、蒺藜各 9g。水煎服。

＊ 眼障翳：密蒙花、黄柏根各 50g。研末，炼蜜和丸。

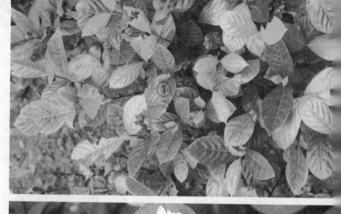
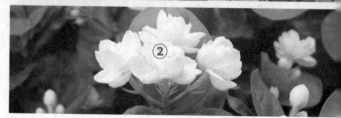

栀子

基源：栀子为茜草科植物栀子的干燥成熟果实。

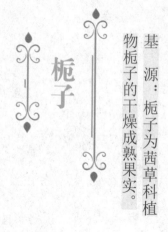

原植物

常绿灌木，高 2m。①叶对生，托叶膜质，在叶柄内侧通常 2 片连合成筒状；叶革质，椭圆形，倒披针形或倒卵形，长 6~12cm、宽 2~4cm，先端急尖、渐尖或钝；基部楔形。②花腋生或顶生，浓香，花冠白色，后变乳黄色，质厚，高脚碟状，基部合生成筒，蒴果倒卵形或椭圆形，金黄色或橘红色，有翅状纵棱 6~8 条，花萼宿存，与果体几相等长。花期 5~7 月，果期 8~11 月。

生境分布

生于低山坡温暖阴湿处。分布于河南等省区。

采收加工

9~11 月果实成熟饱满呈黄色带红时采收，入瓮中微蒸或沸水微煮，取出后晒干。果实不易干燥，故应经常翻动，使通风良好，避免发霉变质。

性味功能	味苦，性寒。有泻火解毒、清热利湿、凉血散瘀的功能。
炮 制	栀子：除去杂质，碾碎。炒栀子：取净栀子，照清炒法炒至黄褐色。
主治用法	用于热病高烧，心烦不眠，实火牙疼，口舌生疮，鼻血，吐血，尿血，眼结膜炎，黄疸型肝炎。用量3~10g。

  应用

* 关节扭伤，软组织损伤：栀子 9g。水煎服。
* 小儿发热：栀子 9g。水煎服。
* 急性黄疸型肝炎：鲜栀子 100g，淡竹叶、白茅根、桑白皮各 50g。水煎服。

淡竹叶

基源：淡竹叶为禾本科植物淡竹叶的地上部分。

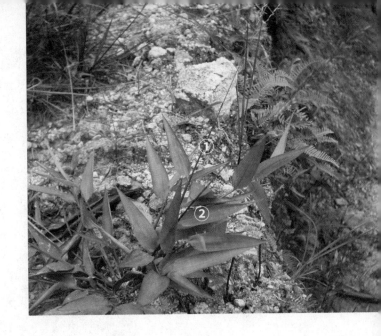

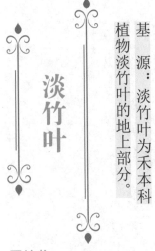

原植物

多年生草本。根状茎粗短，中部可膨大成纺锤形块根。①茎丛生，中空，节明显。②叶互生，广披针形，先端渐尖，基部窄缩成柄状，全缘。圆锥花序顶生，分枝较少；小穗条状披针形，排列稍偏于穗的一侧，脱节于颖下；不育外稃互相紧包并渐狭小，顶端具短芒成束而似羽冠。颖果深褐色。花期7~9月，果期10月。

生境分布

生于荒地、田间和路旁。分布于长江以南各省区。

采收加工

5~7月拔取全草，切去须根及根茎，晒干或阴干。

性味功能	味甘，性寒。有清热除烦、利尿的功能。
炮 制	除去杂质，切段。
主治用法	用于热病心烦，咽喉炎，口腔炎，牙龈肿痛，尿少色黄，尿道炎。用量3~15g，水煎服。

应用

* 发热，心烦，口渴：淡竹叶9~15g。水煎服。

* 暑热而出现心火症状：淡竹叶、木通各12g，生地黄18g，甘草梢6g。水煎服。

* 血尿：淡竹叶50g，生地黄15g，生藕节50g。水煎服。

* 衄血：淡竹叶、生栀子、一枝黄花各9g。水煎服。

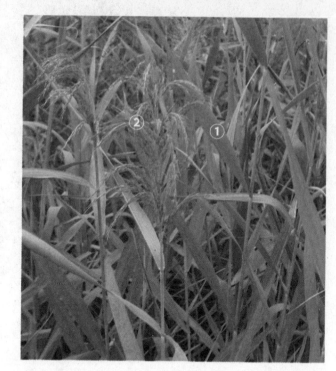

芦苇（芦根）

基源：芦根为禾本科植物芦苇的新鲜或干燥根茎。

原植物

多年生水生或湿生高大禾草。具粗壮的匍匐根状茎；节下通常具白粉。①叶二列，互生；叶鞘圆筒形；叶舌有毛；叶片窄长形，长15~45cm；宽1~3.5cm。②圆锥花序，顶生，疏散，稍下垂，下部枝腋具白柔毛。颖果，长圆形。花、果期7~11月。

生境分布

生于池沼地、河边、湖边、湿地等。分布于全国各地。

采收加工

6~10月采挖根茎，除去芽、须根，鲜用或晒干。

性味功能	味甘，性寒。有清热生津、止呕、利小便的功能。
主治用法	用于热病烦渴，胃热呕哕，肺热咳嗽，肺痈吐脓，热淋涩痛，吐血，衄血。用量15~30g；鲜用量30~60g，或捣汁用。

 应用

* 肺脓疡：芦根45g，生薏苡仁30g，冬瓜仁24g，桃仁6g，鱼腥草、桔梗、川贝各3克。水煎服。
* 急性胃炎，胃热：芦根30g，竹茹、半夏、生姜各6g，桃杷叶9g。水煎服。
* 解河豚毒：鲜芦根500g。捣汁服，或水煎频服。

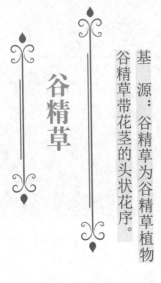

谷精草

基源：谷精草为谷精草植物谷精草带花茎的头状花序。

原植物

别名：文星草、移星草、谷精珠。一年生小草本。①叶基部簇生，长披针状线形，无毛。②花茎多数，鞘筒状。③头状花序近半球形，草黄色；苞片膜质，背面的上部及边缘密生白色短毛。雄花生于花托中央，外轮花被片合生成佛焰苞状，3浅裂；内轮花被片合生成筒状；雌花生于花序周围，几无花梗，外轮花被片合生成椭圆形佛焰苞状,先端3小裂,蒴果3裂。花期6~8月，果期8~11月。

生境分布

生于湖沼地、溪沟、田边潮湿处。分布于我国南方大部分省区。

采收加工

秋季开花时采收，将花序连同花茎拔出，洗净晒干，扎成小把。

性味功能	味辛、甘，性凉。有散风、明目、退翳功用。
炮　制	原药拣去杂草及叶鞘，干切成1cm的段片晒干，筛去灰屑。除去杂质，切段。
主治用法	用于风热目赤，急性结膜炎，角膜云翳，眼干燥症，夜盲症。用量4.5~9g。

应用

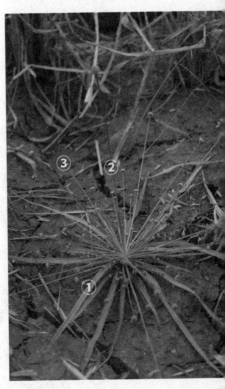

* 风热头痛，目肿刺痛：谷精草、生地黄、赤芍各9g，红花4.5g，龙胆草3g。水煎服。
* 夜盲症，角膜云翳：谷精草30g，羊肝1个。同煮，食肝喝汤。

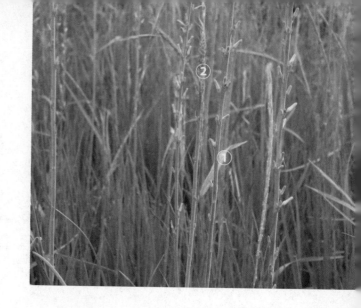

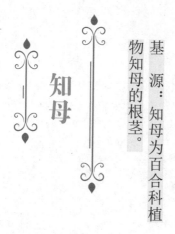

知母

基源：知母为百合科植物知母的根茎。

原植物

别名：羊胡子。多年生草本。根茎肥厚，横生，有残留多数黄褐色纤维状旧叶残基，下部生多数肉质须根。①叶基生，线形，质稍硬，基部扩大呈鞘状。②花葶直立；2~6花成一簇，排成长穗状；花黄白色或淡紫色；内轮淡黄色。蒴果长圆形，种子黑色。花期5~8月，果期8~9月。

生境分布

生于向阳山坡、草地或干燥丘陵地。分布于东北、华北、西北及河南、山东、安徽、江苏等省区。

采收加工

春、秋季采挖，晒干；去外皮晒干者为"光知母"。

性味功能	味苦、甘，性寒。有滋阴降火、润燥滑肠的功能。
炮　　制	知母：除去杂质，洗净，润透，切厚片，干燥，去毛屑。盐知母：取知母片，照盐水炙法炒干（每100斤加盐2斤半用开水化开）。
主治用法	用于热病烦渴，消渴，肺热咳嗽，午后潮热，梦遗，怀胎蕴热，肠燥，便秘。用量4.5~9g。

应用

* 暑疟，久热不退：知母、石膏、青蒿、麦冬、鳖甲、牛膝、橘红、小环钗、金银花。水煎服。

* 骨蒸，盗汗：知母、地骨皮、鳖甲。水煎服。

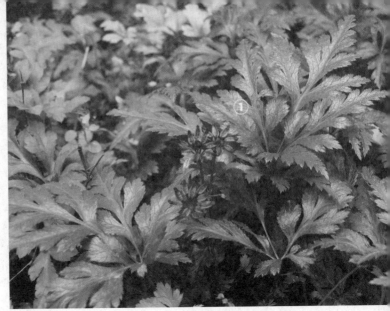

黄连

基源：黄连为毛茛科植物黄连的干燥根茎。

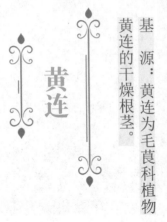

原植物

多年生草本。根茎细长，黄色。①叶基生，硬纸质，3 全裂；中裂片具长柄，卵状菱形，羽状深裂，边缘具尖锯齿。二歧或多歧聚伞花序，花 3~8；萼片5，黄绿色。花瓣线形或披针形；雄蕊多数；心皮离生，具短梗。果具细长梗。花期 2~4 月，果期 5~6 月。

生境分布

野生与栽培，生于山地凉湿处。分布于湖北、湖南、陕西、江苏、安徽、浙江、广西、福建、广州、四川、云南、贵州等省区。

采收加工

秋季采挖，除去须根及泥沙，干燥，撞去残留须根。

性味功能	味极苦，性寒。有清热燥湿、泻火解毒、杀虫的功能。
炮　制	黄连除去杂质，润透后切薄片，晾干，或用时捣碎。 酒黄连取净黄连，照酒炙法炒干，每100kg黄连，用黄酒12.5kg。 姜黄连取净黄连，照姜汁炙法炒干，每100kg黄连，用生姜12.5kg。 萸黄连取吴茱萸加适量水煎煮，煎液与净黄连拌匀，待液吸尽，炒干，每100kg黄连，用吴茱萸10kg。
主治用法	用于湿热痞满，呕吐，泻痢，黄疸，高热神昏，心火亢盛，心烦不寐，牙痛，痈肿疔疮。用量1.5~4.5g。

应用

* 细菌性痢疾：黄连、木香、葛根、黄芩各 6g。水煎服。

黄柏（关黄柏）

基源：关黄柏为芸香科植物黄柏的树皮。

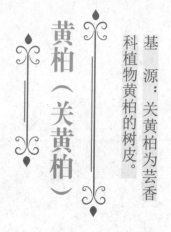

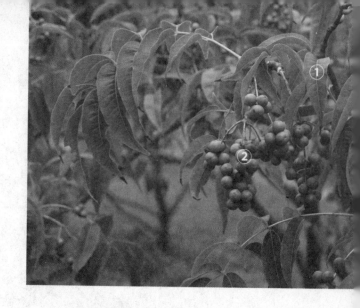

原植物

高大落叶乔木。树皮具厚栓皮，有弹性，内层鲜黄色。①单数羽状复叶对生；小叶 5~13，长圆状披针形、卵状披针形或近卵形，有波状细钝锯齿及缘毛，齿缘有腺点，中脉基部有白色长柔毛。聚伞状圆锥花序顶生，花轴及花枝有毛；花单性，雌雄异株；花瓣 5，黄白色。②浆果状核果圆球形，紫黑色，有特殊香气。花期 5~6 月，果期 9~10 月。

生境分布

生于杂木林或山间河谷。分布于东北、华北及山东、江苏、浙江等省地。

采收加工

3~6 月剥取树皮，晒至半干，压平，刮净外层栓皮至露出黄色内皮，晒干。

性味功能	味苦，性寒。有清热燥湿、泻火除蒸、解毒疗疮的功能。
炮　　制	黄柏：拣去杂质，用水洗净，捞出，润进，切片或切丝，晒干。 黄柏炭：取黄柏片，用武火炒至表面焦黑色（但须存性），喷淋清水，取出放凉，晒干。
主治用法	用于湿热泻痢，黄疸，带下，热淋，脚气，风湿性关节炎，泌尿系感染，骨蒸劳热，盗汗，遗精。用量3~12g。外用于疮疡肿毒，湿疹，瘙痒，口疮，黄水疮，烧、烫伤。外用适量。

* 风热瘙痒：白鲜皮、防风、沙参、知母、人参各 30g，黄芩 3g。水煎服。
* 黄疸尿赤：白鲜皮、茵陈各 9g。水煎服。

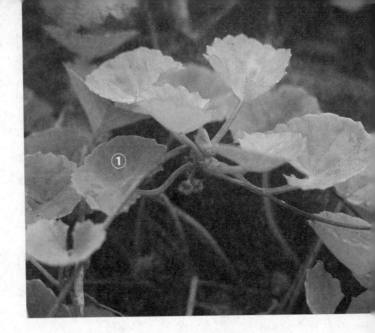

①

积雪草

基　源：积雪草为伞形科植物积雪草的干燥全草。

原植物

别名：铜钱草、半边碗、半边钱。多年生匍匐草本。①单叶互生，圆形或肾形，边缘有粗锯齿。伞形花序单生或2~5个簇生叶腋；总苞片2，卵形，每个伞形花序有花3朵，花白色，萼齿不显；花瓣5，顶端微向内弯曲；雄蕊5；子房下位。双悬果扁圆形，侧面扁压，幼时有柔毛，成熟时光滑，主棱线形，有网状纹相连。花期5~6月，果期7~8月。

生境分布

生于路旁、田边、山坡等阴湿处。分布于江苏、安徽、浙江、江西、湖南、湖北、福建、台湾、广东、广西、陕西、四川、云南等省区。

采收加工

夏秋二季采收全株，晒干。

性味功能	味甘、微苦、辛，性凉。有清湿解毒、利尿、消肿、凉血的功能。
炮　制	除去泥沙杂质，洗净，切段，晒干。
主治用法	用于湿热黄疸，肝炎，胸膜炎，咽喉肿痛，痈疮肿毒，跌打损伤，毒蛇咬伤，疔疮溃疡。用量15~30g。

 应用

* 黄疸：鲜积雪草100g，天胡荽50g。水煎服。

* 哮喘：积雪草50g，黄疸草、薜荔藤各15g。水煎服。

* 痢疾：鲜积雪草、凤尾草、紫花地丁各100g。水煎服。

* 跌伤肿痛，疔疮肿毒：积雪草30g。水煎服。或鲜积雪草100g，捣烂敷患处。

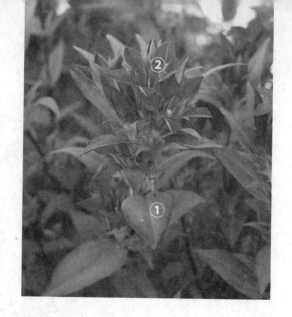

龙胆

基源：龙胆为龙胆科植物龙胆的根和根茎。

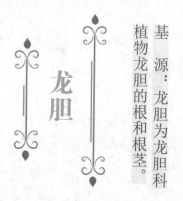

原植物

别名：龙胆草、观音草。多年生草本。根茎短，簇生多数细长根，稍肉质，淡棕黄色。①叶对生，稍抱茎，茎基部叶 2~3 对，甚小，鳞片状，中部叶较大，卵形或卵状披针形，叶缘及叶脉粗糙。②花数朵簇生茎顶或上部叶腋；花萼钟形，先端 5 裂；花冠钟形，蓝色，5 裂，裂片卵形，先端尖，稀有 2 齿。蒴果长圆形，有短柄。花期 9~10 月，果期 10 月。

生境分布

生于山坡草丛或灌丛中。分布于全国大部分地区。

采收加工

秋季采挖，除去茎叶，晒干或切段晒干。

性味功能	味苦，性寒。有清肝火、除湿热、健胃的功能。
炮　　制	除去茎叶，洗净，干燥。
主治用法	用于目赤头疼，耳聋，胸胁疼痛，口苦，咽喉肿痛，惊痫抽搐，湿热疮毒，湿疹，阴肿，阴痒，小便淋痛，食欲不振，高血压，头晕耳鸣。用量3~6g。

 应用

﹡ 肝火上升眼红肿痛，阴部湿痒肿痛：龙胆 2.5g，柴胡 4.5g，栀子、黄芩、车前子各 9g。水煎服。

﹡ 黄疸尿赤：龙胆 3g，栀子、苦参各 9g。水煎服。

﹡ 小儿高热惊风：龙胆 2.5g，黄连 1.5g，僵蚕、钩藤各 9g。水煎服。

黄芩

基源：黄芩为唇形科植物黄芩的干燥根。

原植物

多年生草本，主根粗壮，圆锥形，外皮片状脱落，断面黄色。①叶对生，披针形至线形，全缘，下面有黑色腺点。②圆锥花序；花冠二唇形，蓝紫色或紫红色，小坚果4，近圆形，黑褐色。花期6~9月，果期8~10月。

生境分布

生于山坡、草地。分布于我国北方大部分省区。

采收加工

春、秋季采挖，晒至半干，去外皮，再晒至全干。

性味功能	味苦，性寒，有清热、燥湿、解毒、止血、安胎的功能。
炮　制	净制：除去须根及泥沙，晒后撞去粗皮，晒干。 酒制： （1）酒炒。取黄芩片，加酒拌匀，焖透，置锅内，用文火炒干，取出，放凉。黄芩每100kg，用黄酒10kg。 （2）酒润。取黄芩片，加酒润1h，至酒被吸尽，晒干或晾干。每黄芩500g，黄酒62g。 （3）酒蒸。取黄芩加温水泡1h，加酒拌匀，蒸至上气时取出，切片，干燥。黄芩每100kg，用酒12.5kg。
主治用法	用于发热烦渴，肺热咳嗽，泻痢热淋，湿热黄疸，肝炎，目赤肿痛，高血压病，头痛，感冒，预防猩红热，胎动不安，痈肿疔疮，烧烫伤。用量6~9g。

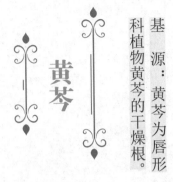

 应用

* 上呼吸道感染，急性支气管炎，肺炎所致咳嗽：黄芩、桑白皮、浙贝母、麦冬。水煎服。

* 菌痢，肠炎：黄芩9g，白芍、甘草各6g，大枣5枚。水煎服。

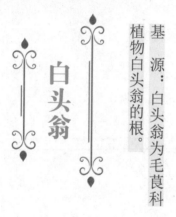

白头翁

基源：白头翁为毛茛科植物白头翁的根。

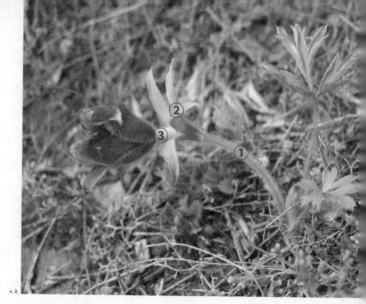

原植物

别名：毛姑朵花、老公花、老冠花。多年生草本，①密被白色长柔毛。基生叶4~5；叶柄基部成鞘状；②叶3全裂，顶生裂片有短柄，侧生小叶无柄，两面生伏毛。③花茎1~2，密生长柔毛；④花单朵顶生，钟形；萼片花瓣状，蓝紫色。瘦果多数，密集呈球状，有宿存羽毛状花柱。

生境分布

生于山坡或田野。分布于东北、华北及陕西、甘肃、青海、河南、山东、安徽、江苏、浙江、湖北等省。

采收加工

春季或秋季采挖，除去叶及残余花茎和须根，保留根头白茸毛，除净泥土，晒干。

性味功能	味苦，性寒。有清热解毒、凉血止痢的功能。
炮　　制	除去杂质，洗净，润透，切薄片，干燥。
主治用法	用于细菌性痢疾，阿米巴痢疾，鼻血，痔疮。用量9~15g。

 应用

* 产后血虚下痢：白头翁、甘草、阿胶各9g。水煎服。
* 原虫性痢疾：白头翁15g。水煎服。
* 急性阿米巴痢疾：白头翁、秦皮各9g，黄柏12g。水煎服。
* 疔痈：白头翁100g。水煎服。

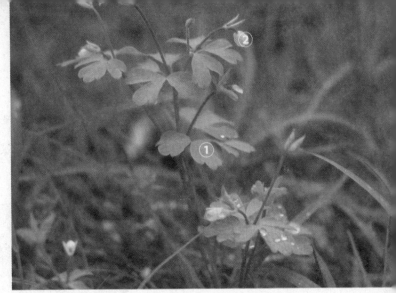

天葵（天葵子）

基源：天葵子为毛茛科天葵的块根。

原植物

别名：紫背天葵、千年老鼠屎。多年生草本。块根肉质，纺锤形，棕黑色，有须状支根。①基生叶为三出复叶，扇状菱形或倒卵状菱形，3深裂；茎生叶较小，互生。② 1~2歧聚伞花序，具白色细柔毛；苞片叶状，花小，白色，常带淡紫色；萼片5，花瓣状；花瓣5，匙形。果2~4，种子多数，黑色，皱缩。花期3~4月，果期4~5月。

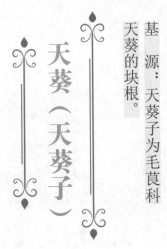

生境分布

生于丘陵或低山林下、草丛、沟边等阴湿处。分布于南方大部分省区。

采收加工

夏初采挖块根，干燥，除去须状根。

性味功能	味甘、苦，性寒，有小毒。有清热解毒、消肿散结的功能。
炮　　制	将原药除去泥屑、残根等杂质，切中段。筛去灰屑。
主治用法	用于瘰疬，痈肿疔疮，跌打损伤，毒蛇咬伤。用量9~18g。外用适量，捣烂敷患处。

 应用

* 毒蛇咬伤：天葵子适量，捣烂敷患处。

* 诸疮初起，发寒热，疼痛，欲成囊痈者：天葵子400g，荔枝核14枚，小茴香3g。蒸白酒，频服。

* 瘰疬：天葵子4.5g，海藻、海带、昆布、贝母、桔梗、海螵蛸。研末，酒糊为丸，饮后温酒服下。

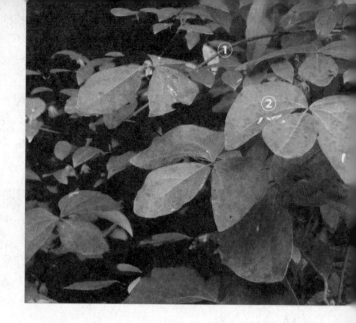

大血藤

基　源：大血藤为大血藤科植物大血藤的干燥藤茎。

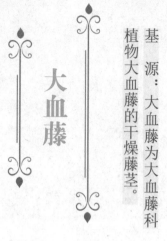

原植物

别名：血藤、血通、红藤。木质藤本，①老茎具厚木栓层。②叶互生，三出复叶，中央小叶片菱状倒卵形至椭圆形，先端钝尖，基部楔形，全缘；两侧小叶斜卵形，基部甚偏斜。总状花序腋生，下垂；雌雄异株；雄花基部有1苞片，梗上有小苞片2；花萼6，花瓣状，黄绿色；花瓣6，退化成腺体；雄蕊6，与花瓣对生；雌花与雄花同，浆果卵圆形，蓝黑色。花期3~5月，果期7~9月。

生境分布

生于山野灌木丛及疏林中，或溪边林中。分布于河南、湖北、湖南、四川、贵州、云南、江苏、安徽、浙江、江西、广东、广西、福建等省区。

采收加工

秋、冬季节砍下茎藤，切段或切片，晒干。

性味功能	味苦、涩，性平。有清热解毒、活血、祛风的功能。
炮　　制	除去杂质，洗净，润透，切厚片，干燥。
主治用法	用于经闭腹痛，风湿痹痛，跌扑肿痛。用量9~15g。

 应用

＊ 跌打损伤，瘀血肿痛：大血藤、骨碎补各适量。捣烂外敷。

＊ 风湿性关节炎：大血藤30g，五加皮、威灵仙藤各15g。水煎服。

＊ 急性阑尾炎：大血藤复方。

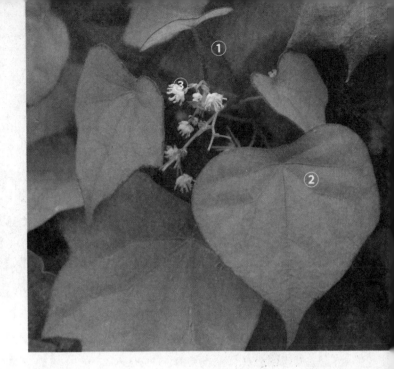

蝙蝠葛（北豆根）

基源：北豆根为防己科植物蝙蝠葛的干燥根茎。

原植物

别名：山地瓜秧、蝙蝠藤。多年生缠绕藤本。茎木质化。①根茎粗，黄褐色。茎圆形，具纵条纹。②叶盾状三角形至七角形，先端尖或短渐尖，基部心形，裂片钝圆或三角形，上面绿色，下面灰白色。③花单性异株，腋生圆锥花序。核果，扁球形，成熟时黑紫色。花期6~7月，果期7~8月。

生境分布

生于山地、灌丛、攀缘岩石。分布于东北、河北、河南、山东、山西、内蒙古、江苏、安徽、浙江、江西、陕西、宁夏、四川等地区。

采收加工

春、秋二季采挖，除去茎叶、须根及泥沙，晒干。

性味功能	味苦，性寒；有小毒。有清热解毒、消肿止痛、通便的功能。
主治用法	用于咽喉肿痛，肠炎痢疾，肺热咳嗽。用量3~9g。

 应用

* 扁桃体炎：北豆根6g，甘草1g。研粉，水冲服。
* 痢疾，肠炎：北豆根9g。水煎服。
* 咽喉肿痛，牙龈肿痛：北豆根、桔梗各9g。水煎服。
* 牙痛：北豆根9g，玄参、地骨皮各6g，甘草3g。水煎服。

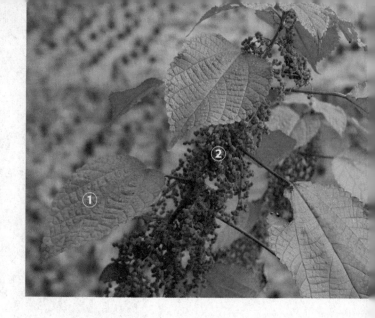

苎麻（苎麻根）

基源：苎麻根为荨麻科植物苎麻的根。

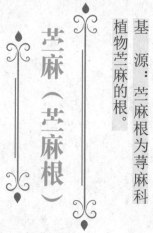

原植物

别名：野麻、家麻、白麻。多年生草本，全体密被长柔毛。①叶互生，阔卵形或近圆形，先端渐尖短尾状，基部圆形或阔楔形，边缘有粗锯齿。花单性，雌雄同株，圆锥花序腋生，雌花序在雄花序之上；雄花黄白色；雌花淡绿色，簇生成球形。②瘦果集成小球状，细小，椭圆形，压扁状，密生短毛，花被宿存。花期5~8月，果期8~10月。

生境分布

生于荒地或山坡上。分布于山东、江苏、安徽、浙江、江西、福建、台湾、湖北、湖南、广东、广西、陕西、四川、贵州、云南等省区。

采收加工

冬、春季挖取根茎及根，晒干。

性味功能	味甘，性寒。有清热、止血、安胎、解毒的功能。
炮　　制	苎麻根：取原药材，除去杂质，洗净，润透，切厚片，干燥。苎麻根炭：取净苎麻根片，置锅内，用武火加热，炒至表面呈焦黑色，内部焦黄色时，喷淋清水少许，熄灭火星，取出，凉透。
主治用法	用于痢疾，吐血，下血，胎动不安，先兆流产，尿血；外治痈肿初起，跌打损伤，外伤出血，骨鲠。用量9~30g；外用适量，捣烂敷患处。

 应用

＊ 胎动不安：苎麻根、白葡萄干各15g，莲子30g。水煎服。

＊ 痢疾：苎麻根、野麻草各30g。水煎服。

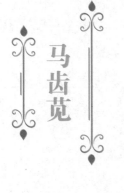

马齿苋

基　源：马齿苋为马齿苋科植物马齿苋的干燥地上部分。

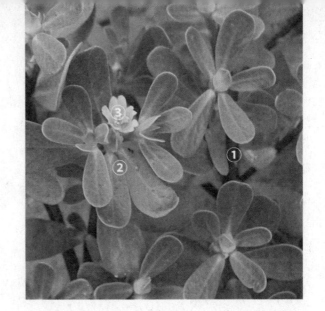

原植物

一年生肉质草本。①茎多分枝，平卧地面，淡绿色，有时呈暗红色。②叶互生或对生，扁倒卵形，全缘，肉质，光滑。③花黄色，顶生枝端。雄蕊 8~12，基部合生。子房半下位，卵形。花柱单 1，柱头 5 裂，花柱连同柱头长于雄蕊。蒴果盖裂。种子多数，黑褐色，肾状卵圆形。花期 5~8 月，果期 7~9 月。

生境分布

生于田野、路旁及荒地。分布于全国各省区。

采收加工

夏、秋季植株生长茂盛，花盛开时，选择晴天割取地上部分或拔取全草，将根除去，洗净泥土，用开水略烫，取出晒干。

性味功能	味酸，性寒。有清热解毒、凉血、止痢的功能。
炮　　制	拣净杂质，除去残根，以水稍润，切段晒干。
主治用法	用于肠炎，菌痢，疗疮肿毒，蛇咬伤，皮炎，带状疱疹。用量 9~15g。

 应用

＊ 细菌性痢疾，肠炎：马齿苋 60g。水煎服。

＊ 疮毒，湿疹，稻田皮炎：马齿苋 60g。水煎服；鲜马齿苋。水煎，捣烂，湿敷患处。

＊ 毒虫咬伤，蜂刺伤而致局部肿痛：鲜马齿苋。捣烂成泥外敷伤处。

＊ 急性阑尾炎：马齿苋、蒲公英各 60g。水煎服。

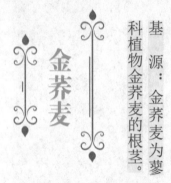

金荞麦

基源：金荞麦为蓼科植物金荞麦的根茎。

原植物

别名：野荞麦、金锁银开、荞麦三七。多年生草本。主根粗大，呈结节状，横走，红棕色。①茎直立,常微带红色。②叶互生,具长柄, 托叶鞘筒状, 膜质, 灰棕色；叶片戟状三角形, 先端长渐尖或尾尖状, 基部戟状心形。③花小,聚伞花序顶生或腋生,花被片 5, 白色；小坚果卵状三角棱形, 平滑, 角棱锐利。花期 7~9 月, 果期 10~11 月。

生境分布

生于荒地、路旁、河边湿地。分布于我国大部分省区。

采收加工

秋季挖其根茎, 洗净, 阴干。

性味功能	味涩、微辛, 性凉。有清热解毒、清肺排痰、排脓消肿、祛风化湿的功能。
炮 制	除去杂质, 洗净, 润透, 切厚片, 晒干。
主治用法	用于肺脓疡, 咽炎, 扁桃体炎, 痢疾, 无名肿毒, 跌打损伤, 风湿关节炎。用量15~45g。

 应用

＊ 肺脓疡：金荞麦 45g。水煎服。

＊ 细菌性痢疾, 阿米巴痢疾：金荞麦、焦山楂各 15g, 生甘草6g。水煎服。

＊ 白喉, 咽炎, 扁桃体炎：金荞麦、土牛膝各 15g。水煎服。

＊ 肺炎, 慢性气管炎：金荞麦 30g。水煎服。

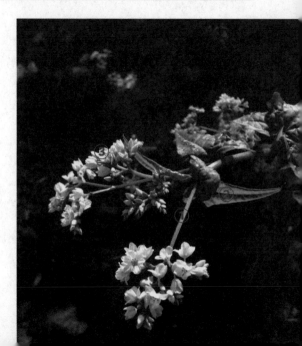

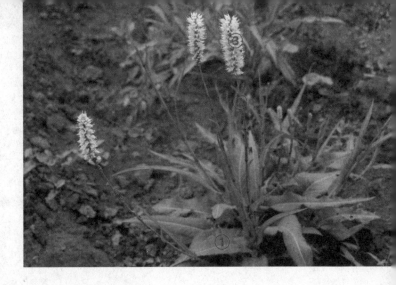

拳参

基源：拳参为蓼科植物拳参的干燥根茎。

原植物

别名：倒根草 (东北、湖南、新疆)、虾参、回头参 (山东)。多年生草本。根茎粗大，黑褐色，内部紫色，具残存叶柄及托叶鞘。①基生叶披针形，先端锐尖，基部心形或截形，沿叶柄下延成翅；②茎生叶披针形或线形。③穗状花序顶生，花密集，圆柱形。花白色或粉红色。瘦果 3 棱形，红褐色，具光泽。花期 6~7 月，果期 8~10 月。

生境分布

生于山坡、草丛。分布于辽宁、河北、山西、山东、江苏、安徽、浙江、河南、湖南、甘肃、宁夏等省区。

采收加工

春初发芽时或秋季茎叶将枯萎时采挖，去须根，晒干。

性味功能	味苦、涩，性微寒。有清热解毒、消肿、止血的功能。
炮　　制	除去杂质，洗净，略泡，润透，切薄片，干燥。
主治用法	用于肠炎，痢疾，肝炎，慢性气管炎，热泻，肺热咳嗽，痈肿，瘰疬，痔疮出血，子宫出血，口舌生疮，咽喉溃疡，吐血，衄血，毒蛇咬伤。用量4.5~9g。

 应用

＊ 细菌性痢疾，肠炎：拳参 30g。水煎服。

＊ 外伤出血：拳参、明胶，制成"止血净"，敷贴患处。

＊ 毒蛇咬伤，疮疖痈毒肿痛：拳参9g。水煎服。另取鲜品捣烂外敷或干品研末，调敷患处。

＊ 肺结核：拳参制成 0.3g 片剂，成人每次 4~6 片，小儿酌减。

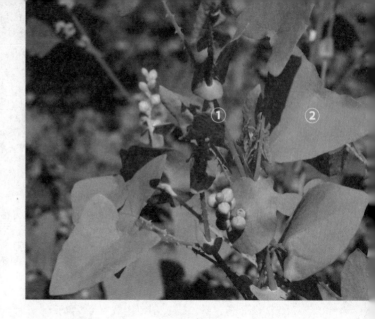

杠板归

基　源：杠板归为蓼科植物杠板归的干燥地上部分。

原植物

多年生蔓生草本。①茎具倒生钩刺。②叶互生，盾状着生，三角形，下面生钩刺，先端略尖，基部截形或近心形，花序穗状；花白色或淡红色；花被5深裂，裂片果时增大，肉质，变为深蓝色。瘦果球形，包在蓝色多汁的花被内。花期6~8月，果期9~10月。

生境分布

生于阴湿草地，路边，河岸的草丛或灌丛中。分布于全国各地。

采收加工

夏、秋二季采集地上部分，晒干或鲜用。

性味功能	味酸，性微寒。有消肿、清热解毒、止咳的功能。
炮　　制	除去杂质，略洗，切段，干燥。
主治用法	用于肾炎水肿，上呼吸道感染，百日咳，泻痢、湿疹，毒蛇咬伤。用量15~30g。

 应用

＊ 上呼吸道感染：杠板归、一枝黄花、大蓟、火炭母各30g，桔梗18g。水煎服，小儿酌减。

＊ 百日咳：杠板归30g，炒后加糖适量。水煎代茶饮。

＊ 带状疱疹，湿疹：杠板归适量，食盐少许。捣烂外敷或绞汁涂搽患处。

＊ 慢性气管炎：杠板归15g，车前子、陈皮各9g，薄荷1.5g。鲜小叶榕树叶30g。水煎服。

蓼蓝（蓼大青叶）

基 源：蓼大青叶为蓼科植物蓼蓝的叶。

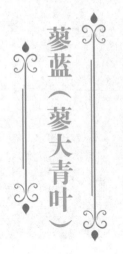

原植物

别名：大青子、靛蓝叶。一年生草本，高40~90cm。①茎圆形，直立，有分枝；节明显。②叶互生，柄长0.5~1.5cm，托叶鞘膜质，圆筒状，有睫毛。叶椭圆形或卵形，先端钝，基部楔形或圆形，全缘。③花序穗状，顶生或腋生，花密集，淡红色；苞片膜质有纤毛；花被片5，卵圆形；雄蕊6~8；柱头3裂。瘦果三棱形，褐色。花期7~10月，果期8~11月。

生境分布

生于田野水边。全国大部分地区有栽培。

采收加工

6~7月或9~10月分两次采收叶，晒干，或割取茎上部，切段，晒干。

性味功能	味苦，性寒。有清热解毒、凉血清斑的功能。
主治用法	用于温邪入营，高热神昏，发斑发疹，黄疸，热痢，疰腮，喉痹，丹毒，痈肿。用量9~15g。外用鲜品适量，捣烂敷患处。

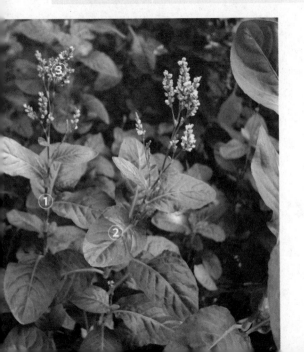

 应用

* 乙脑，流脑：蓼大青叶15g，黄豆50g。水煎服。

* 腮腺炎，感冒发热：蓼大青叶15g，海金砂根15g。水煎服。

* 流行感冒：蓼大青叶50g。水煎服。

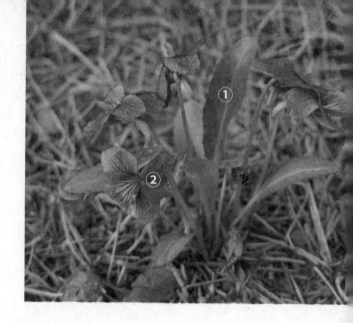

紫花地丁

基源：紫花地丁来源为堇菜科植物紫花地丁的干燥全草。

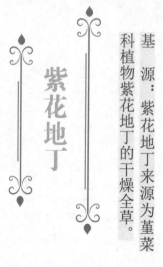

原植物

别名：辽堇菜、犁铧草。多年生草本。无地上茎，根茎粗短。①叶舌形、长圆形或长圆状披针形，先端钝，基部截形或楔形，叶缘具圆齿；果期叶大，基部微心形。②花瓣5，紫堇色或紫色；花距细管状。蒴果，长圆形，无毛。花期4~5月，果期5~8月。

生境分布

生于路边、林缘、草地、荒地。分布于除西北外的各地。

采收加工

春、秋二季采挖全株，晒干。

性味功能	味苦，性寒。有清热解毒、凉血消肿的功能。
炮　　制	除去杂质，洗净，切碎，干燥。
主治用法	用于疔疮肿毒，痈疽发背，黄疸，丹毒，瘰疬，痢疾，腹泻，喉痹，毒蛇咬伤。用量15~30g。

 应用

＊ 疔疮肿毒：鲜紫花地丁。捣汁服。

＊ 腮腺炎：鲜紫花地丁6g，鲜骨碎补30g，木香3g，白矾6g。捣烂敷患处。

＊ 化脓性感染，淋巴结核：紫花地丁、蒲公英、半边莲各15g。水煎服，药渣敷患处。

＊ 前列腺炎：紫花地丁、紫参、车前草各15g，海金砂50g。水煎服。

木鳖（木鳖子）

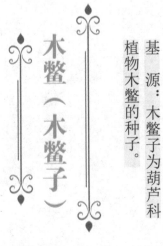

基源：木鳖子为葫芦科植物木鳖的种子。

原植物

别名：木别子、木鳖瓜、藤桐子。多年生草质藤本。①茎有棱线；②卷须单一。③叶互生，三角形，3~5掌状浅裂至深裂，近叶柄两侧处各有1~2个较大的腺体。花雌雄异株或单性同株，单生，花冠钟状，浅黄色，5裂，果实宽椭圆形至卵状球形，先端有1短喙，基部近圆形，橙黄色或红色，有肉质刺状突起。种子多数，稍似鳖甲状。花期6~8月，果期9~11月。

生境分布

生于山坡灌丛、林缘、河岸。分布于四川、江西、湖南、广东、广西、海南等省区。

采收加工

冬季采收成熟果实，取出种子，干燥。

性味功能	味苦、微甘，性温。有散结消肿、攻毒疗疮的功能。
炮　　制	木鳖子：去壳取仁，捣碎。木鳖子霜：取净木鳖子仁，炒热，研末，用纸包裹，加压去油。本品为白色或灰白色的松散粉末。
主治用法	用于疮疡肿毒，乳痈，瘰疬，痔漏，干癣，秃疮，颈淋巴结核，乳腺炎，关节疼痛，拘挛。用量0.6~1.2g。外用适量，研末醋调，敷患处。孕妇及体虚者忌服。

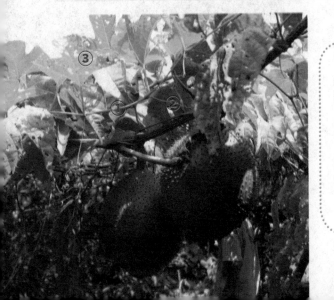

 应用

＊ 痈疮肿痛，炎症不消：木鳖子适量。醋磨调敷。

＊ 牙痛：木鳖子，醋磨，以棉花湿敷。

＊ 牛皮癣，顽癣，湿疹：木鳖子、大风子、胡桃仁、蛇床子、樟脑各10g。捣烂与食醋调成糊状敷患处。

菘蓝（板蓝根，大青叶）

基源：板蓝根为十字花科植物菘蓝的干燥根；其干燥叶为大青叶。

原植物

二年生草本。主根圆柱形。基生叶莲座丛状，全缘，蓝绿色；①茎生叶长圆状披针形，叶耳锐形，抱茎。②总状花序圆锥状，黄色。花瓣具细长爪。短角果，不开裂，长圆形。花、果期4~6月。

生境分布

多为栽培，分布于全国各地。

采收加工

板蓝根：秋季采挖，晒干。大青叶：夏、秋二季分2~3次采收，晒干。

性味功能	味苦，性寒。有清热解毒、凉血利咽的功能。
炮　制	除去杂质，洗净，润透，切厚片，干燥。
主治用法	用于温病热盛烦渴，急性肝炎，菌痢，急性胃肠炎，肺炎，痈疽肿毒，发斑发疹，痄腮，喉痹。用量9~15g。

 应用

＊乙型脑炎：板蓝根、生地黄、生石膏、大青叶、金银花、连翘、玄参、黄芩、干地龙。水煎服。
＊流行性腮腺炎：板蓝根12g，黄芩、连翘、柴胡、牛蒡子、玄参各9g，黄连、桔梗、陈皮、僵蚕各6g，升麻、甘草各3g，马勃、薄荷各4.5g。水煎服。
＊急性传染性肝炎：板蓝根、茵陈各50g，栀子9g。水煎服。

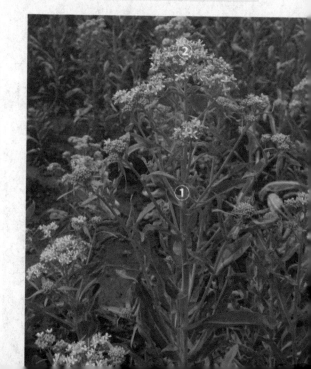

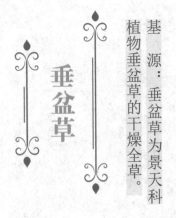

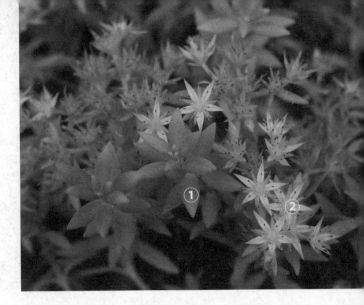

基源：垂盆草为景天科植物垂盆草的干燥全草。

垂盆草

原植物

别名：狗牙半支、石指甲。多年生肉质草本。茎匍匐生根。①3叶轮生，倒披针形至矩圆形，顶端近急尖，基部有距，全缘。②花序聚伞状，有3~5个分枝；花无梗；萼片5，披针形至矩圆形，基部无距，顶端稍钝；花瓣5，淡黄色。花期4~5月，果期6~7月。

生境分布

生于山坡岩石及阴湿处；有栽培。分布于东北及河北、河南、山西、陕西、山东、江苏、安徽、浙江、江西、福建、湖北、四川、贵州等省区。

采收加工

春季到秋季采收全株，秋季质量较佳。晒干或鲜用。

性味功能	味甘、淡，性凉。有清热、消肿利湿、解毒、排脓生肌、降低谷丙转氨酶的功能。
炮 制	除去泥沙杂质，干品切段。
主治用法	用于急性肝炎，迁延性肝炎，慢性肝炎，咽喉肿痛，口腔溃疡，痢疾，烧烫伤，痈肿疮疡，带状疱疹，毒蛇咬伤。用量15~30g，鲜品250g。外用鲜品适量。

＊ 肝炎：垂盆草30g，当归9g，红枣10个。水煎服，每日1剂。或垂盆草125g，紫金牛32g。分别煎煮两次，合并，浓缩，加入蔗糖30g，制成糖浆，每日分服。

＊ 咽喉肿痛，口腔溃疡：鲜垂盆草捣烂绞汁1杯。含漱5~10分钟，每日3~4次。

61

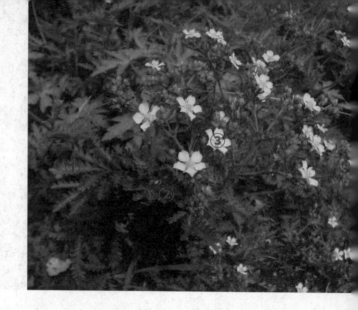

委陵菜

基源：委陵菜为蔷薇科植物委陵菜的干燥根或带根全草。

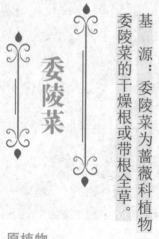

原植物

别名：老鸹爪、鸡爪草。多年生草本。①基生叶丛生，小叶 15~31，长圆状倒卵形，羽状深裂；下面密生白色绵毛；叶柄被长绵毛。②茎生叶与基生叶相似，但较小，小叶 7~15。③伞房状聚伞花序，多花；花梗被柔毛。花瓣黄色。瘦果卵圆形，有毛，花萼宿存。花期 5~9 月，果期 6~10 月。

生境分布

生于向阳山坡或荒地。分布于全国大部分省区。

采收加工

4~8 月均可采挖，带根全草除去花枝及果枝，晒干。

性味功能	味苦，性寒。有清热解毒、凉血止血、祛痰止咳的功能。
炮　　制	除去杂质，洗净，润透，切段，晒干。
主治用法	用于赤痢腹痛，久痢不止，咯血，痔疮出血，咽喉炎，百日咳，吐血，咯血，痈肿疮毒。用量9~15g。

应用

* 阿米巴痢疾：委陵菜。水煎服。

* 急性细菌性痢疾：委陵菜。水煎服。

* 子宫功能性出血，月经过多，鼻出血，咯血：鲜委陵菜200g。切碎，水煎，加红糖服。

* 风湿麻木瘫痪，筋骨久痛：委陵菜、大风藤、五香血藤、兔耳风各250g。泡酒一周，早晚服 50g。

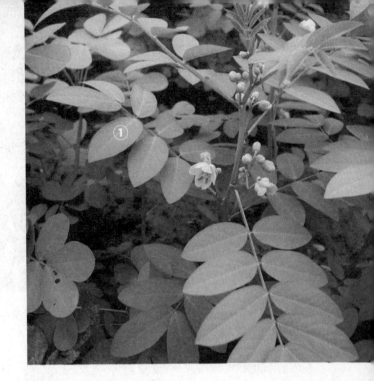

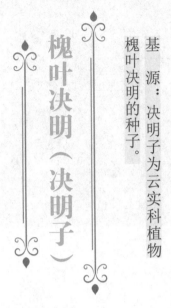

槐叶决明（决明子）

基源：决明子为云实科植物槐叶决明的种子。

原植物

别名：茳茫决明、豆瓣叶、望江南、野苦参。与望江南很接近，但本种的①叶较小，有 5~10 对，椭圆状披针形，顶端急尖或短渐尖。荚果较短，长 5~10cm，初时扁而稍厚，成熟时近圆筒形而多少膨胀。花期 7~9 月，果期 10~12 月。

生境分布

生于村边、路旁。分布于我国中部、东南部、南部及西南各省区。

采收加工

秋季采收成熟果实，晒干，打下种。

性味功能	味苦，性寒。有消炎、止痛、健胃的功能。
主治用法	用于痢疾，胃痛，肺脓疡，喉炎，淋巴腺炎；用量10~15g。外用于阴道滴虫，烧烫伤，外用适量，煎水熏洗。

* 喉炎，淋巴腺炎：决明子 15g。水煎服。

* 滴虫，阴道炎：决明子适量。煎水熏洗。

* 烧烫伤：决明子适量。煎水熏洗，并压汁，调红花油，敷患处。

* 肝火上升头痛，头昏：决明子、钩藤、夏枯草各 9g，龙胆草 3g，珍珠母 6g。水煎服。

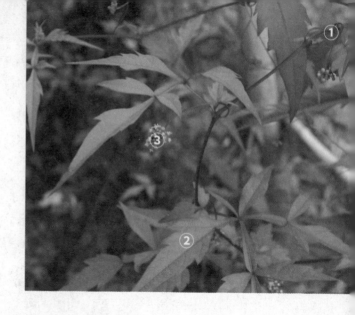

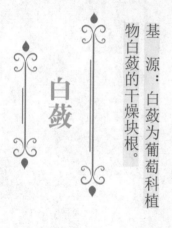

白蔹

基源：白蔹为葡萄科植物白蔹的干燥块根。

原植物

别名：猫儿卵、山地瓜。木质藤本。块根纺锤形。①卷须与叶对生，枝端卷须常渐变成花序。②叶为掌状复叶，小叶3~5，羽状分裂或缺刻；叶轴和小叶柄有狭翅，裂片基部有关节，无毛。③聚伞花序，花序梗细长；花小，黄绿色；花萼5浅裂，花瓣5。浆果球形，蓝色或白色，有凹点。花期6~7月。

生境分布

生于荒山灌木丛中。分布于全国大部分省区。

采收加工

春、秋二季采挖，切成纵瓣或斜片，晒干。

性味功能	味苦、甘、辛，性凉。有清热解毒、消痈散结、生肌、止痛的功能。
炮　　制	除去茎及细须根，洗净，多纵切成两瓣、四瓣或斜片，晒干。
主治用法	用于痈肿疮毒，发背，疔疮，瘰疬，烫伤，扭伤，血痢，肠风。用量4.5~9g。

 应用

* 急性炎症，瘰疬，热痱，烫伤，烧伤：白蔹。研粉，酒精调糊涂敷患处。
* 肿疔，痈肿疮毒：白蔹、白及、络石藤各15g。研末，干撒疮上。
* 扭挫伤，肿痛：白蔹加食盐。捣烂外敷。
* 冻疮溃烂：白蔹、黄柏各15g。研末，先以汤洗疮，后用香油调涂。

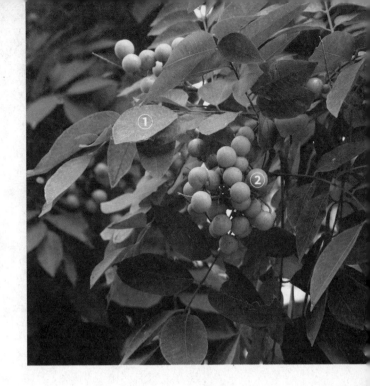

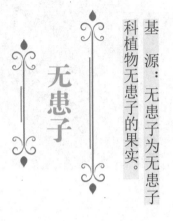

无患子

基　源：无患子为无患子科植物无患子的果实。

原植物

高大落叶乔木。①双数羽状复叶互生；小叶 8~16，互生或近对生，纸质，卵状披针形或长圆状披针形，先端尖，基部偏楔形，稍不对称，无毛。圆锥花序顶生，被短柔毛，花小，杂性同株；花瓣 5，黄白色或淡黄色，边缘有睫毛。②核果球形，肉质，有棱，黄色或棕黄色。种子球形，黑色，坚硬。花期 5~6 月，果期 10~11 月。

生境分布

生于山坡疏林中，村边向阳处或有栽培。分布于长江以南各省区。

采收加工

果实秋、冬季采摘，晒干。

性味功能	味苦，微辛，性寒；有小毒。有清热祛痰、利咽止泻的功能。
炮　　制	除去果肉、杂质，取种子晒干。
主治用法	用于白喉，咽喉炎，扁桃体炎，支气管炎，百日咳，急性肠胃炎（煅炭用）。用量6g。

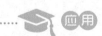

＊ 白喉，扁桃体炎：无患子。多次蒸晒去毒，研粉。

＊ 滴虫性阴道炎：无患子。水煎浓液，冲洗阴道。

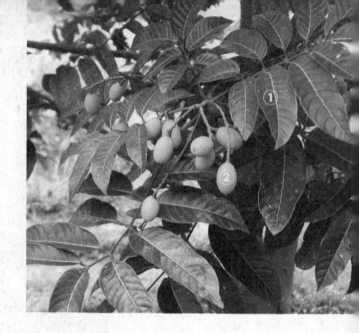

橄榄（青果）

基源：青果为橄榄科植物橄榄的果实。

原植物

常绿乔木。树干有胶黏性芳香树脂。①单数羽状复叶互生，小叶 9~15 对生，革质，椭圆状披针形，先端渐尖，基部偏斜，全缘。圆锥花序顶生或腋生；花小，两性或杂性；花萼杯状，3~5 裂；花瓣 3~5，白色或绿白色，花盘明显。②核果卵状纺锤形，青绿色或黄绿色，光滑；果核坚硬，纺锤形，有棱及槽。花期 5~7 月。果期 8~11 月。

生境分布

栽培于杂木林中或山坡上。分布于福建、台湾、广东、广西、海南、四川及云南等省区。

采收加工

秋季果实成熟时采摘，生用或晒干或阴干。

性味功能	味甘、酸，性平。有清热解毒、利咽、生津的功能。
炮　　制	洗净，鲜用或用微火烘干。
主治用法	用于咽喉肿痛，暑热烦咳，肠炎腹泻，预防脑膜炎；用量 3~9g。鲜果汁用于河豚、鱼、蟹中毒，用量不限。

 应用

* 细菌性痢疾：鲜橄榄 100g。水煎服。

* 唇裂生疮：橄榄。炒黄，研末，油调涂患处。

* 咽喉肿痛：鲜橄榄、鲜莱菔子。水煎服。

* 湿疹皮炎，女阴溃疡，渗出性红斑：橄榄捣烂，文火煎煮，用滤液湿敷患处。

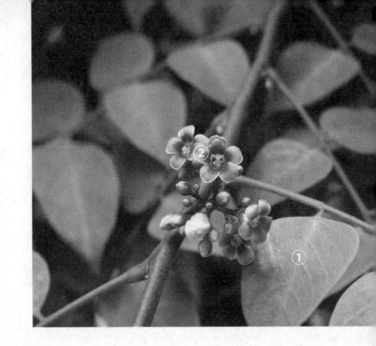

阳桃

基源：阳桃为酢浆草科植物阳桃的根、枝叶、花及果实入药。

原植物

常绿乔木。①单数羽状复叶，互生；叶柄及总轴被短柔毛；小叶 5~11，叶卵形或椭圆形，先端短尖，基部圆截形，全缘，②圆锥花序生于茎枝上；花小，钟形，萼片 5，红紫色；花瓣 5，白色或淡紫色。浆果肉质，绿色有 5 翅状棱角。花期 5~10 月，果期 6~11 月。

生境分布

福建、台湾、广东、海南、广西、云南等省区有栽培。

采收加工

根、枝叶全年均可采。花春末夏初采摘。果实秋季采摘，鲜用或晒干。

性味功能	味酸、涩，性平。有涩精、止血、止痛的功能。枝性凉。有祛风利湿、消肿止痛的功能。花味甘，性平。有清热的功能。果实有生津止咳的功能。
炮　　制	采果后鲜用或晒干。
主治用法	根用于遗精，鼻衄，慢性头痛，关节疼痛。枝叶用于风热感冒，急性胃肠炎，小便不利，产后浮肿；外用于跌打损伤，痈疽肿毒。果实用于风热咳嗽，咽喉痛，脾脏肿大，疟疾。用量 15~30g。外用适量。

 应用

＊ 慢性头痛：鲜阳桃根 30g，豆腐 200g。共同炖服。

＊ 跌打损伤，痈疽肿毒：鲜阳桃叶适量捣烂敷患处。能止血，止痛，散热拔毒。

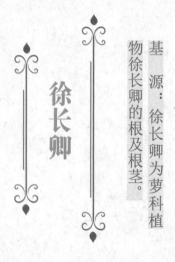

徐长卿

基源：徐长卿为萝科植物徐长卿的根及根茎。

原植物

别名：老君须、寥竹、竹叶细辛、一枝香。多年生草本。根，生多数须状根。①叶对生，线状披针形，先端渐尖，基部渐窄，叶缘外卷，有睫毛，聚伞花序圆锥形，近顶生腋生，有花10余朵；②花冠深5裂，淡黄绿色；副花冠裂片5，黄色；果单生披针形，种子长圆形，顶端有白色长茸毛。花期6~7月，果期9~10月。

生境分布

生于山坡草丛、林缘、沟旁。分布于全国大部分省区。

采收加工

夏秋季采挖根茎，晒干；全草扎成小把，晒干。

性味功能	味辛，性温。有祛风化湿、行气通络、解毒消肿、止痛止痒的功能。
炮 制	根茎及根，洗净晒干；全草晒至半干，扎把阴干。
主治用法	用于风湿痹痛，胃痛胀满，牙痛，经痛，腰痛，毒蛇咬伤，跌打损伤；用量3~12g，不易久煎。外用于神经性皮炎，荨麻疹，带状疱疹。外用适量，鲜品捣烂或干品研粉敷患处。

 应用

* 单纯型慢性气管炎：徐长卿。水煎服。

* 毒蛇咬伤多种皮肤病：鲜徐长卿。捣烂敷患处。

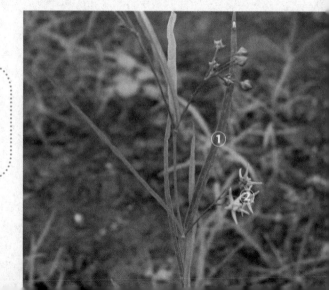

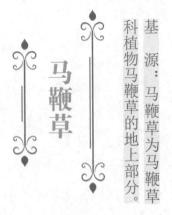

马鞭草

基源：马鞭草为马鞭草科植物马鞭草的地上部分。

原植物

别名：铁马鞭、马板草。多年生草本。棱及节有硬毛。①茎四棱形，②叶对生，卵圆形、倒卵形或长圆状披针形，基生叶边缘有粗齿，茎生叶3深裂，③穗状花序细长，顶生和腋生，每花下有卵状钻形苞片1枚；花萼管状，膜质，有硬毛，裂齿5；花冠淡紫色或蓝色，5裂，裂片近二唇形。

蒴果长圆形，包于萼内，成熟时裂成四个小坚果。花期6~8月，果期7~11月。

生境分布

生于林边路旁、山坡、田野、溪旁等处。分布于山西、陕西、甘肃、新疆及华东、中南、华南、西南等地区。

采收加工

7~10月开花后采收，地上部分，晒干或鲜用。

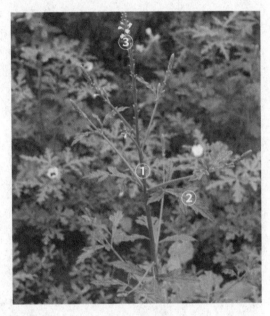

性味功能	味苦，性微寒。有凉血、破血、通经、利水消肿、清热解毒的功能。
炮　制	除去残根及杂质，洗净，稍润，切段，晒干。
主治用法	用于经闭，腹部肿块，水肿腹胀，湿热黄疸，痢疾，疟疾，白喉，咽喉肿痛，痈肿，疮毒。用量4~9g。孕妇忌服。

 应用

* 跌打扭伤：鲜马鞭草。捣烂敷患处。或黄酒调匀敷患处。
* 湿疹，皮炎：马鞭草。煎水外洗，并涂敷患处。
* 闭经：马鞭草150g，红糖15g，黄酒120g。炖服。
* 哮喘：马鞭草50g，豆腐100g。开水炖服。

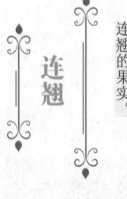

连翘

基源： 连翘为木犀科植物连翘的果实。

原植物

别名：空壳、黄花条、青翘、老翘。落叶灌木。小枝节间中空，有髓。①1~3出复叶，卵形，有锐锯齿。花先叶开放，1~6花簇生叶腋。花萼基部合生成管状，4深裂；花冠金黄色，4裂。②蒴果狭卵形，木质，生瘤点，顶端2裂。花期3~5月，果期7~8月。

生境分布

生于山坡灌丛、山谷疏林或草丛。多栽培。分布于全国大部分省区。

采收加工

不同成熟期采收果实，晒干。

性味功能	味苦，性微寒。有清热解毒、散结消肿的功能。
炮 制	拣净杂质，搓开，除去枝梗。
主治用法	用于风热感冒，温病初起，咽喉肿痛，斑疹，丹毒，痈结肿毒，淋巴结结核，高烧烦渴，神昏发斑，瘰疬，尿路感染。用量6~15g。

 应用

＊ 急性肾炎：连翘18g。水煎服。

＊ 血小板减少性出血性紫癜，过敏性紫癜：连翘18g。水煎服。

＊ 视网膜出血：连翘18g。水煎服。

＊ 咽喉肿痛：连翘、玄参、板蓝根、生地黄各9g。水煎服。

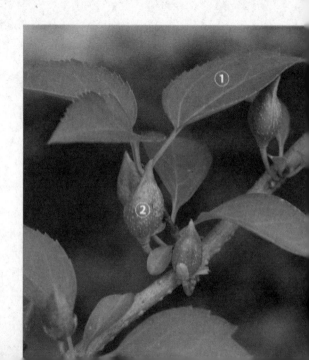

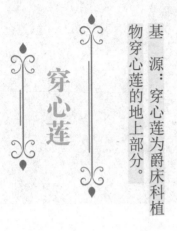

穿心莲

基源：穿心莲为爵床科植物穿心莲的地上部分。

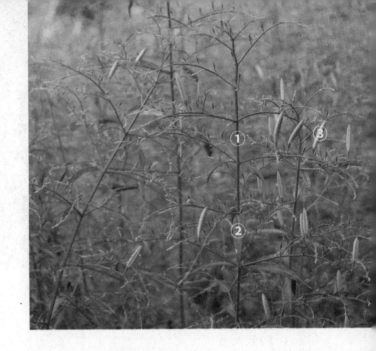

原植物

多年生草本，全株味极苦。①茎四棱形，节稍膨大。②单叶对生，纸质，披针形至狭披针形，先端渐尖，基部楔形而下延，全缘或浅波状。圆锥形总状花序顶生或腋生；花萼裂片披针形；花冠二唇形，白色，上唇2齿裂，下唇3深裂，中裂片中央有2块紫黑色斑纹。③蒴果长椭圆形，熟后2裂。种子黄色或深褐色。花期8~9月，果期9~10月。

生境分布

生于平原或丘陵地区。江西、福建、湖南、广东、广西、四川有栽培。

采收加工

夏秋季茎叶茂盛时采集地上部分，除去杂质，晒干。

性味功能	味苦，性寒。有清热解毒、凉血消肿、消炎的功能。
炮　　制	除去杂质，洗净，切段，干燥。
主治用法	用于感冒发热，扁桃体炎，咽喉炎，支气管炎，肠炎，化脓性中耳炎，尿路感染，痈肿疮疡；外伤感染，烫伤，毒蛇咬伤。用量3~9g，水煎服。外用适量。

 应用

＊ 支气管炎，肺炎：穿心莲、十大功劳各15g，陈皮6g。水煎服。

＊ 化脓性中耳炎：穿心莲5g。研粉，酒浸后，加甘油制成滴剂，滴耳。

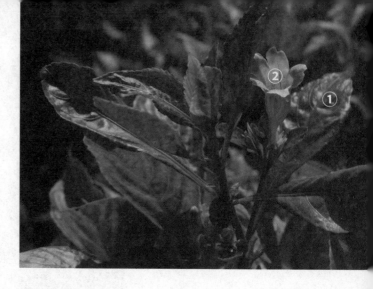

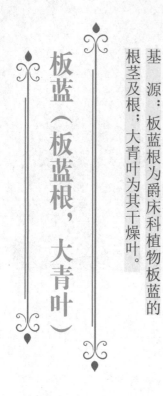

板蓝（板蓝根，大青叶）

基 源： 板蓝根为爵床科植物板蓝的根茎及根；大青叶为其干燥叶。

原植物

别名：马蓝。多年生草本。①叶对生，卵状长圆形，先端渐尖，基部稍狭，边缘有粗齿，幼叶脉上有柔毛。穗状花序；花萼5裂；②花冠筒状漏斗形，淡紫色，近中部弯曲，先端5裂，蒴果棒状，稍有4棱。种子4扁平，卵形，褐色。花期9~11月，果期11~12月。

生境分布

生于林下阴湿地。分布于浙江、江苏、福建、广东、广西、湖南、湖北、云南、四川等省区。

采收加工

初冬挖根茎和根，晒干。秋节采叶，晒干。

性味功能	味苦，性寒。有清热凉血、解热毒的功能。
炮　　制	除去杂质、芦头，清水洗净，润软，切成厚2~3毫米顶头片，干燥。
主治用法	用于流行性乙型脑炎，流行性感冒，流行性腮腺炎，咽喉肿痛，肺炎，急性传染性肝炎，温病发热，发斑，丹毒，蛇咬伤。用量9~30g，煎服。

 应用

* **乙型脑炎：** 板蓝根、生地黄、生石膏各30g，大青叶、金银花、连翘、玄参各15g，黄芩12g。水煎服。

* **急性传染性肝炎：** 板蓝根、茵陈各50g，栀子9g。水煎服。

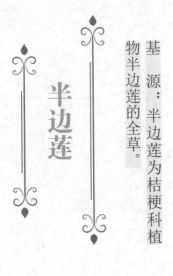

半边莲

基源：半边莲为桔梗科植物半边莲的全草。

原植物

别名：长虫草、细米草、小急解锁。多年生矮小匍匐草本，有乳汁。①叶互生，狭小，披针形或线状披针形。②小花腋生，花萼5裂，花冠筒状，淡红色或淡红紫色，5裂片向一边开裂，中央3裂片较浅，两侧裂片深裂达基部。蒴果熟时3瓣开裂，有宿萼。花期5~8月，果期8~10月。

生境分布

生于水田边、沟边、湿草地。分布于中南及安徽、江苏、浙江、江西、福建、台湾、贵州、四川等地区。

采收加工

夏季采收，带根拔起，洗净，晒干或鲜用。

性味功能	味辛、甘，性微寒。有清热解毒、利尿消肿的功能。
炮　制	除去杂质，洗净，切段，晒干。
主治用法	用于晚期血吸虫病腹水，肝硬化水肿，毒蛇咬伤，肾炎水肿。用量9~15g，水煎服。外用适量，研末调敷或鲜品捣敷。孕妇或患严重胃肠病者慎用。

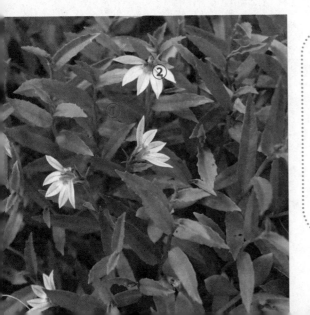

 应用

* 肝硬化腹水：半边莲30g，车前草、白马骨、大蓟根各15g。水煎服。

* 水肿：半边莲30g。水煎服。

* 眼镜蛇、青竹蛇、蝰蛇咬伤：半边莲120g，捣烂绞汁，热酒送服。或干品30g，水煎服。外用则以半边莲加盐捣烂成泥状，敷伤口部。

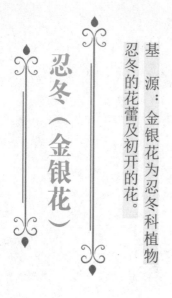

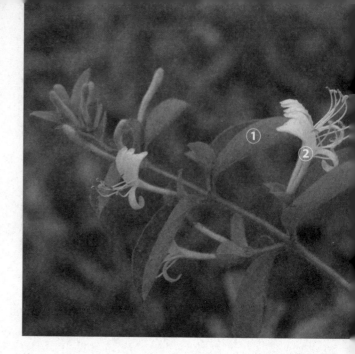

忍冬（金银花）

基源：金银花为忍冬科植物忍冬的花蕾及初开的花。

原植物

别名：二花缠绕。藤本。①叶对生，卵形，全缘。②花成对腋生，初开白色，后渐变黄色；花梗密生短柔毛；苞片叶状；花萼5裂，先端尖，有长毛；花冠筒状，唇形，上唇4裂，下唇反转。被糙毛和长腺毛。浆果球形，黑色，有光泽。花期4~6月，果期7~10月。

生境分布

生于山坡灌丛、田埂、路边。分布于全国大部分省区。

采收加工

夏初采摘未开放花蕾，晒干。

性味功能	味甘，性寒。有清热解毒、凉散风热的功能。
炮　　制	除去杂质，洗净，闷润，切段，干燥。
主治用法	用于温病发热，风热感冒，热毒血痢，痈肿疔疮，喉痹，丹毒，扁桃体炎，急性结膜炎。

 应用

＊菌痢，急性肠炎：金银花。浓煎服。

＊疔毒疮疡，痈疽：金银花30g，紫花地丁20g，赤苓、连翘、夏枯草各9g，牡丹皮6g，黄连4.5g。水煎服。

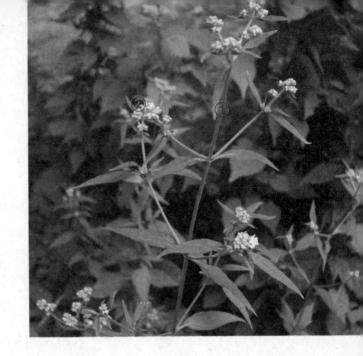

攀倒甑（败酱草）

基 源：败酱草为败酱科植物攀倒甑的根状茎和根或全草。

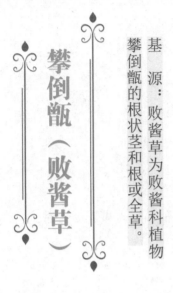

原植物

别名：白花败酱。多年生草本。根茎细长，有特殊臭气。①茎密生白色倒粗毛。基生叶丛生。②聚伞花序呈伞房状圆锥花丛顶生，花冠 5 裂；瘦果膜质，有翅状苞片。花期 7~8 月，果期 8~9 月。

生境分布

生于灌丛、山坡及路旁。分布于全国大部分省区。

采收加工

春、秋季采挖根茎及根，洗净，晒干。夏季将全株拔起，晒干。

性味功能	味辛、苦，性微寒。有清热解毒、消肿排脓、活血祛瘀、宁心安神的功能。
炮　　制	晒至半干，扎成束，再阴干。
主治用法	用于阑尾炎，痢疾，眼结膜炎，产后瘀血腹痛，痈肿疔疮，用量9~15g（鲜者60~120g）。水煎服。外用适量，捣烂敷。

 应用

＊ 痢疾：败酱草、龙芽草各 15g，广木香 3g。水煎服。

＊ 腮腺炎：败酱草、爵床各 15g。水煎服。另用鲜败酱草适量，捣烂，绞汁涂敷患处。

＊ 胆囊炎：败酱草 30g，海金沙、金钱草各 15g，枳壳 9g。水煎服。

天名精（鹤虱）

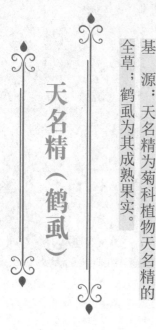

基源：天名精为菊科植物天名精的全草；鹤虱为其成熟果实。

原植物

多年生草木，有臭气，密生短柔毛。下部叶宽椭圆形或矩圆形，顶端尖或钝，基部狭成具翅的叶柄，边缘锯齿或全缘；①茎上部叶互生，向上渐小，矩圆形。②腋生头状花序多数，近无梗；总苞钟形；苞片3层；全为管状花，黄色，外面为雌花，花冠管细长，先端3~5裂，中央为两性花，花冠管筒状，顶端5齿裂。瘦果条形，具细纵条，顶端有短喙，无冠毛，具腺点，黄褐色。花期6~8月，果期8~11月。

生境分布

生于山坡草丛，田野路旁。分布于全国各省区。

采收加工

夏季采收全草，晒干或鲜用。秋季采收果实，晒干。

性味功能	天明精味辛，性寒。有清热解毒、祛痰、止血的功能。鹤虱有杀虫的功能。
炮　制	采收，洗净，鲜用或晒干。
主治用法	天明精用于咽喉肿痛，扁桃体炎，支气管肺炎胃炎，外用治创伤出血，无名肿毒。用量9~15g。鹤虱用于绦虫病，蛔虫病，蛲虫病。用量3~9g。

应用

* 急性黄疸型传染性肝炎：鲜天明精200g，生姜3g。水煎空腹服。

* 急性肾炎：鲜天明精50g。捣烂，加红糖或食盐拌匀，外敷脐部。

* 吐血：天明精。研末，茅花泡汤调水冲服。

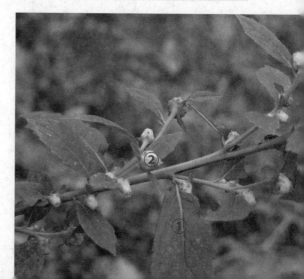

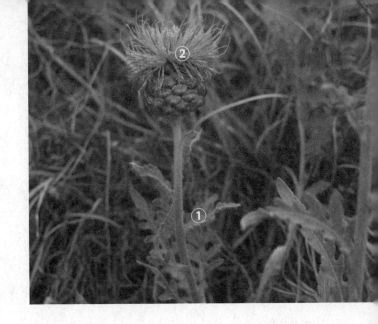

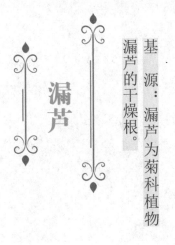

漏芦

基源：漏芦为菊科植物漏芦的干燥根。

原植物

别名：祁州漏芦。多年生草本。根肥厚。①叶羽状裂，裂片长圆形、卵状披针形或线状披针形，先端尖或钝，边缘具牙齿，两面被软毛；叶柄被厚绵毛。顶生头状花序，总苞片多层，干膜质；外层苞片卵形；中层苞片宽，呈掌状分裂尖锐。②管状花花冠淡紫色。瘦果倒圆锥形，棕褐色，具4棱。花期5~6月，果期6~7月。

生境分布

生于阳坡、草地。分布于华北及陕西、甘肃等省区。

采收加工

春、秋二季采挖，除去须根及泥沙，晒干。

性味功能	味咸、苦，性寒。有清热解毒、排脓通乳的功能。
炮　　制	拣净杂质，去毛，洗净，润透，切片晒干。
主治用法	用于乳痈肿痛，痈疽发背，瘰疬疮毒，乳汁不通，湿痹拘挛。用量4.5~9g。

 应用

* 急性乳腺炎：漏芦、山慈菇、川木瓜、生姜各9g，忍冬花、黄芪各12g，川芎4.5g，大枣15g。水煎服。

* 淋巴结炎：漏芦，研末加蜂蜜调敷患处。

* 湿疹疮疡经久不愈：漏芦、防风、黄柏各9g，黄芪24g，党参18g，川芎、金银花各4.5g，北紫草6g。水煎服。

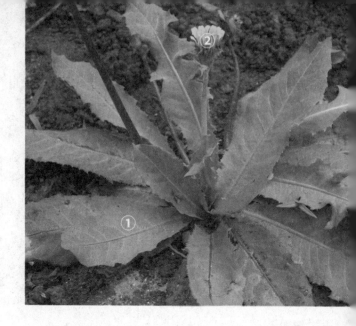

蒲公英

基源：蒲公英为菊科植物蒲公英的干燥全草。

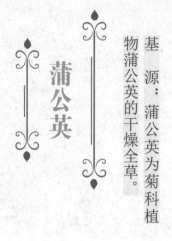

原植物

别名：黄花地丁。多年生草本，有乳汁，具蛛丝状毛。①叶基生，莲座状平展，有柄，两侧扩大呈鞘状；叶长圆状倒披针形，先端尖或钝，基部下延呈柄状，边缘浅裂或不规则羽状分裂。②头状花序顶生，舌状花黄色；总苞淡绿色，钟形，苞片多层，外层短，顶端有角状突起，内层线状披针形，膜质。瘦果有纵棱及多数刺状突起。花期4~5月，果期6~7月。

生境分布

生于山坡草地、沟边等。分布于全国大部分地区。

采收加工

4~10月挖取全株，晒干。

性味功能	味甘、苦，性寒。有清热解毒、利尿散结的功能。
炮　　制	拣去杂质，洗去泥土，切段，晒干。原药拣净，清水洗去泥屑，捞出摊开晾干，切1~1.5mm段片，晒干，筛去灰屑。
主治用法	用于急性乳腺炎，淋巴腺炎，疔毒疮肿，急性结膜炎，感冒发热，急性扁桃体炎，急性支气管炎，肝炎，胆囊炎，尿路感染。用量9~15g，亦可捣汁或入散剂；外用适量，捣敷患处。

 应用

* 急性黄疸型肝炎：蒲公英、茵陈、土茯苓、白茅根、田基黄各15g。水煎服。

* 扁桃体炎，化脓性感染：蒲公英30g。水煎服。

* 急性结膜炎，睑缘炎：蒲公英、菊花、夏枯草各50g。水煎，洗眼，熏眼。

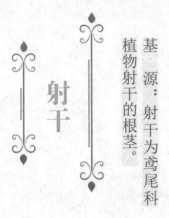

射干

基源：射干为鸢尾科植物射干的根茎。

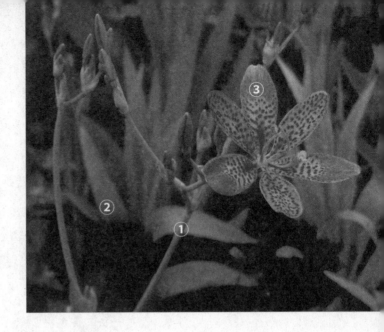

原植物

别名：乌扇、蝴蝶花、老鸦扇。多年生草本。根茎横生，结节状，鲜黄色，生多数须根。①茎直立，②基部生叶，2 列，嵌迭状排列，宽剑形，基部抱茎，全缘。③伞房状聚伞花序顶生，叉状分枝；花橘黄色，散生暗红色斑点，花被 6，2 轮。蒴果倒卵形至长椭圆形，3 瓣裂。种子黑色，有光泽。花期 7~9 月，果期 8~10 月。

生境分布

生于山坡、草原及林缘处。分布于全国各地区。

采收加工

5~9 月采挖根茎，除去茎叶及细根，晒干或烘干。

性味功能	味苦，性寒。有清热解毒、消炎、利咽、散血消肿的功能。
炮　　制	除去杂质，洗净，润透，切薄片，干燥。
主治用法	用于咽喉肿痛，闭经，乳腺炎，恶性肿瘤。外用于水田皮炎，跌打损伤。用量3~9g。外用煎水洗或捣敷患处。

 应用

＊ 风热咳嗽，痰涎壅塞：射干、前胡、杏仁、贝母。水煎服。

＊ 咽喉肿痛：射干 9g，水煎服。或射干、山豆根各 6g，桔梗、金银花、玄参各 9g。水煎服。

＊ 病毒性咽喉炎：射干 6g。水煎服。

＊ 水田皮炎：射干，食盐适量。热温擦患部。

马蔺（马蔺子）

基　源：马蔺子为鸢尾科植物马蔺的干燥成熟种子。

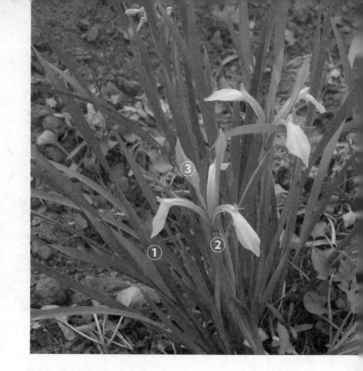

原植物

多年生草本。①叶基生，成丛，叶条形坚韧，灰绿色，基部带紫色，全缘，②花葶从叶丛中抽出，顶端有花 1~3，苞片 3，叶状，窄矩圆状披针形；③花蓝紫色，花被 6，匙形，向外弯曲下垂，有黄色条纹，内轮 3 花被片倒披针形，直立，花被下部联合呈筒状；花柱 3 深裂，花瓣状，顶端 2 裂。蒴果长椭圆形。

生境分布

生于全国大部分省区。

采收加工

秋天采收果实，晒干，搓出种子，炒熟或以醋拌炒熟。

性味功能	有清热利湿、消肿解毒、止血功能。
炮　　制	去杂质，扎把晒干或鲜用。
主治用法	用于黄疸型肝炎，痢疾，吐血，衄血，血崩，白带，咽炎，痈肿，疝痛。用量5~10g。外用适量捣敷。

 应用

＊ 急性黄疸型传染性肝炎：马蔺子 9g。水煎服。

＊ 痢疾：马蔺子、干姜、黄连。水煎服。

＊ 骨结核：马蔺子，炒干研粉，每服 6g。

＊ 淋巴结结核：马蔺子粉 2 份，凡士林 5 份，搅拌匀成膏，涂患处。

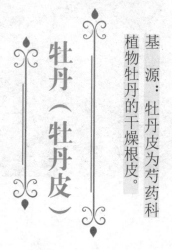
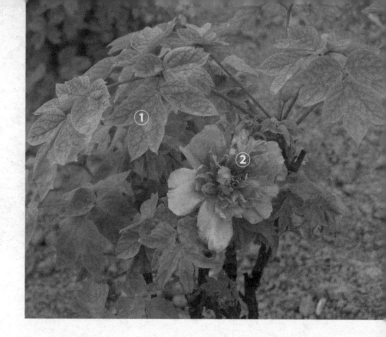

牡丹（牡丹皮）

基　源：牡丹皮为芍药科植物牡丹的干燥根皮。

原植物

灌木。①2回3出复叶；顶生小叶宽卵形，3裂至中部；②花单生枝顶，花瓣5，常为重瓣，玫瑰色、红紫色、粉红色至白色，雄蕊多数。杯状，紫红色；心皮5，密生柔毛，革质花盘全包住心皮。果，长圆形，密生黄褐色硬毛。花期5~6月。

生境分布

生于向阳坡及土壤肥沃处。大量栽培于山东、安徽、陕西、甘肃、四川、贵州、湖北、湖南等省区。

采收加工

秋季采挖根部，除去细根，剥取根皮，晒干。

性味功能	味苦、辛，性微寒。有清热凉血、活血散瘀、通经止痛的功能。
炮　　制	迅速洗净，润后切薄片，晒干。
主治用法	用于温毒发斑，吐血衄血，夜热早凉，无汗骨蒸，经闭痛经，痈肿疮毒，跌扑伤痛。用量6~12g。

＊ 慢性肝炎：牡丹皮、栀子各6g，柴胡、白芍、白术、茯苓各9g，当归12g，生姜1片。水煎服。

＊ 高血压：牡丹皮6g，野菊花、佩兰各6g，银花藤、鸡血藤各18g，石决明30g。水煎服。

＊ 妇女虚热：牡丹皮、栀子、川芎各6g，当归、白芍各9g，熟地黄12g。水煎服。

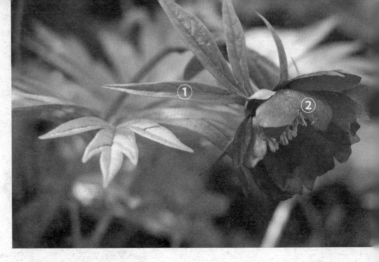

川芎药（赤芍）

基源：赤芍为芍药科植物川芎药的根。

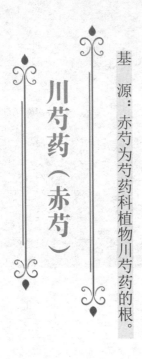

原植物

别名：川赤芍、赤芍、条赤芍。多年生草本。根圆柱形，单一或有分枝。茎直立，圆柱形，稍带紫色，有纵棱。①叶互生，2回3出复叶；小叶常2回深裂，小裂片条状或披针形，先端尖，沿脉疏生短毛。②花2~4朵顶生或腋生，萼片5，绿色；花瓣6~9，紫红色或粉红色，宽倒卵形，先端凹陷；蓇葖果2~5，密生黄色毛。花期6~7月，果期7~9月。

生境分布

生于山坡、林缘或草坡中。分布于山西南部、陕西、甘肃、青海东部、四川西部等地区。

采收加工

春、秋季挖根，晒至半干，捆成小把，晒干。或刮去粗皮再晒干。

性味功能	味苦，性微寒。有活血散瘀、清热凉血的功能。
炮　制	赤芍药：拣去杂质，分开大小条，用水洗泡七八成透，捞出，晒晾，润至内外湿度均匀，切片，晒干。炒赤芍药：取赤芍药片置锅内炒至微有焦点为度，取出凉透。
主治用法	用于胸肋疼痛，腹痛，痛经，经闭，热入营血，吐血，衄血，目赤，痈肿，跌打损伤。用量4.5~9g。不宜与藜芦同用。孕妇慎用。

 应用

＊ 痢疾腹痛：赤芍、黄芩各9g，甘草6g。水煎服。

＊ 冠心病，急性脑血栓形成：赤芍9g。水煎服。

木芙蓉（芙蓉叶）

基源：芙蓉叶为锦葵科植物木芙蓉的叶。

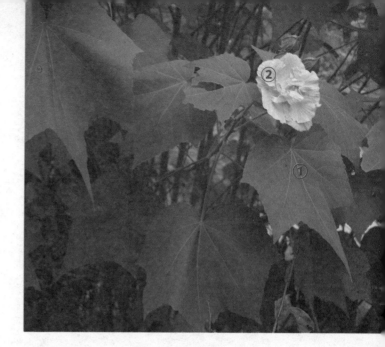

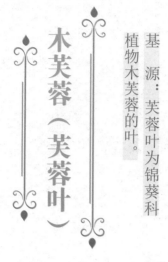

原植物

落叶灌木。①叶互生，宽卵圆形，基部心形，边缘有钝锯齿，5~7掌状分裂，先端渐尖，被疏星状毛。②花单生叶腋或簇生枝端；花萼5裂；花瓣5或重瓣，初时白色或淡红色，后变为玫瑰红色。蒴果扁球形，被毛，果瓣5。种子肾形，被长毛。花期8~10月，果期9~11月。

生境分布

生于山坡、水边等地。分布于长江以南各省区。

采收加工

夏、秋季采收完整带细枝青叶，扎成约小把，晒干。

性味功能	味微辛，性平。有清热解毒、凉血止血、消肿止痛的功能。
炮　　制	取原药材，除去杂质及梗，筛去灰屑。
主治用法	用于肺热咳嗽，吐血，崩漏，痈肿，疮毒，淋巴结炎，阑尾炎；用量9~30g。外用于痈疔脓肿，毒蛇咬伤，跌打损伤，腮腺炎，烧烫伤。

 应用

* 疗疮痈肿，乳腺炎：鲜木芙蓉叶，捣烂外敷患处。

* 流行性腮腺炎：木芙蓉叶，研细粉，鸡蛋清调匀，涂于油纸上，贴于患处。

* 烫伤，外伤出血：木芙蓉叶粉末加凡士林调成软膏，外敷。

* 局部化脓性感染，痈疽肿毒：木芙蓉鲜叶、花适量，煎水洗，并敷患处。

木槿（木槿花）

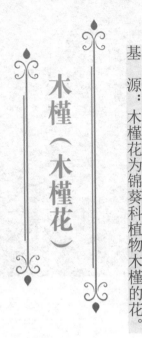

基源：木槿花为锦葵科植物木槿的花。

原植物

落叶灌木。①叶互生，菱状卵形，3裂，先端渐尖，基部宽楔形，边缘有不规则粗锯齿，三出脉，两面疏被星状毛。②花单生于叶腋；花萼钟形，萼片5，外被星状毛；花冠钟形，花瓣5或重瓣，淡紫色、白色或红色，③蒴果长圆形或长卵形，密被星状茸毛，顶端有短喙。种子多数，黑色，外被白色长柔毛。花期7~10月，果期9~12月。

生境分布

我国南部省区有野生，各地有栽培。

采收加工

夏秋季待花初开时采摘，摊开晒干。

性味功能	味甘、苦，性凉。有清热利湿、凉血的功能。
炮　　制	木槿皮：除去杂质，洗净。润软，切丝，干燥。
主治用法	用于痢疾，腹泻，痔疮出血，白带。用量3~9g。外用于疖肿。鲜品捣烂敷患处。

应用

* 肺热咳嗽吐血：木槿花9g，水煎服。

* 跌打扭伤，蛇咬伤：木槿花，研末，酒、醋、浓茶调涂患处。

* 吐血，下血，赤白痢疾：木槿花10朵，冰糖水炖服。

* 细菌性痢疾：木槿花15g，研末，米汤冲服。

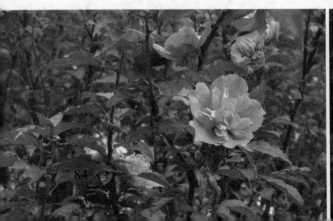

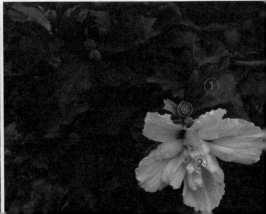

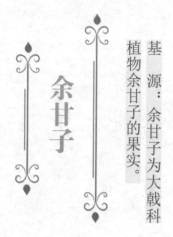

余甘子

基源：余甘子为大戟科植物余甘子的果实。

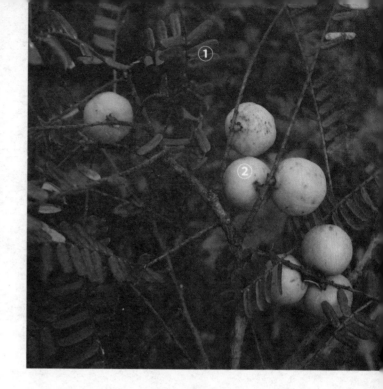

原植物

别名：柚柑、滇橄榄。落叶灌木。①单叶互生，密集为二列，形似羽状复叶；先端钝，基部圆或偏斜，全缘。花单性，雌雄同株，花小，黄色，3~6朵呈团伞花序，簇生叶腋，每花簇有1朵雌花和数朵雄花。②蒴果球形或扁圆形，淡黄色或紫红色，6棱，干后裂成6片。种子6，褐色，稍3棱形。花期4~5月，果期9~11月。

生境分布

生于林下、灌丛中或山坡阳处。分布于福建、台湾、广东、广西、四川、贵州、云南等省、自治区。

采收加工

秋季果实成熟时采收，除去杂质，晒干。

性味功能	味甘、酸、涩，性凉。有清热凉血、消食健胃、生津止咳的功能。
主治用法	用于高血压，消化不良，咳嗽，喉痛，口干，烦渴，牙痛，维生素C缺乏症。用量3~9g。多入丸散服。

 应用

＊ 喉热，咽喉炎：鲜余甘子，含嚼。

＊ 高血压，高血脂：余甘子，水煎服。

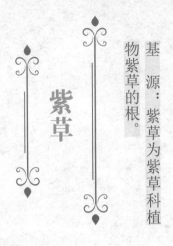

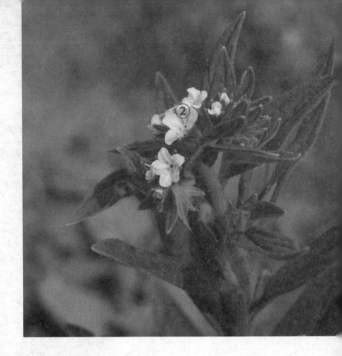

紫草

基　源：紫草为紫草科植物紫草的根。

原植物

别名:硬紫草、大紫草、红紫草。多年生草本。根长条状，肥厚暗红紫色。①叶互生，长圆状披针形，有糙伏毛。②总状聚伞花序顶生；苞片叶状，花萼短筒状，5裂；花冠白色，筒状，5裂，喉部有5个小鳞片，基部毛状。小坚果，生于增大宿存花萼中，淡褐色，平滑有光泽。种子4枚。花期5~6月，果期7~8月。

生境分布

生于草丛、路边及山坡。分布于东北、华北、中南及河南、陕西、江苏、安徽、江西、贵州等省。

采收加工

4~5月或9~10月挖根，晒干或烘干（忌水洗）。

性味功能	味甘、咸，性寒。有凉血、活血、清热、解毒透疹的功能。
炮　　制	除去杂质，洗净，润透，切薄片，干燥。
主治用法	用于麻疹不透，急、慢性肝炎，便秘，吐血，衄血，血小板减少性紫癜，尿血，血痢，烧烫伤，下肢溃疡，冻伤，痈肿，湿疹。用量4.5~9g。外用适量。

 应用

＊ **热毒发疹**：紫草、生地黄、牡丹皮、赤芍。水煎服。

＊ **烧、烫伤**：紫草用麻油慢火煎30分钟，取油外擦。

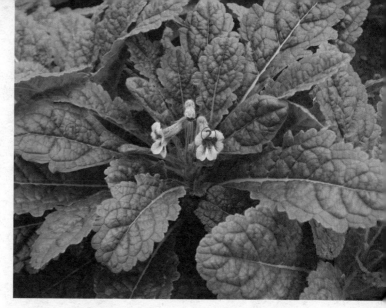

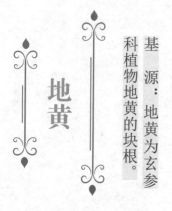

地黄

基源：地黄为玄参科植物地黄的块根。

原植物

别名：蜜蜜罐、野生地黄。多年生草本，密生灰白色长柔毛及腺毛。根肥厚肉质，圆柱形或纺锤形；①叶倒卵状披针形，边缘有钝齿。1~3 丛生总状花序；②花冠宽筒状，外暗紫色，内带黄色，有紫纹，先端 5 浅裂，稍二唇状。蒴果球形或卵圆形，宿存花萼。花期 4~5 月，果期 5~6 月。

生境分布

生于荒坡、田埂等处。河南、山东、陕西、河北等省有栽培。

采收加工

9~11 月采挖根部，鲜用或加工成生地黄、熟地黄。

性味功能	味甘、苦，性寒。有清热、滋阴、凉血、生津的功能。
炮　　制	鲜地黄：用水洗净泥土，除去杂质，切段。 熟地黄：取净生地黄，照酒炖法炖至酒吸尽，取出，晾晒至外皮黏液稍干时，切厚片或块，干燥，即得。
主治用法	用于热病热盛，烦躁口渴，发斑发疹，吐血，衄血，尿血，咽喉肿痛。用量12~30g。生地黄：用于热病烦躁，发斑发疹，阴虚低热，消渴。用量9~15g。熟地黄：用于阴虚血少，头昏耳鸣，腰膝酸软，消渴，遗精，经闭，崩漏。用量9~15g。水煎服或入丸服。

 应用

* 舌绛，口渴，便秘，失眠：生地黄、麦冬各 24g，玄参 30g。水煎服。

* 吐血，衄血：生地黄、茅根、芦根。水煎服。

* 糖尿病：生地黄、天冬、枸杞子。水煎服。

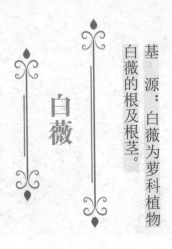

白薇

基　源：白薇为萝科植物
白薇的根及根茎。

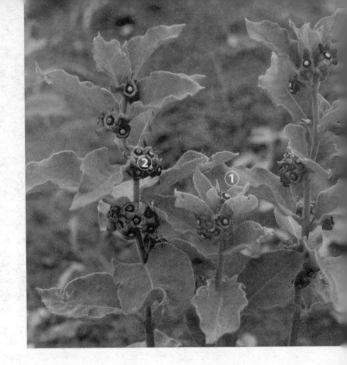

原植物

别名:直立白薇、老鸹瓢根、白马尾。多年生草本，有香气，具白色乳汁。根茎短，下端色，不分枝，密生灰白色短毛。①叶对生，卵形或卵状长圆形，全缘，被白色茸毛。②花多数，在茎顶叶腋密集呈伞形聚伞花序，花暗紫色。果单生，角状长椭圆形。种子多数，卵圆形，有狭翅，种毛白色。花期5~7月，果期8~10月。

生境分布

生于荒坡草丛或林缘。分布于吉林、辽宁、河北、山东、河南、陕西、山西及长江以南。

采收加工

春、秋季采挖根部，除去地上部分，洗净泥土，晒干。

性味功能	味苦、咸，性寒。有清热凉血、利尿、解毒的功能。
炮　　制	除去杂质，洗净，润透，切段，干燥。
主治用法	用于温邪伤营发热，阴虚发热，骨蒸劳热，产后血虚发热，热淋，血淋，痈疽肿毒。用量4.5~9g。

 应用

＊ 产后体虚发热，热淋：白薇、党参各9g，当归15g，甘草6g。水煎服。

＊ 温病后期有潮热，骨蒸劳热，阴虚低热：白薇、生地黄、青蒿。水煎服。

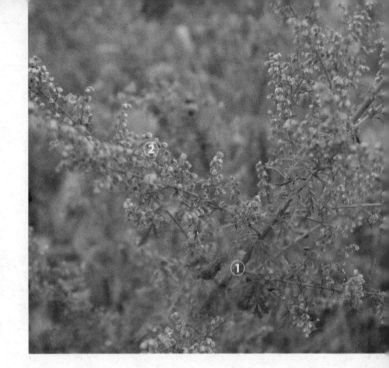

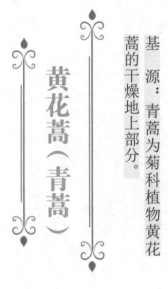

黄花蒿（青蒿）

基 源：青蒿为菊科植物黄花蒿的干燥地上部分。

原植物

别名:臭蒿、臭青蒿、草蒿。一年生草本。具浓烈挥发性香气。①茎直立，具纵沟棱，无毛，多分枝。下部叶花时常枯萎;中部叶卵形，2~3回羽状全裂，呈栉齿状，小裂片线形，先端锐尖，全缘或具1~2锯齿，密布腺点;上部叶小，常1~2回羽状全裂。②头状花序，球形，极多数密集成扩展而呈金字塔形的圆锥状。花管状，黄色。花、果期8~10月。

生境分布

生于旷野、山坡、路边、河岸。分布于全国各地。

采收加工

秋季花盛开时采割，除去老茎，阴干。

性味功能	味苦，性寒。有清热凉血、解暑、除蒸、截疟的功能。
炮　　制	除去杂质，喷淋清水，稍润，切段，晒干。
主治用法	用于暑邪发热，痢疾，骨蒸劳热，疟疾寒热，湿热黄疸。用量4.5~9g。

* 血虚发热，潮热盗汗，骨蒸劳热：青蒿、地骨皮各9g，白薇3g，秦艽6g。水煎服。

* 紫斑：青蒿、升麻、鳖甲、当归、生地黄。水煎服。

3 泻下药

泻下药是指能引起腹泻、润滑大肠、促进排便的药物。根据其作用特点及适应证不同，可分为攻下药、润下药及峻下逐水药。

临床上主要用于大便秘结、胃肠积滞、实热内结及水肿停饮等里实证，还可用于疮痈肿毒及瘀血证。

现代药理作用证明，泻下药主要通过不同的作用机理刺激肠道黏膜使蠕动增加而致泻，大多具有利胆、抗菌、抗炎、抗肿瘤及增强机体免疫功能等作用。

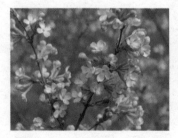 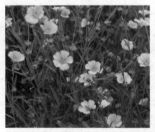 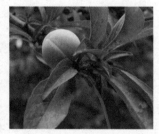

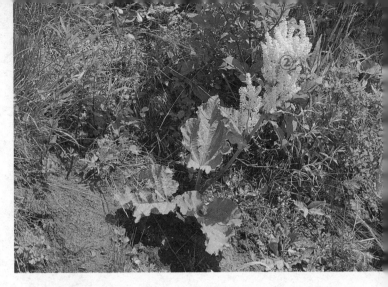

华北大黄（祁黄）

基源：祁黄为蓼科植物华北大黄的干燥根茎及根。

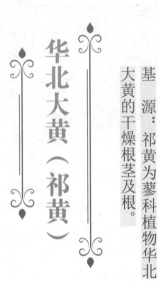

原植物

别名：山大黄、河北大黄、峪黄。多年生草本。根肥大。①基生叶宽卵形，质厚，先端钝圆，基部心形，边缘波状。茎生叶先端圆钝，基部心形，全缘或波状。托叶鞘膜质，红棕色。②圆锥花序顶生或腋生。苞片肉质，内有白色小花3~5朵；花被6深裂。瘦果三棱形，具翅，顶端略下凹，基部近心形。花期7~8月，果期8~9月。

生境分布

生于林下、阴坡或沟谷石缝中。分布于华北、东北等省区。

采收加工

秋末落叶枯萎或次春发芽前采挖，去细根，切断，晒干。

性味功能	味苦，性寒。有泻热通便、行瘀破滞的功能。
炮 制	取原药材，除去杂质，洗净，润透，切厚片，干燥，筛去碎屑。
主治用法	用于大便秘热，经闭腹痛，湿热黄疸；外用口疮糜烂，痈肿疔毒，烫火伤。用量9~15g，鲜品15~30g。外用适量，研末调敷患处。

 应用

* 口疮糜烂：祁黄、枯矾各3g。共研末，擦患处。
* 烫火伤：祁黄，研末，敷患处。
* 经闭腹痛，产后瘀血腹痛：祁黄6g，当归、红花各3g，黄酒适量。水煎服。
* 创伤瘀血肿痛：大黄6g，杏仁3g。以黄酒煎煮，饮服。

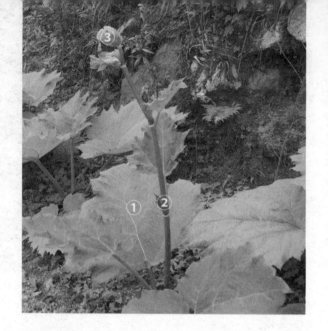

药用大黄（大黄）

基源：大黄为蓼科植物药用大黄的根茎及根。

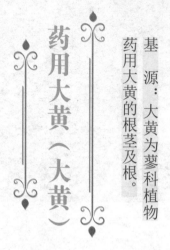

原植物

别名:南大黄。多年生草本，根状茎粗壮。①基生叶近圆形，掌状5浅裂，裂片呈大齿形或宽三角形，基部心形；②托叶鞘筒状，膜质。花序大，圆锥状；花较大，黄白色；③花蕾椭圆形。果枝开展，果翅边缘不透明，瘦果有3棱。沿棱生翅，红色。

生境分布

生于山地林缘或草坡上，有栽培。分布于陕西南部、河南西部、湖北西部，贵州、四川、云南西北部等省区。

采收加工

秋末茎叶枯萎时或春季芽未萌发时采挖，刮外皮，切片或块，绳穿成串，晾干或晒干。

性味功能	味苦，性寒。有泻火通便、破积滞、行瘀血的功能；外用有清火解毒、消肿的功能。
炮　　制	除去杂质，洗净，润透，切厚片或块，晾干。
主治用法	用于实热便秘，谵语发狂，瘀血闭经，产后瘀阻，黄疸，水肿，热淋，食积痞满腹痛，泻痢里急后重，目赤牙龈肿痛，口舌生疮，用量3~12g。外用于跌打损伤，痈肿疮毒，烫伤。

* 热积便秘：大黄12g(后下)，厚朴6g，枳实9g。水煎服。
* 湿热黄疸，急性黄疸传染性肝炎：大黄、栀子、茵陈、厚朴、枳实等。水煎服。

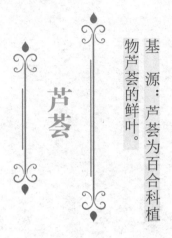

芦荟

基源：芦荟为百合科植物芦荟的鲜叶。

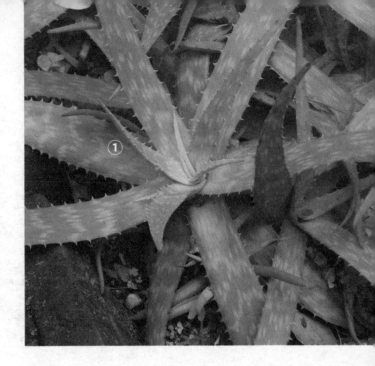

①

原植物

别名：斑纹芦荟。多年生肉质常绿草本，有短茎。①叶莲座状，肥厚，多汁，叶片披针形，基部较宽，先端长渐尖，粉绿色，具白色斑纹，边缘疏生三角形齿状刺，刺黄色。花葶单一或分枝，有少数苞片；总状花序顶生，下垂，花被管状，花黄色或具红色斑点。蒴果三角形，室背开裂。花期7~8月。

生境分布

喜生于湿热地区，多栽培于温室中。

采收加工

随采随鲜用；或自基部切断叶，收集流出的汁，干燥。

性味功能	味苦，性寒。有清肝热、通便的功能。
炮　　制	净制：拣去杂质，斫成小块。炒制：取芦荟块用微火炒至焦黑色。
主治用法	用于头晕，头痛，耳鸣，烦躁，便秘，小儿惊痫。用量3~15g。外用于龋齿，疖痈肿毒，烧烫伤。

 应用

＊ 习惯性便秘，热积便秘：芦荟21g，朱砂15g。研细末，酒少许为丸，每服3.6g。

＊ 小儿疳积：芦荟、白芍、独脚金、萹蓄、甘草、厚朴、山楂、布渣叶。水煎服。

＊ 胆道结石合并感染：芦荟、龙胆草。水煎服。

大麻（火麻仁）

基源：火麻仁为大麻科植物大麻的干燥成熟果实。

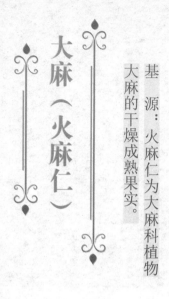
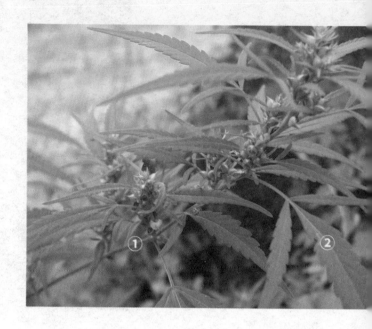

原植物

一年生草本，高 1~3m。①茎灰绿色，具纵沟，密生柔毛。②掌状复叶互生或下部叶对生；裂片 3~9，披针形，先端渐尖，基部渐窄；边缘具锯齿；上面被粗毛；下面密生白色毡毛；叶柄细长，被糙毛。花单性，雌雄异株。雄花序疏生圆锥花序。雌花序短，腋生，球形或穗状。瘦果扁卵形，为宿存的黄褐色苞片所包，种子 1，果皮坚脆，具细网纹，灰色。花期 5~7 月，果期 8~10 月。

生境分布

生长于排水良好的砂质土壤。全国各地均有栽培。

采收加工

秋季果实成熟时采收，除去杂质，晒干。

性味功能	味甘，性平。有润燥、滑肠、通便、补虚的功能。
主治用法	用于血虚津亏，肠燥便秘，大便秘结。用量9~15g。

 应用

* 习惯性便秘：火麻仁。捣烂煮糊，加冰糖，搅匀食。

* 疖肿：火麻仁，捣烂外敷患处。

* 胃热所致口腔炎：火麻仁、金银花、甘草各9g。水煎服。

* 产后血虚便秘：火麻仁、当归、柏子仁各9g，生地黄12g。水煎服。

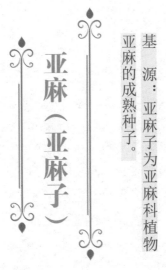

亚麻（亚麻子）

基源：亚麻子为亚麻科植物亚麻的成熟种子。

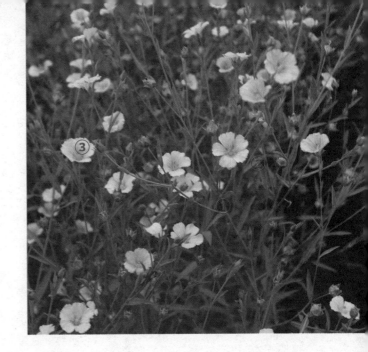

③

原植物

别名：野胡麻、胡麻仁、大胡麻。一年生草本。①茎直立，基部稍木质。②叶互生，线形或线状披针形，先端锐尖，基部渐窄，全缘。③花单生于枝顶及上部叶腋；萼片5；花瓣5，蓝色或白色；雄蕊5。蒴果球形，稍扁，淡褐色，5瓣裂。种子扁平卵圆形，黄褐色，有光泽，一端钝圆，另端尖而略偏斜。花期6~7月，果期7~9月。

生境分布

全国各地均有栽培。主要分布于东北、华北及内蒙古、山东、湖北、陕西、四川、云南。

采收加工

秋季果实成熟时采收种子，除去杂质，晒干。

性味功能	味甘，性平。有润燥、通便、养血、祛风的功能。
炮 制	除去杂质，生用捣碎或炒研。
主治用法	用于皮肤干燥瘙痒，麻风，眩晕，便秘，疮疡湿疹，毛发枯萎脱落。用量4.5~9g。

* 溢脂性脱发：亚麻子、鲜柳枝各50g。水煎洗。

* 老人皮肤干燥，起鳞屑：亚麻子、当归各6g，紫草3g。研末，制蜜丸，开水送服。

商陆

原植物

多年生草本，肉质，根粗壮。圆锥形。①单叶互生，椭圆形或长卵状椭圆形，先端急尖，基部狭楔形，全缘，②总状花序顶生或与叶对生，直立；苞片线形，膜质；花白色、淡黄绿色或带粉红色；花药淡红色。肉质浆果扁球形，紫黑色。种子肾形，黑褐色。花期4~7月，果期7~10月。

生境分布

生于山沟边、林下、林缘、路边。分布于全国大部分地区。

采收加工

秋季至次春采挖，切成片，晒干或阴干。

性味功能	味苦，性寒，有毒。有逐水、解毒、利尿、消肿消炎的功能。
炮　　制	商陆：洗净，稍浸泡，润透，切片，晒干；醋商陆：取净商陆片，置锅内加米醋煮之，至醋吸尽，再炒至微干。
主治用法	用于水肿胀满，尿少，便秘；外用于痈肿疮毒。用量3~9g。孕妇忌服。

 应用

* 慢性肾炎水种：商陆、泽泻、杜仲各3g。水煎服。

* 腹水：商陆6g，冬瓜皮、赤小豆各30g，泽泻12g，茯苓24g。水煎服。

* 水肿腹胀实证，大小便不利：商陆、红大戟各3g，槟榔4.5g，茯苓12g，泽泻9g。水煎服。

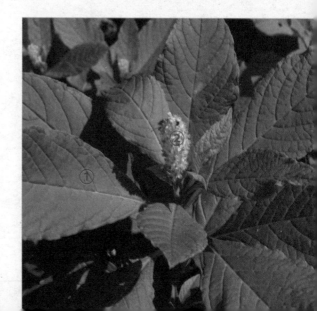

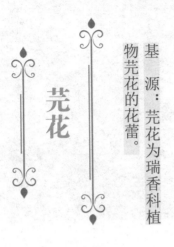

芫花

基源：芫花为瑞香科植物芫花的花蕾。

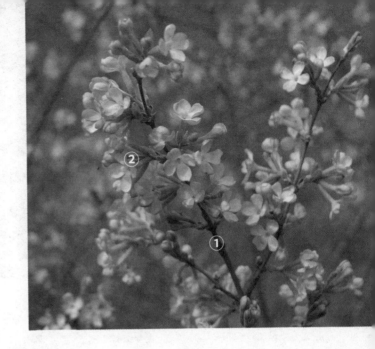

原植物

别名：南芫花、闷头花。落叶灌木。①枝条稍带紫褐色，幼时有绢状柔毛。叶对生，偶为互生，椭圆形至长椭圆形，稍革质，全缘，先端尖，叶柄短，密布短柔毛。②花先叶开放，淡紫色，3~7簇生于顶端叶腋。核果革质，白色。花期3~4月。

生境分布

生于路旁，山坡，或栽培于庭园。分布于河北、陕西、河南、山东、安徽、福建、浙江、江苏、湖北、湖南、四川等省。

采收加工

春季4月当花未开放前采摘花蕾，拣去杂质，晒干或烘干，炮制后用。

性味功能	味辛、苦，性温，有毒。有泻下逐水、祛痰解毒的功能。
炮　　制	芫花：拣净杂质，筛去泥土；醋芫花：取净芫花，加醋拌匀，润透，置锅内用文火炒至醋吸尽，呈微黄色，取出，晾干。
主治用法	用于痰饮癖积，喘咳，水肿，胁痛，心腹症结胀痛，痈肿、肺癌结块。用量1.5~3g，水煎或入丸、散。

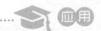 应用

＊ 肝硬化腹水，肾炎水肿：醋炒芫花。水煎服。或配白蜜煎服。

＊ 冻疮：芫花、甘草。水煎，外洗。

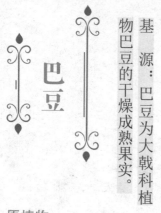

巴豆

基源：巴豆为大戟科植物巴豆的干燥成熟果实。

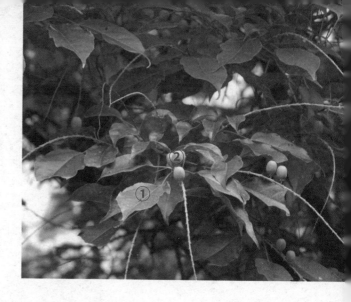

原植物

别名：猛子仁、巴仁。小乔木。①叶卵形至矩圆状卵形，顶端渐尖，掌状 3 出脉，被稀疏星状毛，基部两侧各有 1 无柄腺体。总状花序顶生；花小，单性，雌雄同株；萼片 5；雄蕊多数；雌花无花瓣，子房 3 室，密被星状毛。②蒴果矩圆状，有 3 棱，种子长卵形，淡褐色。花期 3~6 月，果期 6~9 月。

生境分布

生于山谷、林缘、溪旁或密林中，常栽培。分布于浙江、江苏、福建、台湾、湖南、湖北、广东、广西、云南、贵州、四川等省区。

采收加工

秋季果实成熟时采收，堆置 2~3 天，摊开，干燥。

性味功能	味辛，性热，有大毒。有泻下祛积、逐水消肿的功能。
炮 制	晒干后，除去果壳，收集种子，晒干。巴豆仁：拣净杂质，用黏稠的米汤或面汤浸拌，置日光下曝晒或烘裂，搓去皮，簸取净仁；巴豆霜：取净巴豆仁，碾碎，用多层吸油纸包裹，加热微炕，压榨去油，每隔2天取出复研和换纸1次，如上法压榨六七次至油尽为度，取出，碾细，过筛。
主治用法	用于寒积停滞，胸腹胀痛，腹水肿胀，喉痹。外用于疮毒，顽癣。巴豆种子有大毒。内服务必去油用(巴豆霜)。用量巴豆霜0.15~0.3g，各入丸、散剂。

 应用

* 恶疮疥癣：巴豆，碾轧成细泥状，去油，涂敷患处。
* 神经性皮炎：巴豆 50g，去壳，雄黄 3g。磨碎用纱布包裹，擦患处。

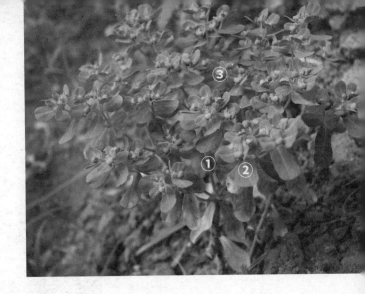

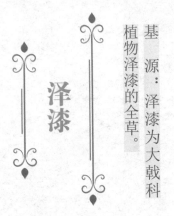

泽漆

基源：泽漆为大戟科植物泽漆的全草。

原植物

别名：猫眼草、五凤草、五朵云。一年或二年生草本，肉质，富含乳汁，光滑无毛。①茎分枝多而倾斜，下部淡紫红色，上部淡绿色。②叶互生，无柄，倒卵形或匙形，先端钝圆或微凹，基部广楔形或突然狭窄而呈短柄状，边缘在中部以上有细锯齿。③多歧聚伞花序顶生，有 5 伞梗，每伞梗再生 3 小伞梗，每小伞梗又分为 2 叉；杯状花序钟形，黄绿色，总苞顶端 4 浅裂，裂间有 4 腺体；子房 3 室，花柱 3。蒴果无毛。种子卵形，表面有凸起的网纹。

生境分布

生于路旁、田野、沟边等处。分布于宁夏、山东、江苏、江西、福建、河南、湖南、四川、贵州等省区。

采收加工

春、夏采集全草，晒干，切成段状。

性味功能	味辛、苦，性凉，有毒。有逐水消肿、散结、杀虫的功能。
炮　　制	除去杂质和残根，清水洗净，稍润，切段，干燥。
主治用法	用于水肿，肝硬化腹水，细菌性痢疾；外用于淋巴结结核，结核性瘘管，神经性皮炎。用量3~9g；外用适量。

 应用

* 流行性腮腺炎：泽漆 15g，水煎服。

* 细菌性痢疾：泽漆 9g，水煎服。

* 无黄疸型传染性肝炎：泽漆，水煮成膏，饭后服。

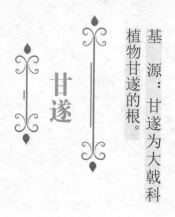

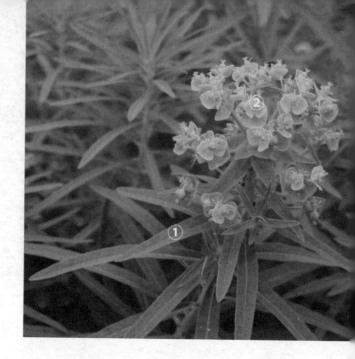

甘遂

基源：甘遂为大戟科植物甘遂的根。

原植物

别名：猫儿眼、胜于花。多年生草本,全体含乳汁。根部分呈连珠状或棒状,棕褐色。①叶互生,狭披针形,先端钝,基部阔楔形,全缘。②杯状聚伞花序呈聚伞状排列,5~9枚簇生于茎端,基部苞片轮生叶状,从茎上部叶腋抽出1花枝,先端再生出1~2回聚伞式3分枝,萼状总苞先端4裂,腺体4枚,新月形；花单性,雄花仅有雄蕊1,雌花位于花序中央,雌蕊1。蒴果圆形。花期6~9月。

生境分布

生于山荒。分布于河北、陕西、山西、甘肃等省。

采收加工

春季或秋末,采挖根部,除去外皮,晒干。

性味功能	味苦、甘,性寒；有毒。有泄水饮、破积聚、通二便的功能。
炮　　制	醋甘遂：取净甘遂,用醋拌匀,炒至微干,晾凉。
主治用法	用于水肿满,留饮,结胸,癫痫,噎膈,癥瘕,积聚,二便不通。甘遂有大毒。加工及使用应慎重。

 应用

＊ 腹水胀满,二便不通：甘遂 1g,牵牛子 4.5g,红枣 5 枚。水煎服。

＊ 胸腔积水：甘遂、红大戟各 1g。研细粉,大枣 10 枚煎汤送服。

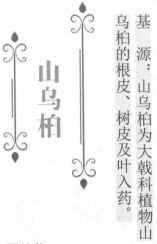

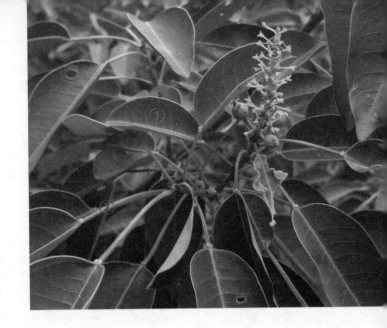

山乌柏

基源：山乌柏为大戟科植物山乌柏的根皮、树皮及叶入药。

原植物

落叶乔木。①叶互生，纸质，长椭圆形，基部宽楔形，全缘。②叶柄顶端有 1~2 腺体。③穗状花序顶生；花单性，雌雄同株，大部分为雄花，花萼杯状，无花瓣及花盘。花序近基部有雌花。萼片 3，三角形。蒴果近球形，黑色，有 3 棱。花期 5~6 月，果期 7~8 月。

生境分布

生于山坡疏林中，河谷或杂木林中。分布于浙江、江西、福建、湖南、广东、海南、广西、贵州等省。

采收加工

根皮或树皮全年可采，晒干。叶夏秋季采，晒干或鲜用。

性味功能	味苦，性寒，有小毒。有泻下逐水、散瘀消肿的功能。叶有散瘀消肿、祛风止痒的功能。
炮　　制	洗净，晒干或鲜用。
主治用法	根皮、树皮用于肾炎水肿，肝硬化腹水，大小便不利，痔疮，皮肤湿疹。叶外用于乳痈，跌打肿痛，湿疹，过敏性皮炎，带状疱疹，毒蛇咬伤。孕妇及体虚者忌服。用量，根皮、树皮 3～9g。叶外用适量。鲜叶捣烂敷患处或煎水洗。

 应用

＊ 大便秘结：山乌柏根 50g，水煎服。

＊ 痔疮，皮肤湿痒：山乌柏根、金银花等各适量。水煎洗患处。

4 祛风湿药

祛风湿药是指能祛除风湿、解除痹痛，以治疗风湿痹症为主要作用的药物。根据其药性和功效的不同，可分为祛风湿寒药、祛风湿热药、祛风湿强筋骨药。

临床上主要用于风湿痹痛证之肢体疼痛，关节不利、肿大，筋脉拘挛，腰膝酸软等症。

现代药理作用证明，祛风湿药具有抗炎、镇痛及镇静等作用。广泛用于治疗风湿性关节炎、类风湿性关节炎、坐骨神经痛、肩周炎、骨质增生及半身不遂等。

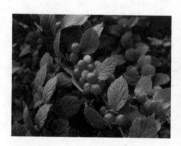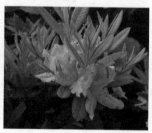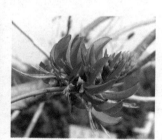

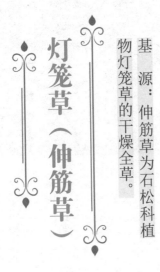

灯笼草（伸筋草）

基源：伸筋草为石松科植物灯笼草的干燥全草。

原植物

主茎直立（基部有次生匍匐茎），高 30~100cm，上部多分枝，小枝细弱，有时顶端呈弯钩形。①叶密生，螺旋状排列，线状钻形，顶端芒刺状，全缘，通常向上弯曲。②孢子囊穗小，单生于小枝顶端，无柄，长圆形或圆柱形，成熟时下指；孢子叶覆瓦状排列，阔卵圆形，顶端急狭，长渐尖头，边缘流苏状，顶端芒刺状。孢子囊近圆形。孢子钝三角形至三角状圆形，有不规则的拟网状饰纹。

生境分布

生于海拔 150~1100m 的湿润酸性土壤中。分布于我国长江以南各省区。

采收加工

夏、秋二季茎叶繁茂时连根拔起，晒干。

性味功能	味苦，辛，性温。有散风祛寒、除湿消肿、舒筋活络的功能。
主治用法	用于风寒湿痹，关节酸痛，皮肤麻木，四肢软弱，水肿，跌打损伤。用量9~12g。外用适量捣敷患处。

 应用

＊ 风痹筋骨痛：伸筋草9g，水煎服。

＊ 关节酸痛：伸筋草、大血藤各9g，虎杖根6g。水煎服。

＊ 带状疱疹：伸筋草研粉，麻油调成糊状，涂患处。

＊ 手足麻痹：伸筋草、丝瓜、大活血，水、酒各半。煎服。

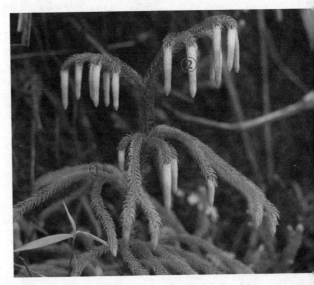

乌头（附子，草乌）

基源：附子为毛茛科植物乌头子根；草乌为其干燥母根。

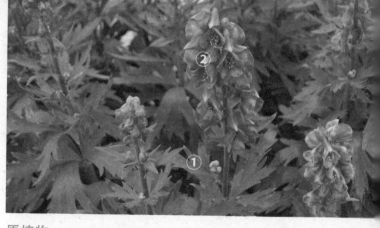

原植物

块根2个连生。①叶互生，革质，卵圆形，掌状三裂几达基部，两侧裂片再2裂，中央裂片菱状楔形，上部再3浅裂，边缘有粗齿或缺刻。②总状花序窄长；花青紫色，盔瓣盔形，侧瓣近圆形；雄蕊多数；心皮3~5，离生。果长圆形。花期6~7月，果期7~8月。

生境分布

生于山地、丘陵地、林缘。分布于辽宁、河南、山东、江苏、安徽、浙江、江西、广西、四川等省。

采收加工

附子：采挖后，除去母根。草乌：除去子根，晒干。

性味功能	附子：味辛，性大热。有回阳救逆、补火助阳、温中止痛、逐风寒湿邪的功能。草乌：味辛，性温；有大毒。有祛风除湿、温经止痛，麻醉的功能。
炮　制	取净乌头，大小分开，用水浸泡至内无干心，取出，加水煮沸4~6h(或蒸6~8h)，至取大个及实心者切开内无白心、口尝微有麻舌感时，取出，晾至六成干或闷润后切厚片，干燥。
主治用法	附子用于亡阳虚脱，肢冷脉微，阳痿，宫冷，阴寒水肿，寒湿痹痛。草乌用于风寒痹痛，关节疼痛，心腹冷痛，麻醉止痛。本品有毒，需炮制后用，用量1.5~4.5g。

 应用

* 风湿性关节炎，类风湿关节炎，腰腿痛：制草乌6g，制川乌、制何首乌各15g，追地风、千年健各9g。白酒浸2日，内服。

* 大骨节病：生草乌，水煮3h，取出晒干，研粉，制成10%酒剂。

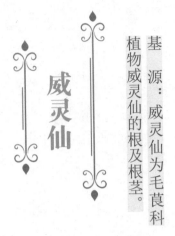

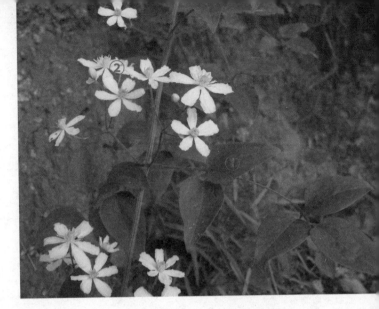

基源：威灵仙为毛茛科植物威灵仙的根及根茎。

威灵仙

原植物

别名：老虎须。攀缘藤本。根丛生，细长圆柱形。根茎圆柱形，淡黄色，皮部脱落呈纤维状。①叶对生，1回羽状复叶；小叶5，狭卵形或三角状卵形，先端尖，基部宽楔形，全缘，主脉3条。②圆锥花序顶生或腋生，总苞片线形，密生细毛，萼片4或5，花瓣状，白色或绿白色，外生白色毛；雄蕊多数；子房及花柱上密生白毛。瘦果扁狭卵形，有短毛，花柱宿存，延长成白色羽毛状。花期5~6月，果期6~7月。

生境分布

生于山坡林边或灌丛中。分布于全国大部分省区。

采收加工

秋季采挖根及根茎，晒干或切段晒干。

性味功能	味辛、咸，性温。有祛风湿、通经络、止痛的功能。
炮　　制	威灵仙：拣净杂质，除去残茎，用水浸泡，捞出润透，切段，晒干。酒灵仙：取威灵仙段，用黄酒拌匀闷透，置锅内用文火微炒干，取出放凉。
主治用法	用于风湿痹痛，关节不利，四肢麻木，跌打损伤，骨鲠咽喉，扁桃体炎，黄疸型性肝炎，丝虫病；外用于牙痛，角膜溃烂。用量6~10g；外用适量。

* 腮腺炎：鲜威灵仙，捣烂，米醋浸3日，涂敷患处。
* 急性黄疸型传染性肝炎：威灵仙9g研粉，鸡蛋1个，麻油煎后服。

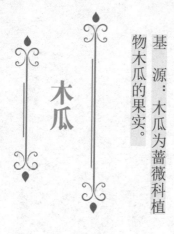

木瓜

基源：木瓜为蔷薇科植物木瓜的果实。

原植物

别名：光皮木瓜。小乔木。①小枝无刺；②叶卵圆形或长圆形；基部楔形，边缘有尖锐锯齿，齿尖有腺齿，下面沿主脉微有茸毛；叶柄密生柔毛。花单生于叶腋，萼筒钟状，无毛；萼片三角状披针形，先端渐尖，边缘有腺齿，内面密生褐色茸毛，反折。花瓣淡粉红色。③果实长椭圆形，暗紫色，木质，干后果皮不皱。花期4月，果期9~10月。

生境分布

广泛栽培。分布于河南、陕西、山东、安徽、江苏、浙江、福建、湖北、江西、广东、贵州和四川等省。

采收加工

夏、秋二季果实绿黄色时采摘，纵剖成二或四瓣，置沸水中烫后晒干。

性味功能	味酸、涩，性温。有舒筋活络、和胃化湿的功能。
炮　制	清水洗净，稍浸泡，闷润至透，置蒸笼内蒸熟，切片，日晒夜露，以由红转紫黑色；炒木瓜：用文火炒至微焦。
主治用法	用于风湿痹痛，脚气肿痛，菌痢，吐泻，腓肠肌痉挛。用量6~9g。

 应用

＊ 细菌性痢疾：木瓜15g，水煎，加红糖适量顿服。

＊ 急性肠胃炎，腓肠肌痉挛：木瓜、吴茱萸、茴香、甘草、生姜、紫苏梗。水煎服。

＊ 贫血、血虚所致肌肉抽搐：木瓜、当归、白芍。水煎服。

＊ 风湿性关节炎：木瓜、豨莶草、老鹳草各9g。水煎服。

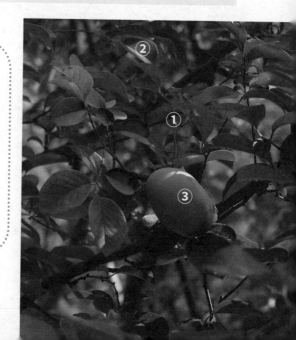

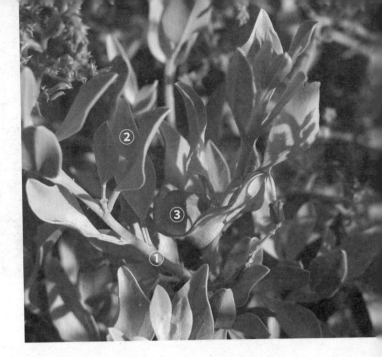

沙冬青

基源：沙冬青为蝶形花科植物沙冬青的茎、叶。

原植物

别名：蒙古黄花木、冬青。常绿小灌木，高达2m。树皮幼时淡黄褐色，后变灰色，①小枝密被贴覆的灰白色柔毛。②3出复叶互生，有短柄；托叶极小，与短叶柄合生抱茎；小叶无柄，小叶1~3，长椭圆形或菱状椭圆形，先端急尖或圆形，全缘，基部楔形。短总状花序顶生；③花8~10，黄色；萼钟形，疏被柔毛；花冠蝶形；雄蕊分离；子房条形。荚果扁，长方扁柱状。种子4，肾形。花期4~5月。

生境分布

生于沙丘、河边或山坡开阔处。分布于内蒙古、甘肃及宁夏等省区。

采收加工

随用随采，鲜用。

性味功能	味辛、苦，性温；有毒。有祛风除湿、活血散瘀的功能。
炮　　制	洗净，鲜用或晒干。
主治用法	用于冻伤，慢性风湿性关节痛。

 应用

＊冻伤：沙冬青鲜茎叶、茄根，煎洗患处，并熬5h成浓缩膏涂敷患处。

＊慢性风湿性关节痛：沙冬青鲜枝叶、侧柏叶各500g，沙红柳、麻黄各1000g，小白蒿1500g。煎水熏洗患处。

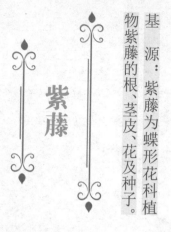

紫藤

基源：紫藤为蝶形花科植物紫藤的根、茎皮、花及种子。

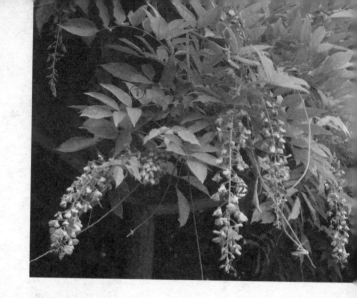

原植物

缠绕落叶藤木。①单数羽状复叶互生，有长柄，托叶线状披针形，早落。叶轴被疏柔毛；小叶3~6对，小叶柄极短，被密柔毛，小叶卵形或卵状披针形，先端渐尖，基部圆形或宽楔形，全缘被柔毛，②总状花序生于枝顶，下垂，花密集；花萼钟形，密被毛，5裂齿；花冠大，蝶形，蓝色或深紫色，旗瓣大，外反，内面近基部有2个胼胝体状附属物，翼瓣基部有耳，龙骨瓣镰状；荚果扁，宽线形，密生黄色茸毛。花期3~4月，果期5~6月。

生境分布

生于向阳山坡疏林边、溪谷旁或栽培于庭园中。分布于辽宁、陕西、甘肃及华北和长江以南各省区。

采收加工

夏、秋季采，分别晒干。

性味功能	甘、苦，性温；有小毒。根有祛风通络的功能。茎皮有和胃、驱虫、止吐泻的功能。花及种子有止痛、杀虫的功能。
炮　　制	采收茎或茎皮，晒干。
主治用法	根用于内湿痹痛，水肿，利小便。茎皮用于腹痛，腹泻，呕吐，蛲虫病；花及种子外用于防腐，恶疮，外用捣烂外敷或煎水洗。种子用于蛲虫病。用量根15g，茎皮3g。外用适量。

 应用

* 风湿痹痛：紫藤根15g，锦鸡儿根15g。水煎服。
* 痛风：紫藤根15g，与其他痛风药同煎服。

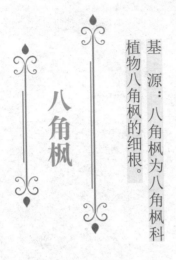

八角枫

基源：八角枫为八角枫科植物八角枫的细根。

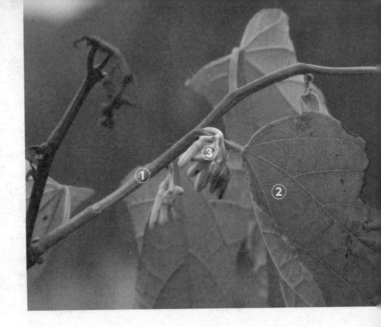

原植物

落叶灌木或小乔木。①茎灰绿色，"之"字形曲折。②叶互生，绿色或带红色；叶形变异较大，卵形或椭圆形，先端长渐尖或短渐尖，基部不对称，全缘或2~7掌裂，幼叶具茸毛，老叶仅叶背脉腋有簇毛。③聚伞花序腋生，花序轴及苞片被毛，花两性，白色，萼钟状，被疏毛，6~8裂，裂片三角状短齿形，口部有纤毛；花瓣与萼片同数，线形，顶端钝圆，内外均有细毛，外卷；核果卵圆形，熟时黑色，花萼宿存。花期6~7月，果期10月。

生境分布

生于山谷，溪边或丘陵中。分布于陕西、甘肃、河南及长江以南各省区。

采收加工

全年可采，以9~10月为好，挖出后，除去泥沙，晒干。切忌水洗。

性味功能	味辛，性微温，有小毒。有祛风除湿、舒筋活络、散瘀止痛的功能。
炮　制	根：除去泥沙，斩取侧根和须状根，晒干即可；叶及花：晒干备用或鲜用。
主治用法	用于风湿痹痛，麻木瘫痪，跌打损伤。用量3~9g。

 应用

＊ 风湿性关节痛：八角枫侧根30g，白酒1kg。浸7天，每日早晚各服15g。

＊ 跌打损伤：八角枫1.5g，牛膝30g。混合醋炒，水煎服。

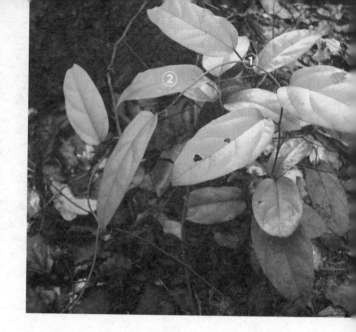

広防己（防己）

基源：防己为马兜铃科植物广防己的根。

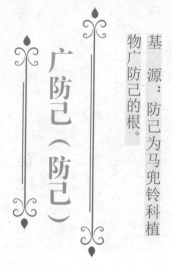

原植物

别名：防己马兜铃。木质藤本；块根条状，具木栓层，断面粉白色；①枝密被褐色长柔毛。②叶薄革质或纸质，长圆形或卵状长圆形，全缘。花单生或3~4朵排成总状花序，生于老茎近基部；密被棕色长柔毛。花被管中部弯曲，弯曲处至檐部较下部短而狭，紫红色，外面密被褐色茸毛，蒴果圆柱形6棱。花期3~5月，果期7~9月。

生境分布

生于山坡灌丛或疏林中。分布于广东、广西等省区。

采收加工

秋季采挖，刮去栓皮，切段，粗根纵剖2~4瓣，晒干。

性味功能	味苦、辛，性寒。有祛风止痛、清热利水的功能。
炮　　制	原药材用水洗净，捞出润透，切片，晒干。
主治用法	用于湿热身痛，风湿痹痛，下肢水肿，小便不利。用量4.5~9g。

 应用

* 高血压：防己，制成片剂，口服。

* 遗尿，小便涩：防己、葵子、防风。水煎服。

* 风湿性关节炎急性发作：防己、黄芪各12g，白术6g，生姜3片，大枣4枚。水煎服。

110

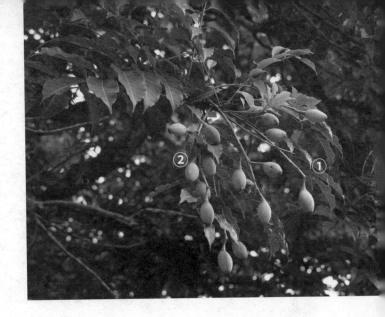

乌榄

基源：乌榄为橄榄科植物乌榄的干燥根和叶。

原植物

别名：木威子、黑榄。常绿大乔木。树皮灰白色。①单数羽状复叶，小叶 15~11 片，矩圆形或卵状椭圆形，先端锐尖，基部偏斜，全缘，上面网脉明显，下面平滑。花白色。圆锥花序顶生或腋生，花萼杯状，3~5 裂；花瓣 3~5，长约为萼片 3 倍；雄蕊 6。②核果卵形或椭圆形，两端钝，成熟时紫黑色。花期夏季。

生境分布

生于低海拔山地林中。分布于我国南部地区。

采收加工

全年可采收根部，切片晒干。秋季采收叶晒干。

性味功能	根味淡，性平。有舒筋活络、祛风除湿的功能。叶微苦、微涩，性凉。有清热解毒、消肿止痛的功能。
炮　　制	采摘，去杂质，晒干。
主治用法	根用于风湿腰腿痛，手足麻木；用量15~30g。叶用于感冒，上呼吸道炎，肺炎，多发性疖肿；用量9~18g。

 应用

＊ 上呼吸道炎，肺炎，多发性疖肿：乌榄叶切碎，水煎浓缩成浸膏，再制成片剂，口服。

＊ 风湿腰腿痛：乌榄根 15g。水煎服；并研末，油调涂敷腰腿痛处。

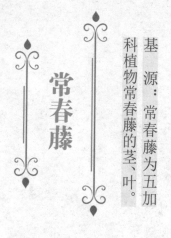

常春藤

基源：常春藤为五加科植物常春藤的茎、叶。

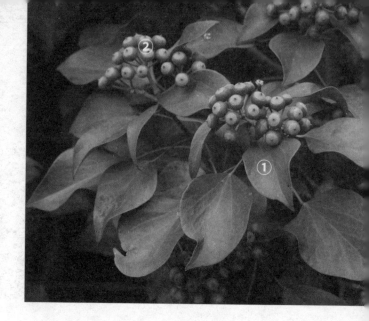

原植物

常绿攀缘灌木，有气生根；嫩枝有锈色鳞片。①单叶互生，革质，二型，营养枝上叶为三角状卵形或三角状长圆形，花枝上叶椭圆状卵形至椭圆状披针形，先端渐尖，基部楔形。伞形花序 1~7 顶生；总状排列或伞房状排列成圆锥花序，有花 5~40 朵，淡黄白色或淡绿白色，芳香；萼密生棕色鳞片；花数 5。②果实球形，红色或黄色。花期 9~11 月，果期次年 3~5 月。

生境分布

攀缘于林缘、林下、岩石和房屋壁上，有栽培。分布华中、华南、西南及甘肃和陕西等省区。

采收加工

全年可采，切段晒干或鲜用。

性味功能	味苦、辛，性凉。有祛风利湿、活血消肿、平肝、解毒的功能。
炮　　制	茎叶干用，切段晒干；鲜用时可随采随用。
主治用法	用于风湿性关节炎，肝炎，头晕，腰痛，跌打损伤，急性结膜炎，肾炎水肿，闭经。外用于痈肿疮毒，荨麻疹，湿疹，外伤出血，骨折。用量9~15g。

 应用

* 肝炎：常春藤、败酱草。煎水服。

* 皮肤瘙痒：常春藤500g。水煎洗。

* 急性结膜炎：常春藤 15~30g。水煎服。

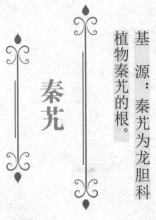

秦艽

基源：秦艽为龙胆科植物秦艽的根。

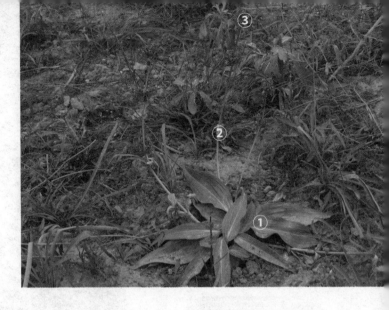

原植物

别名:大叶龙胆。多年生草本。主根粗长，扭曲;有多数纤维状残存叶基。①基生叶丛生披针形，全缘。②茎生叶 3~4 对，对生。茎近顶部叶小，不包被头状花序。③花聚生枝顶呈头状或轮伞腋生；花萼管状，一侧裂开，稍呈佛焰苞状，萼齿 4~5 浅裂；花冠管状，深蓝紫色，先端 5 裂，裂片间有 5 片短小褶片。花期 7~9 月，果期 8~10 月。

生境分布

生于溪旁、山坡草地或灌丛中。分布于东北及河北、山东、山西、宁夏、青海等省区。

采收加工

春、秋二季采挖，以秋季为好。除去茎叶，晒至柔软时，堆积，至根内变肉红色时晒干，或直接晒干。

性味功能	味苦、辛，性平。有祛风湿、退虚热、舒筋止痛的功能。
炮 制	堆置发汗至表面呈红黄色或灰黄色时，摊开晒干，或不经发汗直接晒干。
主治用法	用于风湿性关节痛，结核病潮热，小儿疳积、黄疸，小便不利。用量5~10g。

 应用

* 关节风湿痛：秦艽 9g，水煎服。
* 阴虚火旺，低热不退：秦艽、知母、地骨皮、青蒿各 9g。水煎服。
* 黄疸：秦艽 25g。水煎服。

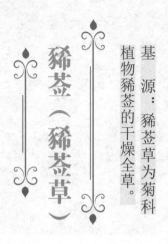

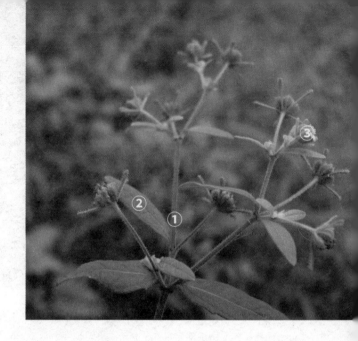

豨莶（豨莶草）

基源：豨莶草为菊科植物豨莶的干燥全草。

原植物

别名：东方豨莶草、肥猪菜。一年生草本。①茎上部复二歧状分枝。密生短柔毛。②叶对生，三角状卵形或卵状披针形，两面被毛，下面有腺点，边缘有不规则的锯齿，顶端渐尖，基部浅裂，并下延成翅柄。③头状花序，被紫褐色头状有柄腺毛；舌状花黄色；管状花两性。瘦果稍膨胀而常弯曲，无冠毛。花期5~7月，果期7~9月。

生境分布

生于山坡，路边，林缘。分布于秦岭和长江流域以南。

采收加工

开花前割取地上部分，晒干。

性味功能	味苦，性寒。有祛风除湿、清热解毒、降压的功能。
炮　　制	豨莶：除去杂质，洗净，稍润，切段，干燥。 酒豨莶：取净豨莶段，照酒蒸法蒸透。
主治用法	用于急性黄疸型肝炎，疟疾，高血压，中暑，急性胃肠炎，风湿性关节痛，腰膝无力，四肢麻木，神经衰弱，疮疖肿毒。用量9~12g。外用适量。

＊ 高血压：豨莶草、臭牡丹各30g。水煎服。或豨莶草、龙葵、玉米须。水煎服。

＊ 急性胃肠炎：豨莶草30g，龙芽草、凤尾草各15g。水煎服。

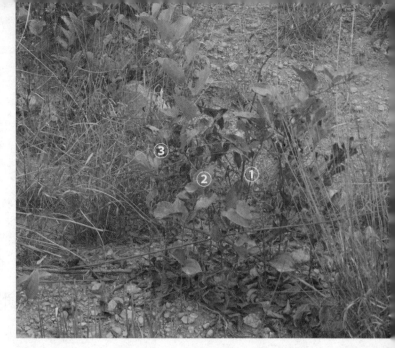

菝葜

基源：菝葜为菝葜科植物菝葜的根茎。

原植物

落叶攀缘状灌木。根茎横走，粗大，坚硬，木质，膨大部分呈不规则的菱角状，疏生须根，棕色。①茎有疏刺。②叶互生，片革质，有光泽，干后红褐色或古铜色，宽卵形或椭圆形，先端短尖或圆形，基部近圆形或心形，全缘，光滑，下面微白。伞形花序腋生于小枝上；花单性，雌雄异株，绿黄色，花6数。③浆果球形，红色，种子1~3粒。花期4~5月，果期6~8月。

生境分布

生于山坡林下、灌丛中。分布于我国南方大部分省区。

采收加工

全年可采挖根茎，晒干；或用盐水浸泡后蒸熟，晒干。

性味功能	味甘、酸，性平。有发汗祛风、除湿利尿、益肝肾、强筋骨、解毒消肿的功能。
炮　制	将原药用清水浸洗，润透，切成薄片，晒干。
主治用法	用于胃肠炎，风湿性关节痛，跌打损伤，痢疾，糖尿病，癌症，蜂窝组织炎，急性淋巴结炎。用量15~30g。

 应用

* 糖尿病：菝葜120g，猪胰脏。水煎服。或菝葜叶，水煎代茶饮。
* 关节痛：菝葜120g，加猪蹄100g。共煎服。
* 高血压：菝葜、龙葵、玉米须各15g。水煎服。

115

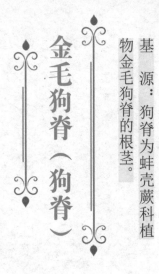

金毛狗脊（狗脊）

基源：狗脊为蚌壳蕨科植物金毛狗脊的根茎。

原植物

别名：金毛狗、金毛狮子、猴毛头。多年生大型蕨类植物。根茎粗壮，顶端同叶柄基部密生金黄色长柔毛，有光泽。①叶片大，3回羽状分裂；末回裂片线形略呈镰刀形。叶革质或厚纸质。孢子囊群生于下部小脉顶端，囊群盖坚硬，棕褐色，横长圆形，两瓣状，成熟时张开如蚌壳。

生境分布

生于沟边及林下阴处。分布于南方大部分省区。

采收加工

全年可采挖根茎，切片晒干，为生狗脊。或蒸后，晒至六七成干时，再切片晒干，为熟狗脊。

性味功能	味苦、甘，性温。有补肝肾、强腰膝、除风湿的功能。
炮　制	取砂子置锅内炒至轻松，加入拣净的狗脊，用武火炒至鼓起并显深黄色，取出，筛除砂子，风晾后，撞去或刮净黄茸毛。
主治用法	用于风寒湿痹，腰背强痛，足膝无力，小便失禁，白带过多。用量4.5~9g。肾虚有热，小便不利或短涩黄赤，口苦舌干者忌服。

 应用

＊外伤出血，创口不愈溃疡：狗脊，研末，撒敷患处。

＊风寒骨痛，腰肌劳损，半身不遂：狗脊15g，水煎服。或浸酒服。

＊风湿性关节炎：狗脊15g，石楠藤9g。酒水各半煎服。

＊腰腿痛：狗脊、何首乌、茜草、牛膝、杜仲、五加皮各9g。水煎服。

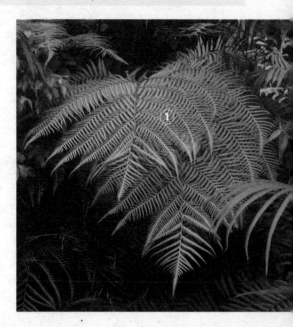

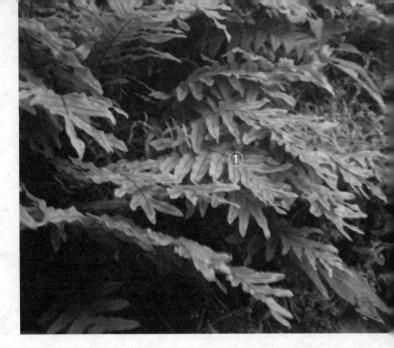

中华槲蕨（骨碎补）

基源：骨碎补为槲蕨科植物中华槲蕨的根茎。

原植物

多年生附生草本。根状茎粗壮，肉质，被棕黄色鳞片。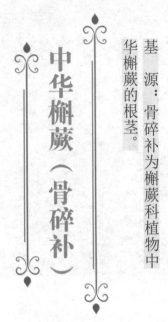叶二型，营养叶稀少，矩圆状披针形，羽状深裂，急尖，无毛，上面被毛；孢子叶有长柄，有窄翅，羽状深裂几达中轴，边缘锯齿状，两面多被疏短毛，叶脉联结成网状。孢子囊群在中脉两侧各排列1行，非两行。

生境分布

附生于岩壁或树上。分布于陕西、山西、宁夏、甘肃、青海及西南地区等省区。

采收加工

全年可采根茎，除去叶片及泥沙，晒干或蒸熟后晒干，或再用火燎茸毛。

性味功能	味苦，性温。有补肾、壮骨、祛风湿、活血止痛的功能。
主治用法	用于肾虚腰痛，风湿性关节炎，跌打损伤，阑尾炎；外用于斑秃，鸡眼。用量3~10g。

 应用

* 跌打损伤：骨碎补15g，红花、赤芍、土鳖虫各9g。水煎服。

* 关节脱位，骨折：骨碎补、椰榆根皮。捣烂，加面粉调成糊状，复位后，敷患处。

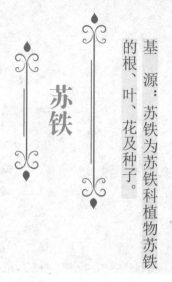

苏铁

基源：苏铁为苏铁科植物苏铁的根、叶、花及种子。

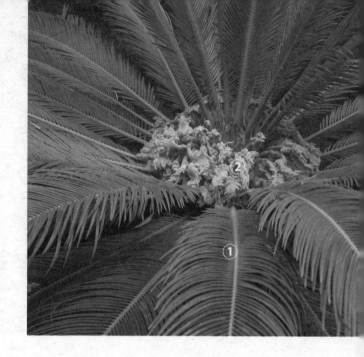

原植物

灌木或乔木。①羽状复叶多数，丛生于茎顶，倒卵状狭披针形，基部两侧有齿状刺；羽状裂片条形，质坚硬，疏生柔毛或无毛。雌雄异株，②雄球花圆柱形，密生黄褐色或灰黄色长茸毛；雌花序为半球状的头状体，密生淡黄色或淡灰黄色茸毛。种子倒卵圆形或卵圆形，稍扁，熟时朱红色。花期6~7月，种子10月成熟。

生境分布

全国各地普遍栽培。

采收加工

根、叶四季可采，夏季采花，冬季采种子，晒干。

性味功能	味甘淡，性平，有小毒。根有祛风活络、补肾的功能。叶有理气活血的功能。花有活血化瘀的功能。种子有消炎止血的功能。
主治用法	根用于肺结核咳血，肾虚，牙痛，腰痛，风湿关节麻木，跌打损伤。叶用于肝胃气痛，经闭，难产，咳嗽，吐血，跌打损伤，刀伤。花用于吐血，咳血，遗精，带下。种子用于痰多咳嗽，痢疾。用量：根及种子9~15g，叶及花30~60g。

 应用

＊ 宫颈癌：苏铁叶120g，红枣12枚。水煎服。

＊ 妇女经闭：叶晒干烧存性研末，每次取6g，用红酒送下，日服一次。

118

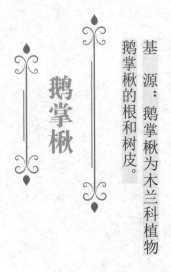

鹅掌楸

基源：鹅掌楸为木兰科植物鹅掌楸的根和树皮。

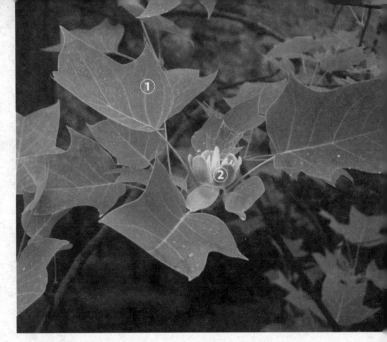

原植物

别名：马褂木。大乔木。①叶互生，马褂状，先端平截或微凹，基部浅心形，边缘 2 裂片，裂片先端尖。②花单生于枝顶，杯状；花被片 9，外 3 片萼片状；绿色。内 6 片花瓣状，直立，黄色。聚合果黄褐色，卵状长圆锥形，由具翅的小坚果组成，小坚果含种子 1~2 粒。花期 5 月，果期 9~10 月。

生境分布

生于山林或阴坡水沟边，或栽培观赏。分布于安徽、浙江、江西、湖北、四川等地。

采收加工

秋季采收根，晒干。夏、秋季采剥树皮。晒干。

性味功能	味辛，性温。有祛风除湿、强壮筋骨、止咳的功能。
主治用法	根用于风湿关节炎。皮用于因水湿风寒所引起的咳嗽，气急，口渴，四肢微浮。用量25~50g。

 应用

＊ 风寒咳嗽：鹅掌楸树皮 50g，芫荽 15~20g，老姜 3 片，甘草 10g，水煎，冲红糖，早、晚饭前服。

＊ 痿症（肌肉萎缩）：鹅掌楸根、大血藤各 50g，茜草根 10g，豇豆、木通各 15g，红花 25g。泡酒服。

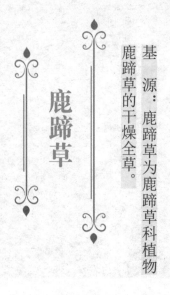

鹿蹄草

基源：鹿蹄草为鹿蹄草科植物鹿蹄草的干燥全草。

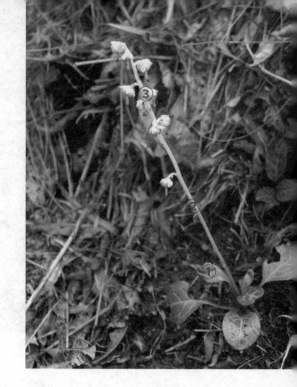

原植物

别名：鹿含草、鹿衔草、破血丹。多年生草本。①叶 4~7 基部丛生，薄革质，卵状圆形至圆形，先端圆，基部圆形至宽楔形。②花葶由叶丛中抽出，③总状花序有花 9~13 朵；花萼 5 深裂，先端尖；花冠广钟状，花瓣 5。蒴果扁球形，具 5 棱，胞背开裂，种子多数。花期 4~6 月，果期 6~9 月。

生境分布

生于山谷林下或阴湿处。分布于全国大部分省区。

采收加工

4~6 月挖取全株，晒至半干时堆积，使叶片变成紫红色，再晒干。

性味功能	味甘、苦，性温。有补虚、益肾、祛风除湿、止血的功能。
主治用法	用于肺虚咳嗽，劳伤吐血，风湿关节痛，崩漏，白带，外伤出血，痈肿疮毒，蛇咬伤。用量9~15g。外用适量，煎水洗、捣烂或研末敷患处。

  应用

＊ 毒蛇咬伤，痈肿疮毒：鲜鹿蹄草30g，水煎洗患处，并捣烂敷患处。

＊ 外伤出血：鲜鹿蹄草，捣烂敷患处。

＊ 慢性风湿关节炎，类风湿性关节炎：鹿蹄草、白术各12g，泽泻9g。水煎服。

石楠（石楠叶）

基源：石楠叶为蔷薇科植物石楠的叶。

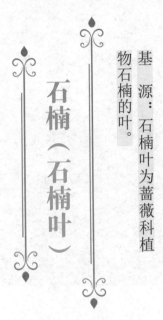

原植物

常绿灌木或小乔木。树皮灰褐色，多分枝，无毛。①叶互生，叶柄长 2~4cm；叶革质，长椭圆形、长倒卵形或倒卵状椭圆形，先端急尖或渐尖，基部阔楔形或近圆形，边缘有带腺点的锯齿，上面深绿色，有光泽，下面常有白粉。圆锥状伞房花序顶生，花萼钟状，萼片 5，三角形，宿存；花瓣 5，广卵圆形，白色。②梨果近球形，熟时红色，顶端有宿存花萼。花期 4~5 月，果期 9~10 月。

生境分布

生于山谷、河边、林缘及杂木林中。分布于陕西及长江以南各省区。

采收加工

夏秋采摘叶，晒干。

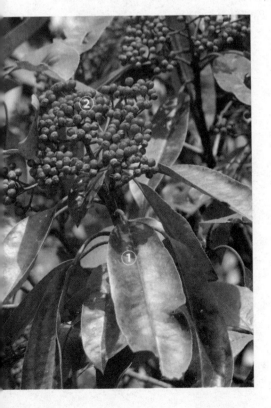

性味功能	味辛，苦，性平，有小毒。有祛风通络、益肾、止痛的功能。
炮　制	切制：取原药材，除去杂质，洗净，润透，切小段，干燥。
主治用法	用于风湿痹症，腰背酸痛，肾虚脚弱，偏头痛，阳痿，滑精，宫冷不孕，月经不调。用量4.5~9g。

* **腰背酸痛，脚弱无力**：石楠叶、白术、黄芪、鹿茸、肉桂、枸杞子、牛膝、木瓜、防风、天麻。制成丸剂，内服。

* **头风头痛**：石楠叶、白芷、川芎。水煎服。

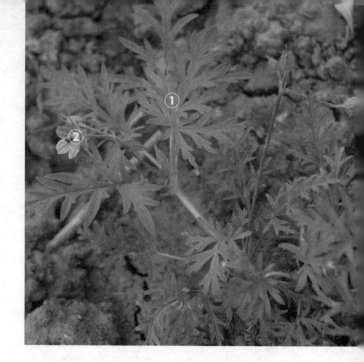

牻牛儿苗（老鹳草）

基源：老鹳草为牻牛儿苗科植物牻牛儿苗的干燥地上部分。

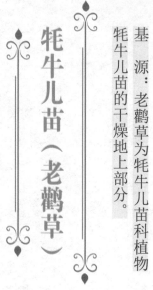

原植物

别名：长嘴老鹳草。一年生匍匐草本，全体有白色柔毛。①叶对生；托叶三角状披针形，长渐尖，基部稍抱茎。叶二回羽状深裂或全裂，裂片线形，先端尖，基部下延，全缘或 1~3 粗齿。②伞形花序腋生；每花序有花 2~5；萼片 5，先端突尖有芒，边缘膜质；花瓣 5，蓝紫色，网脉明显。蒴果长椭圆形，顶端有长喙，成熟时 5 个果瓣与中轴分离，喙部呈螺旋状卷曲。花期 4~5 月，果期 5~7 月。

生境分布

生于草坡或沟边。分布于全国大部分地区。

采收加工

夏、秋两季果实近成熟时采割，捆成把晒干。

性味功能	味苦、辛，性平。有祛风湿、通经络、止泻痢、活血的功能。
炮 制	拣去杂质，除去残根，用水洗净，捞出，切段，晒干。
主治用法	用于风湿痹痛，痈肿疮毒，跌打损伤，泄泻痢疾。

 应用

٭ 痢疾，肠炎：老鹳草 60g。水煎服。

٭ 风湿性关节炎：老鹳草 30g。水煎服。

٭ 风湿痹痛，拘挛麻木，跌打损伤：老鹳草 120g。浸白酒一周，饮服。

122

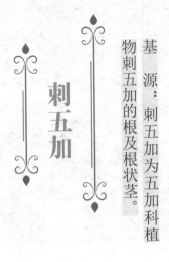

基　源：刺五加为五加科植物刺五加的根及根状茎。

刺五加

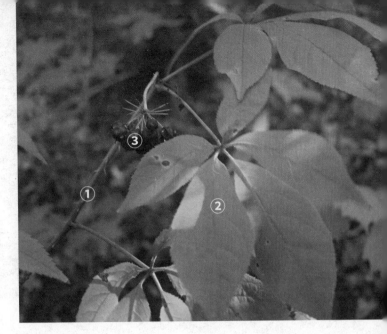

原植物

灌木；①密生直而细长针状刺。②掌状复叶互生，小叶 5，稀 3，纸质，椭圆状倒卵形或长圆形，先端渐尖，基部阔楔形；边缘有锐利重锯齿。伞形花序单个顶生或 2~6 个组成稀疏圆锥花序，花多数；总花梗长 5~7cm，无毛；花紫黄色；花瓣 5，卵形；雄蕊 5；子房 5 室，花柱全部合生成柱状。③果实球形或卵球形，5 棱，黑色。花期 6~7 月，果期 8~10 月。

生境分布

生于森林或灌丛中。分布于东北及河北和山西等省。

采收加工

春、秋二季刨取根部，晒干。

性味功能	味辛、微苦，性温。有益气健脾、补肾安神的功能。
炮　制	取原药材，除去杂质，洗净，润透，切薄片，干燥。
主治用法	用于脾肾阳虚，腰膝酸软，体虚乏力，失眠，多梦，食欲不振。跌打损伤，水肿。用量9~15g。

 应用

＊ 腰痛：刺五加、杜仲（炒），研末，酒糊丸，温酒送服。

＊ 骨节皮肤肿湿疼痛：五加皮、远志各200g，以酒糊丸，温酒送服。

＊ 神经衰弱，失眠，心悸，健忘，乏力：刺五加20g，水煎服。

123

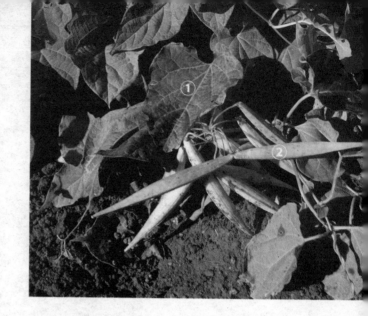

隔山牛皮消（白首乌）

基源：白首乌为萝科植物隔牛皮山消的干燥块根。

原植物

别名：隔山牛皮消。草质藤本；茎被单列毛。根肉质，纺锤形，土黄色。①叶对生，薄纸质，广卵形，顶端短渐尖，基部耳垂状心形，两面被微柔毛。近伞房状聚伞花序半球形，花序梗被单列毛；花萼被短柔毛；花冠淡黄色，辐状，裂片不反折；副花冠裂片近四方形，内无附属物，明显短于合蕊柱。②果单生，刺刀状，种子卵形，顶端具白绢质的种毛。

生境分布

生于山坡、石缝、林下。分布于吉林、辽宁、河北、江苏、湖北、湖南、甘肃、四川等省。

采收加工

立秋后采挖，切去两端，剖开或切片，晒干。

性味功能	味微苦、甘，性平。有解毒、消痈、润肠通便的功能。
炮　制	采收，洗净，切片，晒干。
主治用法	用于久病虚弱，贫血，须发早白，痔疮，肠出血，瘰疬疮痈，风疹瘙痒，肠燥便秘。用量6~12g。

 应用

* 毒蛇咬伤，疔疮：鲜白首乌，捣烂敷患处。
* 肝肾阴虚的头昏眼花，失眠健忘，血虚发白：白首乌、熟地黄各15g，水煎服。

124

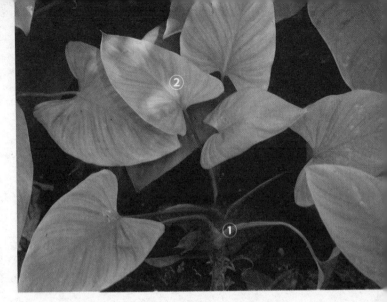

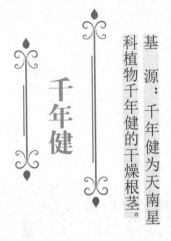

千年健

基源：千年健为天南星科植物千年健的干燥根茎。

原植物

多年生草本。根茎匍匐，长圆柱形，肉质。①鳞叶线状披针形，向上渐狭；②叶互生，具长柄，叶柄长 15~30cm，肉质，上部圆柱形，有浅槽，下部膨大，呈翼状，基部扩大呈叶鞘；叶片近纸质，箭状心形或卵状心形，先端长渐尖，基部近心形，侧脉平展，向上斜生，干后呈有规则的皱缩。花序 1~3，生于鳞叶之腋，短于叶柄；佛焰苞长圆形或椭圆形，开花前卷成纺锤形，先端尖；肉穗花序具短柄或无柄，花单性同株；雄花生在花序上部，雌花在下部，紧密连接；无花被；浆果。花期 5~6 月，果期 8~10 月。

生境分布

生于溪边或密林下阴湿地。分布于广西、云南等省区。

采收加工

春、秋二季采挖根茎，除去叶、苗，洗净泥土，折成段，晒干或刮去外皮后晒干。

性味功能	味苦、辛，性温。有祛风湿、壮筋骨、活血止痛的功能。
炮　　制	拣净杂质，用水稍浸，捞出润透，切片晒干。
主治用法	用于风寒湿痹，肢节冷痛，筋骨无力；外用于痈疽疮肿。用量 4.5~9g。

* 风寒筋骨疼痛，拘挛麻木：千年健、地风各 30g，老鹳草 90g。共研细粉，每服 3g。

* 痈疽疮肿：千年健适量，研末调敷。

5 化湿药

化湿药是指气味芳香、性偏温燥、以化湿运脾为主作用的药物。

临床上主要用于湿浊内阻、脾为湿困、运化失常所致的脘腹痞满、呕吐泛酸、大便溏薄、食少体倦、舌苔薄白等症。

现代药理作用证明，化湿药大多能刺激嗅觉、味觉及胃黏膜，从而促进胃液分泌，兴奋肠管蠕动，使胃肠推进运动加快，以起到增强食欲、促进消化、排除肠道积气的作用。

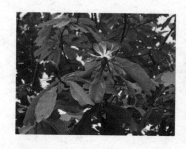 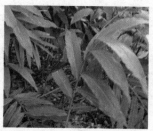 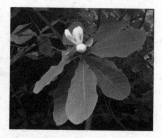

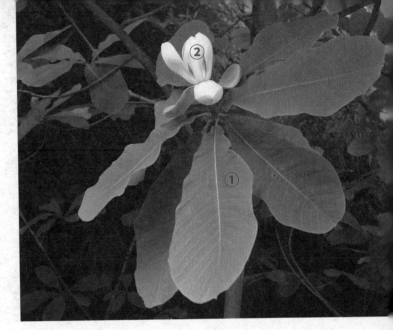

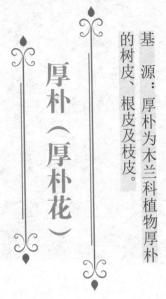

厚朴（厚朴花）

基源：厚朴为木兰科植物厚朴的树皮、根皮及枝皮。

原植物

别名：川朴。乔木。①单叶互生；革质，倒卵形或倒卵状椭圆形，先端圆，有短尖，基部楔形。②花与叶同时开放，花大，杯状，白色，芳香；花被片 9~12，或更多，厚肉质，外轮 3 片，淡绿色，内两轮乳白色，倒卵状匙形。聚合果长椭圆状卵形，外皮鲜红色，内皮黑色。花期 5~6 月，果期 8~9 月。

生境分布

生于温暖、湿润的山坡。全国大部分地区有栽培。

采收加工

厚朴：5~6 月剥取树皮，堆放"发汗"后晒干。厚朴花：春末夏初花蕾未开时摘下，稍蒸后，晒干或烘干。

性味功能	味苦、辛，性温。厚朴有温中燥湿、下气散满、消积、破滞的功能。
炮　制	厚朴：刮去粗皮，洗净，润透，切丝，晒干。姜厚朴：取生姜切片煎汤，加净厚朴，煮透，待汤吸尽，取出，及时切片，晾干。
主治用法	厚朴用于胸腹胀满，反胃呕吐，食积不消，肠梗阻，痢疾，喘咳痰多。厚朴花用于胸脘痞闷胀满，纳谷不香。用量3~9g。

 应用

＊ 阿米巴痢疾：厚朴 6g。水煎服。

＊ 腹满痛大便闭者：厚朴、大黄、枳实。水煎服。

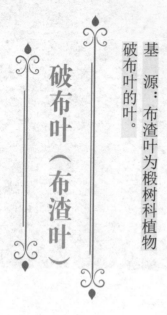

破布叶（布渣叶）

基源：布渣叶为椴树科植物破布叶的叶。

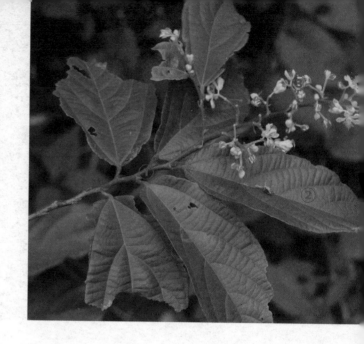

原植物

灌木或小乔木。①树皮灰黑色。②单叶互生；叶柄粗壮；托叶线状披针形，长为叶柄之半。叶片卵状矩圆形或卵形，纸质或薄革质，先端短渐尖，常破裂，基部渐窄，末端钝圆，边缘有不明显小锯齿，幼叶下面被星状柔毛，夏秋枝顶及上端叶腋抽出③圆锥花序，由多个具3花的小聚伞花序所组成，被灰黄色短毛及星状柔毛；萼片长圆形；花瓣5，淡黄色。核果近球形，无毛。

生境分布

生于原野、山坡、林缘及灌丛中。分布于广西、广东和云南等省区。

采收加工

夏、秋采叶，晒干。

性味功能	味淡、微酸，性平。有清暑、消食、化痰的功能。
主治用法	用于感冒，中暑，食滞，消化不良，腹泻，黄疸。用量15~50g。

 应用

＊ 小儿食欲不振，食滞腹痛：布渣叶、山楂、麦芽各9g。水煎服。
＊ 小儿秋季腹泻：布渣叶、淮山药、云苓各12g，白术6g，炒番石榴叶9g，车前草15g；热重加黄芩6g；腹痛肠鸣加藿香6g。水煎服。

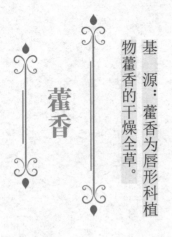

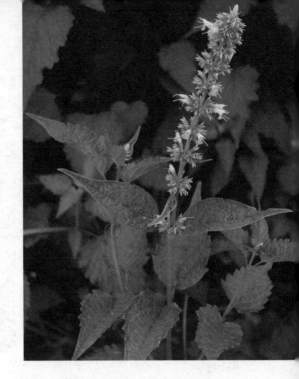

藿香

基 源：藿香为唇形科植物藿香的干燥全草。

原植物

别名：土藿香、川藿香、鲜藿香。多年生草本。①茎直立，四棱形，上部分枝。②叶卵形至披针状卵形，缘具粗齿，被微毛。③轮伞花序组成顶生穗状花序；花萼管状钟形。花冠淡紫蓝色，二唇形。雄蕊 4，伸出花冠；花柱先端具相等的 2 裂。小坚果，卵状长圆形，褐色。花期 6~9 月，果期 9~11 月。

生境分布

生于草坡或路旁林中，全国各地广泛栽培。

采收加工

5~8 月枝叶茂盛时或花初开时割取地上部分，阴干。

性味功能	味辛，性微温。有祛暑解表、理气开胃的功能。
炮　制	藿香：拣去杂质，除去残根及老茎，先摘下叶，茎用水润透，切段，晒干，然后与叶和匀。藿梗：取老茎，水润透，切片晒干。
主治用法	用于暑湿感冒，胸闷，腹痛吐泻，食欲不佳。用量6~12g。

* 夏季感冒有头痛、腹痛、呕吐、腹泻：藿香、半夏、厚朴、白芷。水煎服。
* 急性胃炎：藿香、厚朴、陈皮各6g，清半夏、苍术各9g，甘草3g。水煎服。
* 中暑发热，呕恶：藿香、连翘、制半夏各6g，陈皮3g。水煎服。

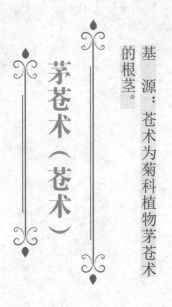

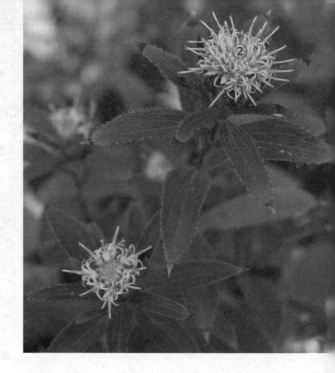

茅苍术（苍术）

基源：苍术为菊科植物茅苍术的根茎。

原植物

别名：南苍术。多年生草本。根茎横生，结节状圆柱形。①叶互生，革质，披针形，先端渐尖，基部渐狭，边缘有锯齿；下部叶不裂或 3 裂。头状花序顶生，下有羽裂叶状总苞一轮，总苞圆柱形，苞片 6~8 层，卵形至披针形；②两性花有多数羽状长冠毛，花冠白色，长管状。瘦果长圆形，有白毛。花期 8~10 月，果期 9~10 月。

生境分布

生于山坡灌丛、草丛中。分布于河南、山东、安徽、江苏、浙江、江西、湖北、四川等省。

采收加工

春、秋二季采挖，晒干，撞去须根。

性味功能	味辛、苦，性温。有健脾燥湿、祛风、散寒的功能。
主治用法	用于湿阻脾胃，消化不良，寒湿吐泻，胃腹胀痛，水肿，风寒湿痹，湿痰留饮，夜盲症。用量3~9g。

 应用

＊ 消化不良，脘腹胀满，食欲不振，舌苔厚腻：苍术、厚朴各 4.5g，陈皮、甘草各 3g。水煎服。

＊ 夏季水泻，湿热较重：苍术、金银花、茯苓。水煎服。

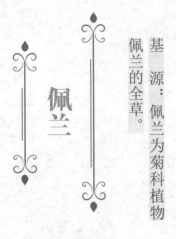

佩兰

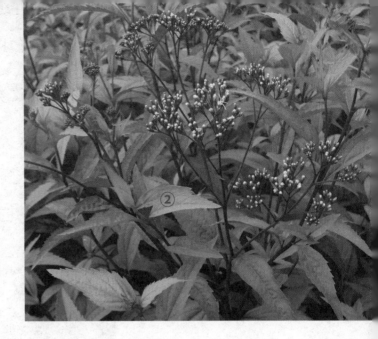

基源：佩兰为菊科植物佩兰的全草。

原植物

别名：杭佩兰。多年生草本，①茎带紫红色。②叶对生，中部叶有短柄；叶3全裂或深裂，中裂片长椭圆形或长椭圆状披针形，上部叶常不分裂或全部不分裂，先端渐尖，两面光滑无毛及腺点。③头状花序顶生，排成复伞房花序，花白色或带微红色，全为管状花。

生境分布

生于路旁灌丛中或溪边。分布于陕西、山东及长江以南大部地区。

采收加工

夏秋季采收，割取地上部分，除净泥土，阴干或晒干。

性味功能	味辛，性平。有发表去湿、醒脾、清暑、和中化浊的功能。
炮　　制	拣去杂质，去除残根，用水洗净，稍润后捞出，切段，晒干。
主治用法	用于伤暑头痛，无汗发热，胸闷腹满，口中甜腻，食欲不振，口臭，急性胃肠炎。用量4.5~9g。

 应用

＊ 暑湿胸闷，食减口甜腻：佩兰9g。开水泡服。

＊ 中暑头痛，无汗发热：佩兰、苍术、藿香各4.5g，荷叶9g。水煎服。

＊ 急性胃肠炎：佩兰、藿香、苍术、茯苓、三颗针各9g。水煎服。

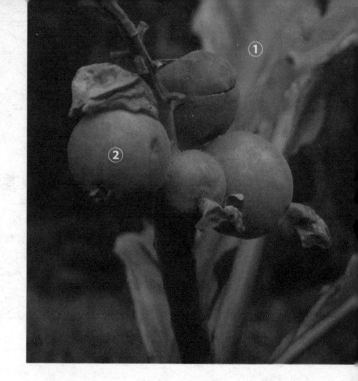

草豆蔻

基源：草豆蔻为姜科植物草豆蔻的果实。

原植物

多年生草本。①叶条状披针形，顶端渐尖并有一短尖头，全缘，有缘毛。总状花序顶生，花冠白色，裂片3，唇瓣三角状卵形，先端2浅裂，边缘有缺刻，前部有红色或红黑色条纹，后部有淡紫色斑点；花萼钟状。②蒴果圆球形，不裂，有粗毛，金黄色。

生境分布

生于林荫或草丛中。分布于广东、海南、广西等省区。

采收加工

夏、秋季采收果实，晒至七八成干，剥去果皮，晒干。

性味功能	味辛，性温。有燥湿健脾、温胃止呕的功能。
炮　　制	去除杂质，去壳取仁，用时捣碎。
主治用法	用于胃寒腹痛，脘腹胀满，冷痛，嗳气，呕吐，呃逆，食欲不振。用量3~6g。

 应用

＊ 急性胃炎，胃溃疡：草豆蔻、吴茱萸、延胡索、高良姜、香附各6g。水煎服。

＊ 慢性菌痢，慢性结肠炎：煨草豆蔻、煨木香各3g，煨诃子2.4g，条芩、火炭母各9g。水煎服。

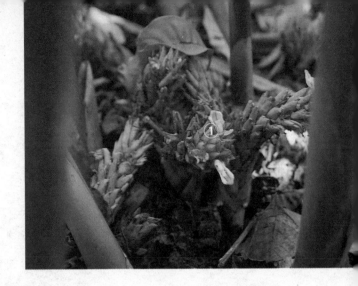

白豆蔻

基源：白豆蔻为姜科植物白豆蔻的干燥成熟果实。

原植物

多年生草本。根茎粗壮，棕红色。叶二列；叶鞘边缘薄纸质，具棕黄色长柔毛；叶舌圆形，被粗长柔毛；叶片狭椭圆形或披针形，先端尾尖，基部楔形，两面无毛。花序2至多个从茎基处抽出，椭圆形或卵形；①总苞片宽椭圆形至披针形，膜质或薄纸质，麦秆黄色，被柔毛；花萼管状，先端常膨大，3齿裂，被细柔毛；花冠管裂片3，白色，椭圆形；唇瓣椭圆形，勺状，白色，中肋处稍加厚，黄色，先端钝圆，2浅裂。蒴果黄白色或略带污红色，球形，略呈三棱形，易开裂。花期4~5月，果期7~8月。

生境分布

生于山沟阴湿处。原产于柬埔寨和泰国。我国的海南岛、云南和广西有栽培。

采收加工

7~8月果实即将黄熟但未开裂时采集果穗，去净残留的花被和果柄后晒干。

性味功能	味辛，性温。有化湿消痞、行气宽中、开胃消食、止呕的功能。
炮 制	拣净杂质，筛去皮屑，打碎，或剥去果壳，取仁打碎用。
主治用法	用于胃痛，腹胀，脘闷噫气，吐逆反胃，消化不良，湿温初起，胸闷不饥，寒湿呕逆，食积不消。用量2~5g。后下。

 应用

* **胃口寒作吐及作痛者**：白豆蔻9g。研末，酒送下。

* **呕吐哕**：白豆蔻、藿香、半夏、陈皮、生姜。水煎服。

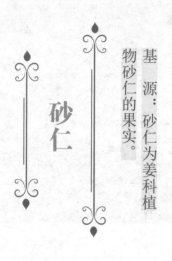

砂仁

基源：砂仁为姜科植物砂仁的果实。

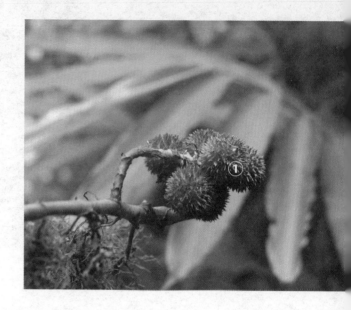

原植物

别名：阳春砂、春砂仁。多年生草本。叶二列，狭长椭圆形，先端渐尖，基部渐狭，全缘，下面有微毛。花序从根状茎上生出，穗状花序疏松，花萼管状，白色，3 齿裂；花冠 3 裂，白色，上方裂片兜状；唇瓣，白色，中央部分淡黄色，有红色斑点；唇瓣基部有侧生退化雄蕊 2。①蒴果球形或长圆形，有不分枝软刺，棕红色。种子多数，芳香。花期 3~6 月，果期 7~9 月。

生境分布

生于山沟林下阴湿处。现多有栽培。分布于福建、广东、广西和云南等省、自治区。

采收加工

果实成熟时剪下果穗，微火烘干或上覆以樟叶继续烘干。

性味功能	味辛，性温。有行气宽中、健胃消食、温脾止泻、理气安胎的功能。
炮　制	砂仁：除去杂质及果壳，捣碎。盐砂仁：取净砂仁，用盐水浸泡拌匀，文火炒至微干，取出放凉。
主治用法	用于脘腹胀痛，食欲不振，呕吐。用量1.5~6g。

＊ 消化不良，脾胃虚弱：砂仁、陈皮各4.5g，广木香 3g，制半夏、白术各 9g，党参 12g，甘草 3g。水煎服。

＊ 急性肠炎：砂仁、苍术各 6g。水煎服。

6

利水渗湿药

利水渗湿药是指能利水渗湿，以治疗水湿内停病症为主要作用的药物。

临床上主要用于小便不利、水肿、泄泻、淋证、黄疸、带下、湿温等水湿所致的各种病症。

现代药理作用表明，利水渗湿药大多具有利尿、抗病原体、利胆、保肝、降压、抗肿瘤等作用，还有降血糖、降血脂及调节免疫功能作用。

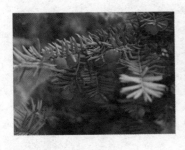
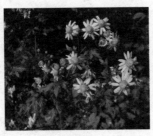
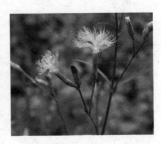

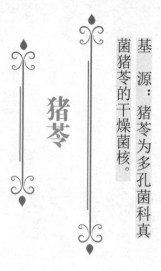

猪苓

基源：猪苓为多孔菌科真菌猪苓的干燥菌核。

原植物

①菌核形状不规则，为凹凸不平瘤状突起的块状球形，稍扁，有的分枝如姜状，棕色或黑色，有油漆光泽，内部白色至淡褐色，半木质化，干燥后坚而不实，较轻，略有弹性。子实体在夏秋季且条件适宜时，从菌核体内伸出地面，伞状或伞状半圆形，有柄，无环纹，边缘薄而锐，常内卷；菌管与菌肉皆为白色，管口圆形至多角形。

生境分布

生于凉爽干燥的山坡阔叶林或混交林中，菌核埋生于地下树根旁。全国大部分地区有分布。

采收加工

春、秋二季采挖，除去泥沙，晒干。

性味功能	味甘，性平。有利水渗湿、抗癌的功能。
炮　制	洗净泥沙，润软切片，晾干。
主治用法	用于水肿，小便不利，泌尿系感染，腹泻，白带，淋浊，肿瘤。用量6~12g。

应用

＊ 肾炎浮肿，小便赤热：猪苓、茯苓、泽泻、滑石各9g，阿胶珠4.5g。水煎服。

＊ 急性尿道炎：猪苓、木通、滑石各6g。水煎服。

＊ 热淋，尿急，尿频：猪苓、木通各6g，萹蓄、车前子各9g。水煎服。

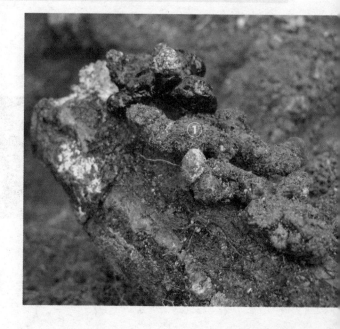

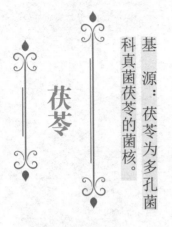

茯苓

基源：茯苓为多孔菌科真菌茯苓的菌核。

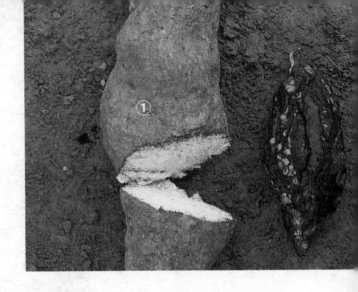

①

原植物

①菌核有特殊臭味，球形或不规则形，大小不等。新鲜时较软，干后坚硬。外为淡灰棕色或深褐色，有瘤状皱缩皮壳；内部由多数菌丝体组成，粉粒状，外层淡粉红色，内部白色；子实体平卧于菌核表面，白色，干燥后，变浅褐色，管孔多角形或不规则形，孔壁薄，孔缘渐变为齿状。

生境分布

生于向阳、温暖的山坡，多寄生于松属植物较老的根部。全国大部分省区有培育。

采收加工

于7~9月采挖，洗净，擦干，"发汗"5~8天，反复数次，至变褐色，阴干切片或切块。

性味功能	味甘、淡，性平。有利水渗湿、健脾宁心的功能。
炮　　制	茯苓：用水浸泡，洗净，捞出，闷透后，切片，晒干；朱茯苓：取茯苓块以清水喷淋，稍闷润，加朱砂细粉撒布均匀，反复翻动，使其外表粘满朱砂粉末，然后晾干。
主治用法	用于水肿，尿少，痰饮眩悸，脾虚食少，便溏泄泻，心宁不安，惊悸失眠。用量9~15g。水煎服或入丸散。

 应用

　＊ 脾胃虚弱，食少便溏，肢软无力：茯苓、党参、炒白术各9g，炙甘草3g。研末吞服。

　＊ 水肿，小便不利：茯苓、猪苓、泽泻、白术各9g。水煎服。

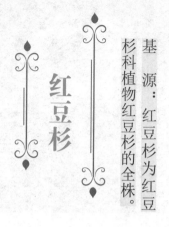

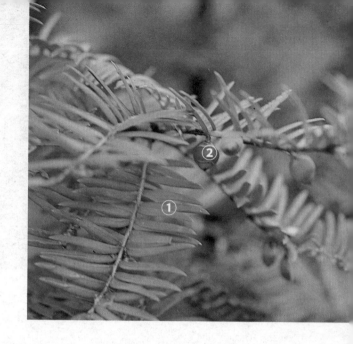

红豆杉

基源：红豆杉为红豆杉科植物红豆杉的全株。

原植物

常绿乔木。树皮红褐色，条裂，小枝互生。①叶螺旋状着生，基部排成二列，无柄，线形，常微弯，先端渐尖或稍急尖，基部微圆形，边缘向下微弯，下面沿中脉两侧有 2 条宽灰绿色或黄绿色气孔带，绿色边窄，中脉带上有密生均匀微小乳头点。雌雄异株，球花单生于叶腋；雌球花的胚株单生于花轴上部侧生短轴顶端，基部有圆盘状假种皮。种子扁卵圆形，生于红色肉质、杯状。②假种皮中，先端稍有 2 脊，种脐卵圆形。

生境分布

生于山地、沟谷疏林中。分布于全国大部分地区。

采收加工

春、夏、秋季采集，晒干。

性味功能	味苦、辛，性微寒。有抗菌、抗癌、利尿消肿、驱虫的功能。
主治用法	种子用于食积，蛔虫病；其所含的紫杉醇对黑色素瘤和卵巢癌有较好的疗效。对胃癌，白血病，肺癌也有一定作用。用量种子 9~18g。炒热，水煎服。紫杉醇静脉滴注。

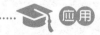

＊恶性黑色素瘤：紫杉醇 275mg，加 1% 葡萄糖 150ml，静脉滴注，2 周 1 次，共 2 次；或加卡铂 100mg，再加 10% 葡萄糖 150ml，静滴，每日 1 次，连用 5 日。

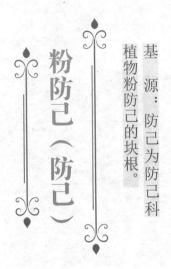

粉防己（防己）

基源：防己为防己科植物粉防己的块根。

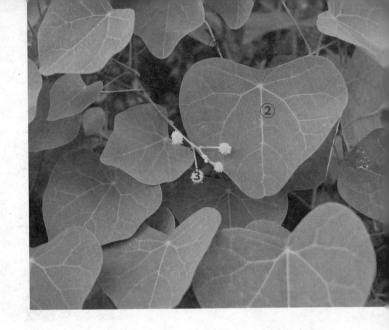

原植物

别名：石蟾蜍、汉防己、金丝吊鳖。多年生缠绕藤本。根圆柱形，外皮具横行纹理。①茎柔弱，有扭曲的细长纵条纹。②叶互生，叶柄盾状着生，叶片薄纸质，三角宽卵形，先端钝，具细小突尖，基部截形，上面绿色，下面灰绿色至粉白色，两面均被短柔毛，面较密，全缘，掌状脉5条。雌雄异株，③雄花聚集成头状聚伞花序，呈总状排列；雌花成缩短的聚伞花序，核果球形，熟时红色。花期5~6月，果期7~9月。

生境分布

生于山坡、草丛及灌木林。分布于南方大部分省区。

采收加工

秋季采挖，洗净，除去粗皮，晒至半干，切段，个大者再纵切，干燥。

性味功能	味苦、辛，性寒。有利水消肿、祛风止痛的功能。
炮　制	除去粗皮，晒至半干，切段或纵剖，干燥；炒防己。取防己片，置锅内用文火加热，炒至微焦表面微黄色，取出放凉。
主治用法	用于水肿，小便不利，风湿痹痛，下肢湿热。用量4.5~9g。

 应用

* 四肢浮肿，脚气：粉防己、黄芪各12g，白术9g，甘草梢4.5g等。水煎服。

* 关节痛，麻木：防己、威灵仙12g，蚕沙9g，鸡血藤15g。水煎服。

冬瓜（冬瓜皮，冬瓜子）

基源：冬瓜皮为葫芦科植物冬瓜的干燥外层果皮；冬瓜子为其种子。

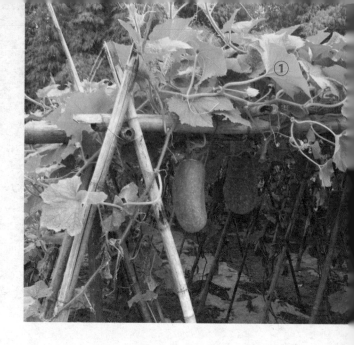

原植物

一年生攀缘草本。密生黄褐色刺毛，卷须2~3分叉。①叶互生，5~7掌状浅裂达中部，五角状宽卵形或肾状，先端尖，基部心形，边缘有细锯齿，两面有粗硬毛。花雌雄同株，腋生；花萼管状，5裂，反曲，边缘有齿；花冠黄色，长卵形，白色或黄白色，扁平，花期5~6月，果期7~9月。

生境分布

全国各地均有栽培。

采收加工

冬瓜皮：削取果皮，晒干。冬瓜子：成熟种子，晒干。

性味功能	冬瓜皮：味甘，性凉。有清热利尿、消肿的功能。冬瓜子有清热化痰、消痈排脓、利湿的功能。
炮 制	收集削下的外果皮，晒干。
主治用法	冬瓜皮：用于水肿胀痛，小便不利，暑热口渴，小便短赤、淋痛。 冬瓜子：用于痰热咳嗽，肺脓疡，咳吐脓血，淋浊，白带。

 应用

＊ 痰热咳嗽：冬瓜仁、杏仁各9g，前胡、川贝各6g。水煎服。

＊ 小便不利：冬瓜皮、赤小豆、生薏苡仁。水煎服。

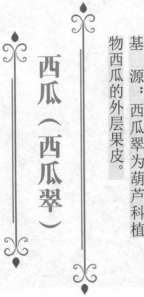

西瓜（西瓜翠）

基源：西瓜翠为葫芦科植物西瓜的外层果皮。

原植物

一年生蔓生草本。幼枝有白色长柔毛，卷须分叉。①叶互生，广卵形或三角状卵形，羽状分裂、3深裂或3全裂，裂片又作羽状浅裂或深裂，先端圆钝，两面均有短柔毛。花单性，雌雄同株；花萼5深裂，被长毛；花冠合生成漏斗状，淡黄色，5深裂；雄花有雄蕊3，药室S形折曲；雌花较小，子房下位，密被白色柔毛。②瓠果大型，球状或椭圆状，果皮光滑，绿色、深绿色、绿白色等，多具深浅不等的相间条纹，果瓤深红色、淡红色、黄色或玉白色，肉质，多浆汁。种子扁平光滑，卵形，黑色、白色，稍有光泽。花期4~7月，果期7~8月。

生境分布

全国各地均有栽培。

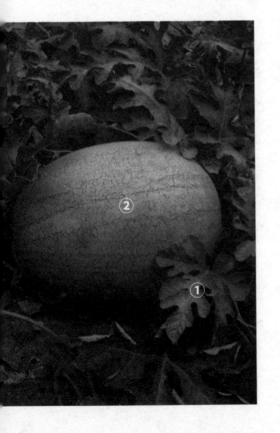

采收加工

夏、秋将食后的西瓜皮用刀削外层的青色果皮，收集，洗净，晒干。

性味功能	味甘、淡，性微寒。有清热解暑、止渴、利尿的功能。
炮　制	削去内层柔软部分，洗净，晒干。
主治用法	用于暑热烦渴，小便不利，水肿，黄疸，口舌生疮。用量12~30g。

 应用

＊肾炎，水肿：西瓜翠30g，鲜白茅根60g。水煎服。

＊暑热尿赤：西瓜翠30g，水煎服。

＊黄疸水肿：西瓜翠、鲜荷叶、金银花。水煎服。

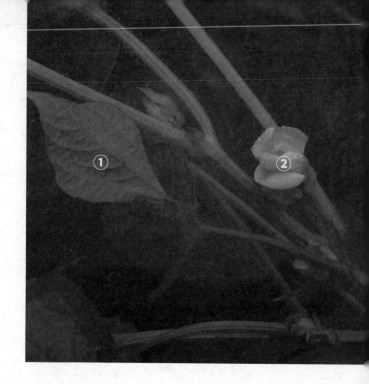

赤小豆

基源：赤小豆为蝶形花科植物赤小豆的干燥成熟种子。

原植物

一年生草本。①三出羽状复叶，披针形，先端渐尖，基部圆形或近截形。②总状花序腋生或顶生，有2~3朵花。花冠黄色。荚果细圆柱形，种子6~10粒，长圆形而稍扁，紫红色，无光泽，种脐凹陷成纵沟。花期6~7月，果期8~9月。

生境分布

全国各地均有栽培。主要分布于吉林、北京、河北、陕西、安徽、江苏、浙江、江西、广东、四川、云南等省区。

采收加工

秋季果实成熟时，打下种子，除去杂质，再晒干。

性味功能	味甘、酸，性平。有利水消肿、解毒排脓的功能。
主治用法	用于水肿胀满，脚气浮肿，黄疸尿赤，风湿热痹，痈肿疮毒，肠痈腹痛。用量9~30g。

  应用

＊ 水肿胀满，脚气浮肿：赤小豆、薏苡仁、防己、甘草各15g。水煎服。

＊ 湿热黄疸，发热，无汗：赤小豆、连翘各15g，麻黄9g。水煎服。

＊ 肝硬化腹水：赤小豆、鲤鱼。同煮食。

＊ 流行性腮腺炎：赤小豆，捣烂研粉与鸡蛋清调敷患处。

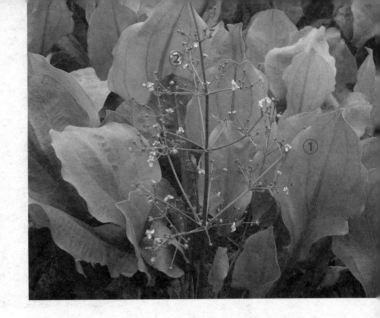

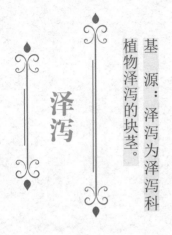

泽泻

基源：泽泻为泽泻科植物泽泻的块茎。

原植物

别名：水泽、如意菜、水白菜。多年生草本。块茎球形，褐色，密生多数须根。①叶基生；叶柄长，基部膨大呈鞘状，叶卵状椭圆形，先端短尖，基部心形或圆形，全缘。②花5~7集成大型轮生状圆锥花序；外轮花被片，萼片状，内轮花被片花瓣状，白色。瘦果扁平，花柱宿存。花期6~8月，果期7~9月。

生境分布

生于沼泽地、潮湿地。多栽培。分布于全国各地区。

采收加工

冬季茎叶枯萎时采挖，用火烘，干后撞去粗皮。浸泡、润软后切片，晒干。

性味功能	味甘，性寒。有利尿、渗湿、清热的功能。
炮 制	1.除去茎叶及须根，洗净，用微火烘干，再撞去须根及粗皮。 2.麸制：取麸皮，撒入锅内，待起烟时，加入泽泻片，拌炒至黄色，取出，筛去麸皮，放凉。 3.盐麸制：取泽泻片，用盐匀润湿，晒干，再加入蜜制麸皮，按麸炒制法炮制，水适量。
主治用法	用于小便不利，水肿胀满，泄泻尿少，痰饮眩晕，热淋涩痛，呕吐，尿血，脚气，高脂血症。用量6~9g。

 应用

* 肾炎水肿，脚气水肿：泽泻6g，茯苓12g，猪苓、白术各9g。水煎服。
* 湿热黄疸，面目身黄：泽泻、茵陈各50g，滑石9g。水煎服。

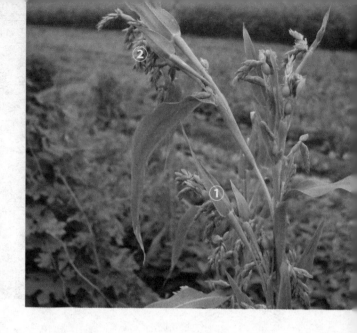

薏苡（薏苡仁）

基源：薏苡仁为禾本科植物薏苡的种仁。

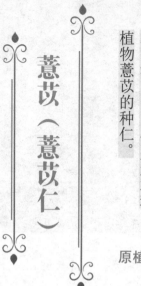

原植物

别名：药玉米。一年或多年生草本。秆直立，节间中空，基部节上生根。①叶互生，排成2纵列；叶长披针形，先端渐尖，基部阔心形，叶鞘抱茎，边缘粗糙。总状花序由上部叶鞘内成束腋生；②小穗单性；雌雄同株；雄小穗于花序上部覆瓦状排列；雌小穗生于花序下部，包于念珠状总苞中。果实椭圆形或长椭圆形，总苞坚硬，内有1颖果。花期7~8月，果期9~10月。

生境分布

生于河边、山谷阴湿处。全国大部分地区有栽培。

采收加工

秋季采收，打下果实，晒干，收集种仁。

性味功能	味甘、淡，性微寒。有健脾利湿、清热排脓的功能。
炮　制	炒薏苡仁：置锅内用文火炒至微黄色，取出，放凉即可。或用麸皮同炒。
主治用法	用于脾虚泄泻，水肿，脚气，湿痹拘挛，关节疼痛，小便不利，肺痿，肠痈，白带；还用于胃癌，子宫颈癌，茸毛膜上皮癌。用量10~30g。孕妇忌服。

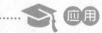

＊ 慢性肾炎水肿：薏苡仁、鱼腥草。水煎服。

＊ 肺痈：薏苡仁、冬瓜仁、苇茎、桃仁。水煎服。

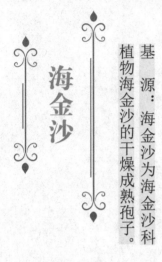

海金沙

基源：海金沙为海金沙科植物海金沙的干燥成熟孢子。

原植物

多年生草本。①茎细弱。②1~2回羽状复叶，纸质，被柔毛；能育羽片卵状三角形，小叶卵状披针形，边缘有锯齿。不育羽片尖三角形，小叶阔线形或基部分裂成不规则的小片。孢子囊生于能育羽片背面，在2回小叶的齿及裂片顶端成穗状排列，孢子囊盖鳞片状，卵形，孢子囊卵形。孢子成熟期8~9月。

生境分布

生于山坡草丛中，攀缘他物生长。分布于长江以南各地及陕西、甘肃南部。

采收加工

8~9月孢子成熟时，割取植株，置筐内，于避风处暴晒，干时叶背之孢子脱落，再用细筛筛去残叶，晒干。

性味功能	味甘、淡，性寒。有清利湿热、通淋止痛的功能。
炮　　制	簸净杂质。
主治用法	用于热淋，砂淋，石淋，血淋，尿道涩痛。用量6~15g。

应用

＊ 膀胱湿热，小便短赤：海金沙15g。水煎服。

＊ 砂淋，血淋，尿道涩痛：海金沙、滑石、甘草、麦冬各9g。水煎服。

＊ 泌尿系结石：海金沙15g，冬葵子、王不留行、牛膝、泽泻、陈皮、石韦各9g，枳壳6g，车前子12g。水煎服。

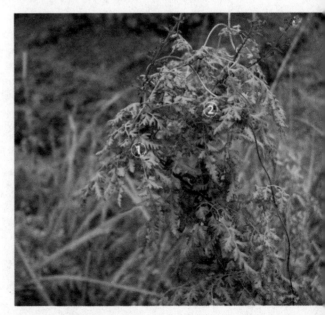

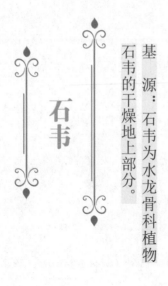

石韦

基源：石韦为水龙骨科植物石韦的干燥地上部分。

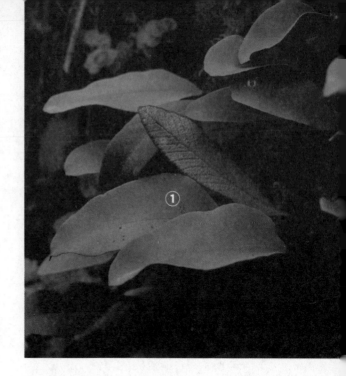

①

原植物

别名：石兰、石剑、小石韦。多年生草本，高 10~30cm。根状茎细长，密生棕色鳞片。①叶远生，二型，革质；能育叶与不育叶同型，披针形或长圆状披针形，有渐尖头，上面有凹点，少有星状毛，下面密生褐色星状毛，侧脉明显。孢子囊群在侧脉间整齐而紧密排列，无囊群盖。

生境分布

生于岩石或树干上。分布于华东、中南、西南各地区。

采收加工

全年均可采收，除去根茎及须根，洗净，晒干或阴干。

性味功能	味苦、甘，性微寒。有利尿通淋、清肺止咳、止血的功能。
炮 制	除去杂质，洗净，切段，晒干，筛去细屑。
主治用法	用于小便不利，血淋，尿血，尿路结石，肾炎浮肿，肺热咳嗽，崩漏。用量6~12g。

* 热淋：石韦、车前子、滑石各 12g。水煎服。

* 肾结石血尿：石韦、冬葵子各30g，旱莲草、滑石各18g，当归、白芍、紫珠草、白术、瞿麦各12g，炙甘草4.5g。水煎服。

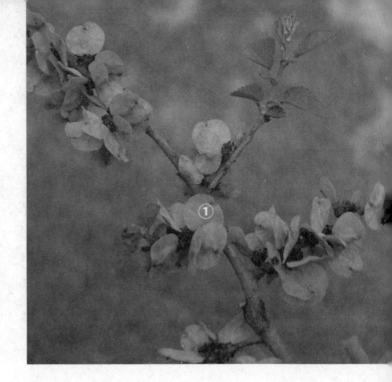

榆树（榆白皮）

基源：榆白皮为榆科植物榆树的树皮或根皮的韧皮部。

原植物

落叶乔木，高达 20m。①单叶互生；叶柄长 1~8mm，有毛；托叶披针形，有毛。叶倒卵形，椭圆状卵形或椭圆状披针形，长 2~8cm，宽 2~2.5cm，先端尖，基部圆形或楔形，边缘具单锯齿。花先叶开放，簇生；花萼 4~5 裂；雄蕊 4~5；子房扁平，花柱 2。翅果倒卵形或近圆形，光滑，先端有缺口。种子位于中央，与缺口相接。花期 3~4 月，果期 4~6 月。

生境分布

生于河边、路边。分布于东北至西北、华南至西南各地区，多为栽培。

采收加工

春季剥皮，除去粗皮，晒干或鲜用。

性味功能	味甘，性平。有利水、通淋、消肿的功能。
主治用法	用于小便不通，淋浊，水肿，痈疽发背，丹毒，疥癣。用量 9~15g；外用适量，煎汤洗或捣末外敷。

 应用

＊ 血淋，尿淋，小便不通：榆白皮 6g，研末，水煎服。

＊ 丹毒，淋巴结核，疥癣：榆白皮 60g，研末，调鸡蛋清敷患处。或鲜榆白皮，捣烂外敷。

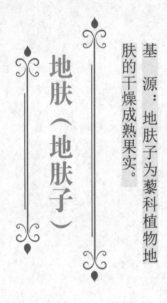

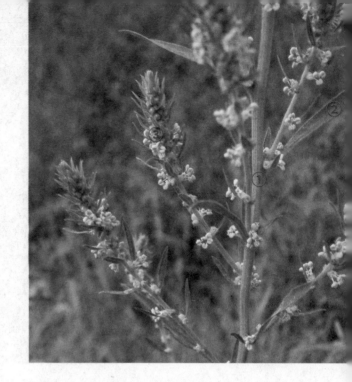

地肤（地肤子）

基源：地肤子为藜科植物地肤的干燥成熟果实。

原植物

别名：扫帚子、扫帚草、扫帚苗。一年生草本。①茎直立，多分枝，幼时具白色柔毛，后变光滑，秋天常变为红紫色。②叶互生，稠密，无柄，叶狭圆形或长圆状披针形，长 2~5cm，宽 3~7mm，全缘，无毛或有白色短柔毛；茎上部叶较小，无柄。③穗状圆锥花序，花小，黄绿色，无梗，1 朵或数朵生于叶腋。胞果扁球形，包于宿存花被内。种子卵形，黑褐色，有光泽。花期 6~9 月，果期 7~10 月。

生境分布

生于山野荒地、田野、路旁或庭院栽培，分布遍及全国。

采收加工

秋季果实成熟时采收果实，晒干，除去杂质。

性味功能	味辛、苦，性寒。有清热利湿、祛风止痒的功能。
主治用法	用于小便不利，风疹，湿疹，皮肤瘙痒。用量9~15g。

 应用

* 皮肤瘙痒，湿疹，风疹：地肤子 15g，白鲜皮、苦参、野菊花、赤芍、当归各 9g，川草薢、生地黄各 12g。水煎服。并水煎洗患处。
* 小便不利，湿热淋症：地肤子、猪苓、萹蓄各 9g，木通 6g。水煎服。

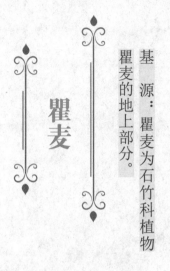

瞿麦

原植物

多年生草本。①叶线状披针形，先端长渐尖，基部抱茎。②花单生或数朵成疏聚伞状。苞片2~3对，边缘宽膜质；花瓣5，淡红色，边缘细裂成流苏状，喉部有须毛，基部具长爪。蒴果狭圆筒形。种子倒卵形。花期7~8月。

生境分布

生于山坡、林下。分布于全国大部分地区。

采收加工

夏、秋二季花果期采割，除去杂质，干燥。

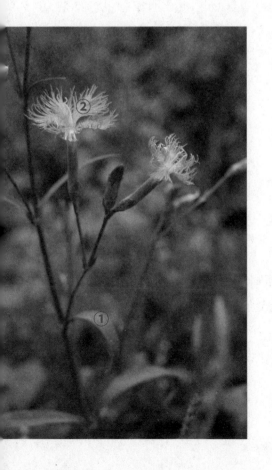

性味功能	味苦，性寒。有利尿通淋、破血通经的功能。
炮　制	拣净杂质，除去残根，洗净，稍润，切段，干燥。
主治用法	用于尿路感染，小便不通，淋沥涩痛，月经闭止，痈肿疮毒。用量9~15g。

＊ 急性尿道炎，膀胱炎：瞿麦、赤芍各9g，茅根30g，生地黄18g，阿胶4.5g(溶化)，地骨皮6g。水煎服。

＊ 产后泌尿感染而致的血淋：瞿麦、蒲黄。水煎服。

＊ 小便淋沥涩痛，短赤，血淋，砂淋：瞿麦、萹蓄、栀子、滑石、木通、车前子、炙甘草、大黄等。水煎服。

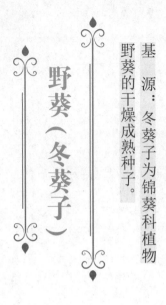

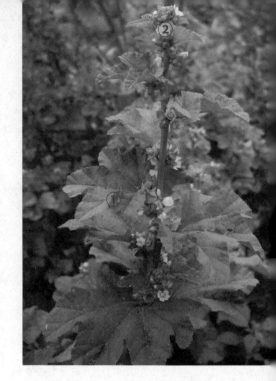

野葵（冬葵子）

基源：冬葵子为锦葵科植物野葵的干燥成熟种子。

原植物

别名：冬葵。一年或多年生草本，被星状柔毛。①叶互生，掌状5~7裂，近圆形，基部心形，裂片卵状三角形，边缘有锯齿。②花数朵簇生叶腋，淡粉色；萼5齿裂；花瓣5，三角状卵形；雌蕊联合成短柱状。蒴果扁球形，生于宿萼内，由10~11心皮组成，熟后心皮彼此分离并与中轴脱离，形成分果。花期4~5月，果期7月。

生境分布

生于村边、路旁草丛。分布于吉林、辽宁、河北、陕西、甘肃、青海、江西、湖南、四川、贵州、云南等省。

采收加工

夏、秋果实成熟时采收，筛出种子，除去杂质，阴干。

性味功能	味甘、苦，性微寒。有清热、利尿、消肿、滑肠通便、下乳的功能。
主治用法	用于尿路感染，尿闭，水肿，大便不通，乳汁不通。用量3~9g。

 应用

* 血淋，虚劳尿血：冬葵子，水煎服。
* 盗汗：冬葵子9g，水煎兑白糖服。
* 大便不通：冬葵子，研末，乳汁冲服。

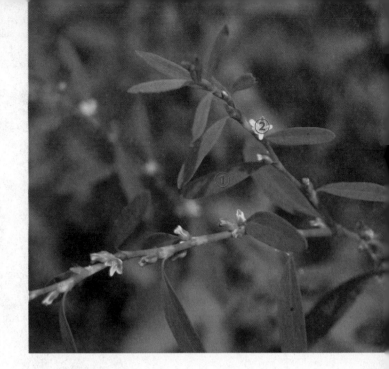

萹蓄

基源：萹蓄为蓼科植物萹蓄的干燥地上的部分。

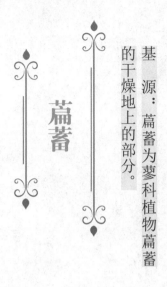

原植物

一年生草本。茎本卧或直立。①叶窄椭圆形、长圆状倒卵形，先端钝尖，基部楔形，全缘，两面白色透明，具脉纹，无毛。②花生于叶腋，1~5朵簇生。花被5裂，裂片具窄的白色或粉红色边缘。瘦果三棱状卵形，具明显浅纹，果稍伸出宿存花被。花期5~7期，果期8~10月。

生境分布

生于田野、路旁、湿地。分布于全国大部分地区。

采收加工

夏季叶茂盛时采收，除去根及杂质，晒干。

性味功能	味苦，性平。有清热利尿、解毒杀虫、止痒的功能。
炮　制	净杂质及根，洗净，润软，切段晒干。
主治用法	用于膀胱热淋，小便短赤，淋沥涩痛，皮肤湿疹，阴痒带下，肾炎，黄疸。用量9~15g。孕妇禁服。

 应用

* 尿道炎，尿道结石，输尿管结石：萹蓄、瞿麦、车前子、栀子各90g，木通、甘草梢各6g，滑石12g，灯心草、大黄各3g。水煎服。

* 蛲虫病：萹蓄30g。水煎服。

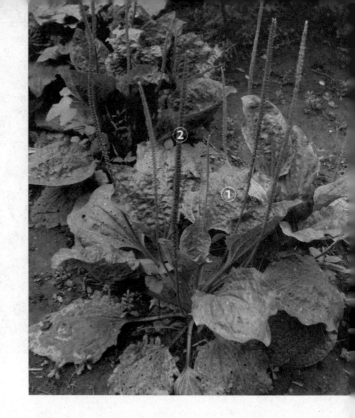

大车前（车前子）

基源：车前子为车前科植物大车前的种子。

原植物

多年生草本。根状茎粗短，具须根。①基生叶直立，宽卵形，顶端圆钝。花葶数条；②穗状花序，花密生，苞片有绿色龙骨状突起；花冠裂片卵圆形或卵形。蒴果圆锥形。种子矩圆形，棕色或棕褐色。花期6~9月，果期7~10月。

生境分布

生于沟边、路旁潮湿处。分布于全国大部分省区。

采收加工

4~10月采收全草，晒干或鲜用；于8~9月采收果穗，晒干后搓出种子。

性味功能	味甘，性寒。有清热利尿、清肝明目、止咳化痰的功能。
炮　制	除去杂质，洗净，切段，晒干。
主治用法	用于淋病尿闭，暑湿泄泻，目赤肿痛，痰多咳嗽，急性扁桃体炎，皮肤肿毒。用量：5~15g。

 应用

* 急慢性肾炎：车前子、淮山药、云苓各12g，怀牛膝、山萸肉、泽泻、附子各9g，熟地黄24g，肉桂3g，牡丹皮6g。水煎服。

* 老年性白内障：车前子、当归、熟地黄、枸杞子、菟丝子。水煎服。

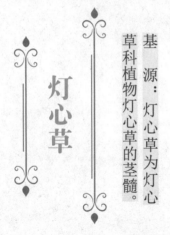

灯心草

基源：灯心草为灯心草科植物灯心草的茎髓。

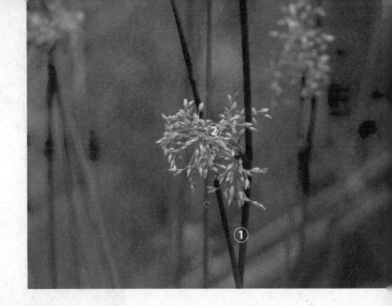

原植物

多年生草本。①茎丛生，直立，圆柱状，具纵条纹；髓部白色，下部鞘状叶数枚，红褐色或淡黄色，上部的绿色，有光泽；叶退化呈刺芒状。②花序聚伞状，假侧生，多花，密集或疏散；花小，淡绿色，具短柄；花被片6，2轮，边缘膜质；雄蕊3；子房上位。蒴果卵状三棱形或椭圆形，3室，顶端钝或微凹。种子多数，卵状长圆形，褐色。花期5~6月，果期6~7月。

生境分布

生于湿地、沼泽边、溪边、田边等潮湿地带。分布于全国各地。

采收加工

夏、秋季采收地上部，晒干，剥出髓心，捆把。

性味功能	味淡，性平。有清心热、利尿、除烦安神的功能。
炮　制	净制：茎秆，顺茎划开皮部，剥出髓心，捆把晒干。 灯心炭：取灯心草置锅内，上覆一口径略小的锅，贴以白纸，两锅交接处用盐泥封固，不使泄气，煅至白纸呈焦黄色停火，凉透取出。 朱灯心：取剪好的灯心段，用水喷洒，使微湿润，放入瓷罐内，加入朱砂细末，反复摇动至朱砂匀布。
主治用法	用于小便灼热、刺痛，失眠，心烦口渴，口舌生疮，疟疾。用量：0.9~3g，外用适量。

＊ 小儿因心热而烦躁、夜啼：灯心草，水煎服。

＊ 成人因心肾不交而致夜睡不宁或失眠：灯心草，淡竹叶。水煎服。

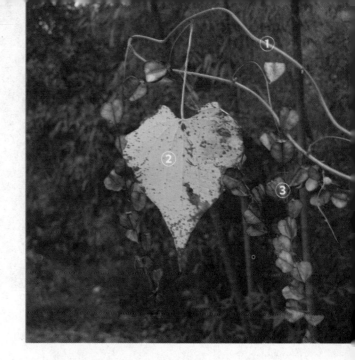

粉背薯蓣（粉草薢）

基源：薯蓣科植物粉背薯蓣的干燥茎。

原植物

别名：黄草、土黄连、黄姜。多年生缠绕藤本。根状茎横走，竹节状，断面黄色。①茎左旋，②单叶互生，三角状心形，全缘，有黄白色硬毛。雌雄异株；雄花序穗状，花轴延长呈圆锥状穗状花序；雌花序为下垂的穗状花序，花全部单生。③蒴果有三翅，膜质，叠于果实中轴中部。花期5~7月，果期6~9月。

生境分布

生于山谷及阴坡林下。分布于我国南方大部分省区。

采收加工

秋冬采收根茎，切片，晒干。

性味功能	味苦、甘，性平。有祛风利湿的功能。
炮　制	除去须根，洗净，切片，晒干。
主治用法	用于风寒湿痹，腰膝疼痛，淋浊，阴茎作痛，小便不利，湿热疮毒。用量9~15g。

 应用

＊ 乳糜尿：粉草薢，复方，口服。

＊ 慢性前列腺炎，前列腺增长，不育症：粉草薢，直肠滴入。

＊ 银屑病：粉草薢，配硼酸软膏，外用敷患处。

井口边草（凤尾草）

基源：凤尾草为凤尾蕨科植物井口边草的全草。

原植物

别名：鸡爪莲、五指草、百脚草。多年生草本。根状茎密被钻形黑褐色鳞片。①叶二型，丛生；生孢子囊的叶片卵形，一回羽状，下部羽片常2~3叉，沿羽片下面边缘着生孢子囊群。孢子囊群线形，囊群盖稍超出叶缘，膜质；不生孢子囊群的羽片或小羽片均较宽。

生境分布

生于半阴湿的石隙、井边和墙根等处。分布于河北、山东、安徽及长江以南各省区。

采收加工

夏、秋两季采全草，洗净晒干。

性味功能	味甘淡、微苦，性凉。有清热利湿、凉血止血、消肿解毒、生肌的功能。
主治用法	用于菌痢，肠炎，黄疸型肝炎，吐血，衄血，便血，白带，淋浊，崩漏，扁桃腺炎，腮腺炎，湿疹，痈疮肿毒。外用于外伤出血，烧烫伤。

 应用

＊痢疾：凤尾草5份，钱线蕨、海金沙各1份，炒黑，水煎服。

＊白带：凤尾草、车前草、白鸡冠花各9g，萹蓄、薏苡仁根、贯众各15g。水煎服。

＊急性黄疸型传染肝炎：凤尾草、酢浆草、连钱草各30g。水煎服。

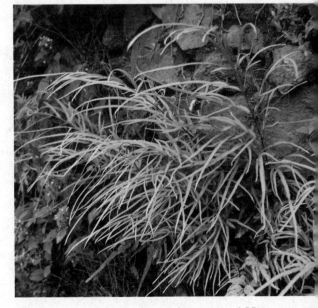

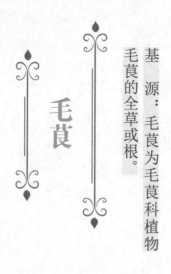

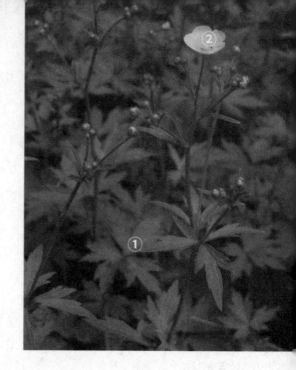

毛茛

基 源：毛茛为毛茛科植物毛茛的全草或根。

原植物

多年生草本，全株有白色长毛。根须状，多数。①基生叶有长柄，近五角形，基部心形，3 深裂，中央裂片宽菱形或倒卵形，3 浅裂，边缘疏生锯齿，侧生裂片不等 2 裂；茎中部叶有短柄；上部叶无柄，3 深裂，裂片线状披针形，上端浅裂成数齿。花序有数花或单生；萼片 5，淡绿色，船状椭圆形，外生柔毛；②花瓣 5，黄色，基部有蜜槽。聚合果近球形。花期 4~5 月，果期 7~8 月。

生境分布

生于山野、田间、路旁、溪涧、水沟或山坡草地。分布于全国大部分地区。

采收加工

夏、秋采集，洗净、切段、晒干或鲜用。

性味功能	味辛，性温；有毒。有利湿、退黄、消肿、止痛、截疟、杀虫的功能。
主治用法	用于黄疸，肝炎，哮喘，风湿关节痛，恶疮，牙痛。一般仅作外用，适量，外敷穴位。

 应用

* 慢性血吸虫病：毛茛研粉压片，口服。

* 风湿性关节痛，关节扭伤：毛茛，研碎，捣烂外敷。

* 淋巴结结核：鲜毛茛捣烂，敷患处。

细叶十大功劳（功劳木）

基源：功劳木为小檗科植物细叶十大功劳的干燥茎。

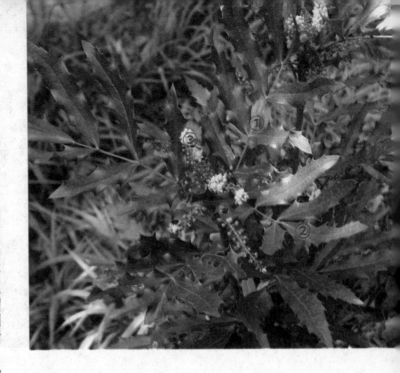

原植物

常绿灌木。①茎多分枝。②奇数羽状复叶；小叶5~9，革质，长圆状披针形或狭状披针形，先端长渐尖，基部楔形，边缘各具6~13刺状锐齿。③总状花序生自枝顶芽鳞腋间；花瓣6，花黄色。浆果，圆形或长圆形，蓝黑色，有白粉。花期7~8月。

生境分布

生于山坡、灌丛中，也有栽培。分布于江苏、浙江、江西、福建、湖北、湖南、四川、贵州等地。

采收加工

全年均可采收，切块、片，干燥。

性味功能	味苦，性凉。有清热解毒、消炎止痢、止血、健胃止泻的功能。
炮　　制	取叶洗净，阴干备用。
主治用法	用于湿热泻痢，黄疸，目赤肿痛，胃火牙痛，疮疖，痈肿，黄疸型肝炎。用量9~15g。

 应用

＊ 小儿急性扁桃体炎：十大功劳叶、朱砂根、岗梅、栀子、淡竹叶、木通、射干、甘草各9g，生石膏12g。水煎服。

＊ 支气管炎，肺炎：十大功劳根、虎杖、枇杷叶各15g。水煎服。

虎杖

基源：虎杖为蓼科植物虎杖的干燥根茎和根。

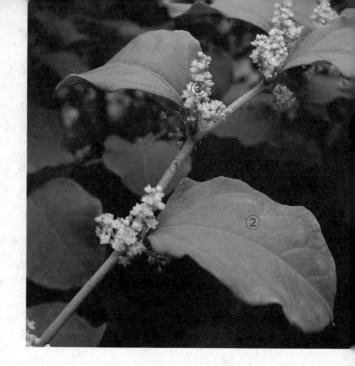

原植物

多年生草本或亚灌木。根粗壮，常横生，黄色。①茎有紫红色斑点。②叶卵形、卵状椭圆形或近圆形，全缘。叶柄紫红色。③花单性，雌雄异株，圆锥花序腋生或顶生。花梗细长，近下部具关节，上部具翅。瘦果倒卵形，3棱，红棕色，具光泽，包于翅状宿存花被内。花期7~9月，果期8~10月。

生境分布

生于湿润山坡、溪谷、路旁、灌丛。分布于河北、河南及长江以南各省区。

采收加工

秋季地上部枯萎时采挖，除去须根、洗净、趁鲜切段晒干。

性味功能	味微苦，性微凉。有活血止痛、清利湿热、止咳化痰的功能。
炮 制	除去杂质，洗净，润透，切厚片，干燥。
主治用法	用于关节疼痛，经闭，湿热黄疸，慢性气管炎，高脂血症。外用于烫火伤，跌扑损伤，痈肿疮毒。用量9~15g。孕妇慎服。

 应用

* 风湿腰腿痛，四枝麻木：虎杖、川牛膝、五加皮。水煎服。
* 黄疸肝炎：鲜虎杖、水杨梅、薏苡仁各30g。水煎服。
* 胆囊结石：虎杖30g。水煎服。

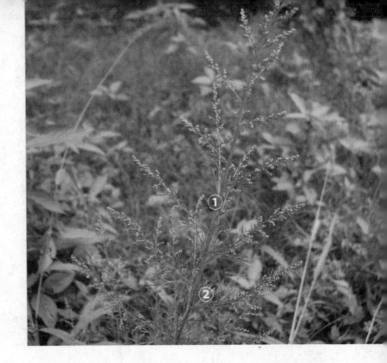

茵陈蒿

基　源：茵陈蒿为菊科植物茵陈蒿的干燥地上部分。

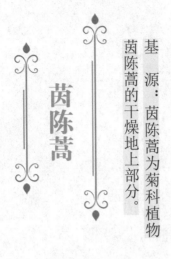

原植物

别名：茵陈、白蒿、绒蒿。半灌木状多年生草本，根斜生，树根状或直生呈圆锥形。①茎斜生，数个丛生，具纵沟棱。②基生叶 2 回羽状分裂，下部叶裂片较宽短，常被短绢毛；中部以上的叶裂片细，毛发状，先端微尖；上部叶羽状分裂，3 裂或不裂。不育枝叶向上部渐长大，1~2 回羽状全裂，裂片丝状线形。头状花序下垂，茎顶排列成扩展的圆锥状。瘦果。花期 8~9 月，果期 9~10 月。

生境分布

生于山坡、荒地、草地。分布于全国各地。

采收加工

春、秋季采收，晒干，称"绵茵陈"及"茵陈蒿"。

性味功能	味苦、辛，性微寒。有清热利湿、利胆、退黄疸的功能。
炮　　制	过筛，拣去杂质，除去残根，碾碎，再过筹去净泥屑。
主治用法	用于黄疸尿少，湿疮瘙痒，传染性黄疸型肝炎，胆囊炎。用量 6~15g，水煎服。

 应用

＊ 急性黄疸型传染性肝炎、胆囊炎：茵陈蒿 50g，栀子 12g，大黄 9g。水煎服。

＊ 湿热黄疸，小便不利：茵陈 30g，云苓 15g，猪苓、白术各 12g，泽泻 9g，桂枝 6g。水煎服。

蒌蒿（红陈艾）

基源：红陈艾为菊科植物蒌蒿的干燥全草。

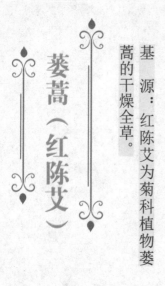

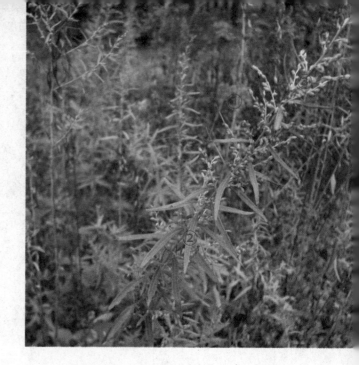

原植物

别名：狭叶艾、水蒿、刘寄奴。多年生草本，高达1m多。具匍匐茎。①茎下部带紫色，无毛，顶端略被白色细柔。上部有直立花序枝。下部叶花期枯萎；②叶互生，茎中部叶密集，羽状深裂，侧裂片1~2对，条状披针形，先端渐尖，有浅锯齿，基部渐窄成楔形短柄；上部叶3裂或不裂，条形，全缘。③头状花序有短柄，多数密集成窄长的复总状花序，苞叶条形；总苞近钟形，干膜质；花全为管状，缘花雌性，中央两性；雄蕊5。瘦果微小，无冠毛。

生境分布

生于低山区向阳处。分布于东北及河北、山西、四川等省区。

采收加工

秋季采收，多为鲜用。

性味功能	味苦、辛，性温。有破血行瘀、下气通络的功能。
主治用法	用于产后瘀血停积小腹胀痛，跌打损伤，瘀血肿痛，因伤而大小便不利。用量9~15g，作散剂、酒剂、煎剂。生用或酒炒用。

 应用

＊ 产后瘀血停积小腹胀痛：鲜红陈艾15g。水煎服。

＊ 跌打损伤，瘀血肿痛：红陈艾15g。酒浸七日，外敷肿痛伤处，鲜红陈艾捣烂取汁洗敷患处。

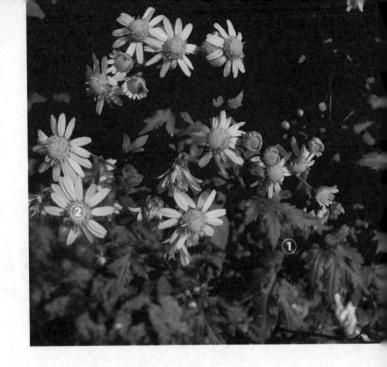

基源：菊科植物甘菊的头状花序，作野菊花入药。

甘菊

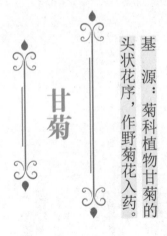

原植物

别名：北野菊、甘野菊、岩香菊叶。①二回羽状分裂，一回全裂或几全裂。二回为半裂或浅裂。②头状花序在茎枝顶端排成疏松或稍紧密的复伞房花序。总苞蝶形，苞片5层，全部苞片边缘白色或浅褐色膜质。花期5~11月。

生境分布

生于山野路边、丘陵荒地及林地边缘。分布于东北、华北及华东，以及四川、湖北、云南、陕西、甘肃、青海及新疆东部等地。

采收加工

秋季花初开时采摘，拣去残叶，晒干或蒸后晒干。

性味功能	味苦、辛，微寒。有清热解毒、消肿、凉肝明目、降血压的功能。
主治用法	用于头痛眩晕，目赤肿痛，疔疮肿毒，高血压，肝炎，肠炎，蛇虫咬伤。用量9~15g。外用适量，煎汤外洗或制膏外涂。

 应用

＊ 疮疖肿毒，毒蛇咬伤：野菊花30g，水煎服。并洗敷患处。

＊ 高血压，高脂血症：野菊花，开水泡，代茶饮。

＊ 病毒性肝炎：野菊花、金银花、紫花地丁、大青叶各30g，紫背天葵10g。水煎服。

7 温里药

温里药是指能温里祛寒，以治疗里寒证为主要作用的药物。

临床上主要用于脾胃虚寒证、肺寒痰饮证、少腹痛、寒疝疼痛、肾阳不足证、心肾阳虚证和亡阳厥逆证等。

现代药理作用表明，温里药具有镇静、镇痛、健胃、抗血栓形成、抗溃疡、抗腹泻、抗缺氧、扩张血管等作用，还有强心、抗休克、抗惊厥、促进胆汁分泌等作用。主要用于治疗慢性胃炎、慢性肠炎、慢性支气管炎、休克等。

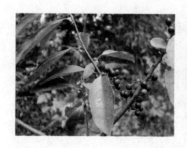
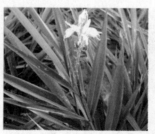
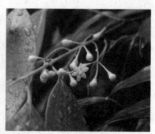

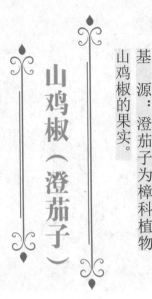

山鸡椒（澄茄子）

基源：澄茄子为樟科植物山鸡椒的果实。

原植物

落叶灌木或小乔木。根圆锥形，灰白色。树皮幼时黄绿色，老时灰褐色，有浓烈的姜香，①小枝细长。②叶互生，长圆状披针形或长椭圆形，全缘，上面亮绿色，下面灰绿色。花小，雌雄异株，花序总梗纤细，每梗顶端有苞片4，上有4~6花组成小球状伞形花序；雄花花被6，椭圆形；雌花花被5~6，有多数不育雄蕊。③浆果核果状球形，熟时黑色，果梗3~5mm。花期4~5月，果期7~11月。

生境分布

生于向阳山坡林缘、灌丛或杂木林中。亦有栽培。分布于长江以南各省区。

采收加工

果实秋季成熟后采收，晒干。

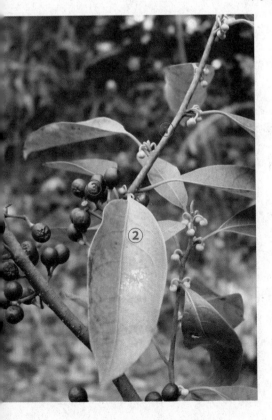

性味功能	味辛、微苦，性温。有温中下气、散寒止痛的功能。
主治用法	用于胃寒呕吐呃逆，气滞胸腹胀痛，寒疝腹痛，寒证，小便不利，小便浑浊。用量1.5~3g。

 应用

＊ 脾胃虚弱，气滞胸腹胀痛，不思饮食：澄茄子3g，神曲。研末制丸，姜汤水送下。

＊ 胃寒呕吐呃逆：澄茄子、高良姜各3g。水煎服。

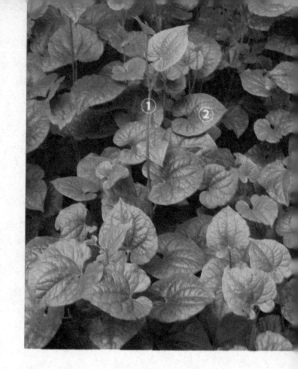

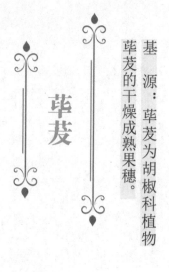

荜茇

基　源：荜茇为胡椒科植物荜茇的干燥成熟果穗。

原植物

多年生攀缘藤本，①枝有粗纵棱和沟槽。②叶互生，纸质；叶片卵圆形、卵形或卵状长圆形，先端渐尖，基部心形或耳状，基出脉 5~7 条。花单性，雌雄异株，排成与叶对生的穗状花序，无花被；雄蕊 2，花丝粗短；雌花序果期延长，子房上位，无花柱，柱头 3。浆果卵形。花期 7~9 月，果期 10 月至翌年春季。

生境分布

分布于印度尼西亚、菲律宾、越南、印度、尼泊尔，斯里兰卡。我国云南省德宏州盈江、瑞丽、潞西等县亦有野生，广西、广东、福建等省区有栽培。

采收加工

当果实近成熟，由黄变红褐色时采下果穗，晒干。

性味功能	味辛，性热。有温中散寒、行气止痛的功能。
炮　制	拣除杂质，去柄，筛净灰屑，用时捣碎。
主治用法	用于脘腹冷痛，呕吐，泄泻，偏头痛，牙痛。用量1.5~3g。

 应用

＊ 冠心病，心绞痛：荜茇、冰片、檀香、延胡索。水煎服。

＊ 牙疼：荜茇、高良姜、细辛。研粉涂患处。

＊ 胃寒吐涎，吐酸水及心腹冷痛：荜茇、姜厚朴。水煎服。

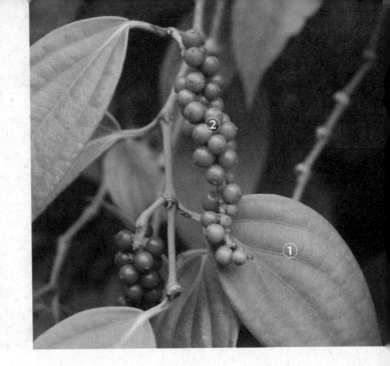

胡椒（白胡椒，黑胡椒）

基源：黑胡椒与白胡椒为胡椒科植物胡椒的果实。

原植物

攀缘状藤本。①叶互生，革质，阔卵形、卵状长圆形或椭圆形，全缘。花杂性，无花被，雌雄同株，排成与叶对生穗状花序；雄蕊2；子房上位。②浆果球形，无柄，果穗圆柱状，熟时红黄色。花期4~10月，果期10月至次年4月。

生境分布

生于荫蔽处的树林中。分布于东南亚，我国海南、广西、福建、台湾、云南等省、自治区有引种栽培。

采收加工

黑胡椒：果实近成熟果穗基部的果实变红时，晒干。白胡椒：全部成熟时采收，擦去果肉，洗净晒干。

性味功能	味辛，性热。有温中散寒、健胃止痛、消解毒的功能。
炮 制	果穗先晒，后去皮，充分晒干。
主治用法	用于胃寒呕吐，腹痛泄泻，食欲不振，癫痫痰多。外用于受寒腹痛，疟疾，冻伤，湿疹。用量0.6~1.5g。

 应用

＊ 小儿消化不良性腹泻：白胡椒粉、葡萄糖粉，水冲服。

＊ 牛皮癣，湿疹：白胡椒，研末，水煎外洗敷。

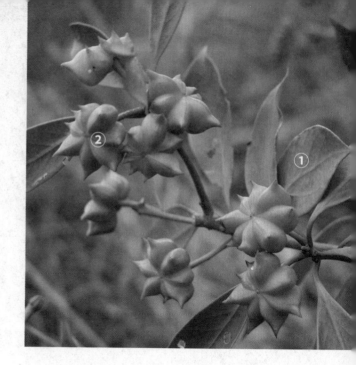

八角（八角茴香）

基源：八角茴香为八角科植物八角的果实。

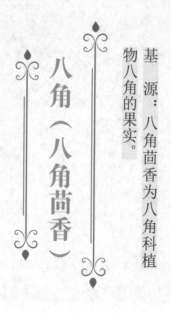

原植物

常绿乔木，高达20m。树皮灰褐色。①叶互生或3~6簇生于枝端；叶片革质，椭圆状倒卵形或椭圆状倒披针形，长5~12cm，宽2~4cm，先端渐尖或急尖，基部楔形，全缘。花单生于叶腋或近顶生，花被7~12，覆瓦状排列，内轮粉红色至深红色。②聚合果八角形，果扁平，先端钝尖或钝。花期4~5月，果期6~7月。

生境分布

生于湿润、土壤疏松的山地，多为栽培。我国广东、广西、贵州、云南、福建、台湾等省区均有分布。

采收加工

于秋、冬季果实变黄时采摘，置沸水中稍烫后干燥或直接干燥。

性味功能	味辛，性温。有温中散寒、理气止痛的功能。
炮　　制	筛去泥屑种子，拣去果柄杂质。
主治用法	用于胃寒呕吐，食欲不振，疝气腹痛，肾虚腰痛。用量3~6g。

 应用

＊ 阴寒腹痛，疝气：八角茴香、肉桂、生姜、沉香、乌药水。煎服。

＊ 脘腹冷痛，呕吐食少：八角茴香、生姜水。煎服。

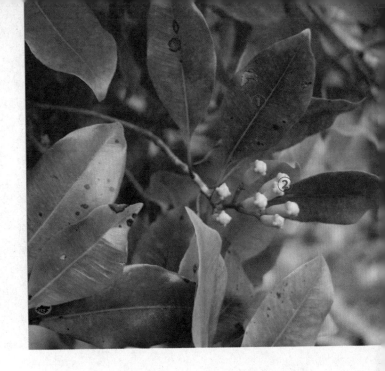

丁香

基源：丁香为桃金娘科植物丁香的花蕾。

原植物

别名：母丁香、公丁香。常绿小乔木。①叶对生，革质，长圆状倒卵形，先端尖，基部渐狭至叶柄，全缘。②聚伞状圆锥花序顶生，芳香；花萼肥厚，绿色后转淡紫色，长管状，先端4裂；花冠白色，带淡紫色，短管状，4裂。浆果红棕色，长方椭圆形，有光泽，先端宿存花萼，裂片肥厚，有香气。种子长方形，与果皮分离。花期6~7月，果期8~9月。

生境分布

我国广东、海南有栽培。

采收加工

9月至次年3月，花蕾由青转为鲜红时采摘，晒干。

性味功能	味辛，性温。有温中降逆、补肾助阳、止痛的功能。
炮　　制	除去杂质，筛去灰屑。用时捣碎。
主治用法	用于脾胃虚寒，呃逆呕吐，食少吐泻，心腹冷痛，肾虚阳痿，小儿吐乳，腰膝酸痛，阴冷。用量1~3g。

 应用

＊ 胃寒呕逆：丁香、柿蒂各3g，生姜6g，党参12g。水煎服。

＊ 急性胃肠炎，消化不良：丁香、砂仁、白术、党参、陈皮、生姜。水煎服。

＊ 胃痛：丁香6g，肉桂、木香、乌药各12g。共研细粉，每服2g，每日3次。

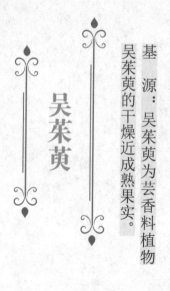

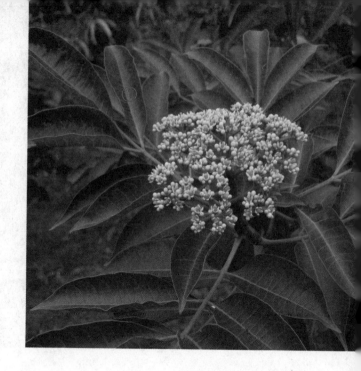

基源：吴茱萸为芸香料植物吴茱萸的干燥近成熟果实。

吴茱萸

原植物

别名：吴萸、曲药子、气辣子。小乔木。①单数羽状复叶对生，小叶5~9，椭圆形或卵形，具淡褐色长柔毛及透明油点。②聚伞状圆锥花序顶生，雌雄异株；花瓣5，黄白色。蒴果五角状扁球形，暗黄绿色至褐色，粗糙，有点状突起或油点，顶端有五角星状裂隙，其部残留果梗，紫红色，有油腺点。花期6~8月，果期9~11月。

生境分布

生于林下或林缘。分布于陕西、甘肃及长江以南各地区。

采收加工

8~11月果实未裂时，剪下果枝，晒干或微火炕干。

性味功能	味辛、苦，性热；有小毒。有温中散寒、疏肝止痛的功能。
炮　制	炙吴茱萸：取甘草煎汤，去渣取汤，加入净吴茱萸，浸泡至汤液吸干为度，微火焙干。
主治用法	用于脘腹冷痛，呃逆吞酸，厥阴头痛，经行腹痛，呕吐腹泻，疝痛，痛经。外治口疮。用量1.5~4.5g。阴虚火旺者忌服。

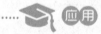

* 高血压病：吴茱萸适量，研末，每晚醋调敷两脚心。
* 湿疹，神经性皮炎黄水疮：吴茱萸研末，凡士林调成软膏，搽患处。

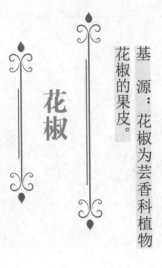

花椒

基　源：花椒为芸香科植物花椒的果皮。

原植物

别名：川椒、红椒、蜀椒。小乔木。①茎上有皮刺及皮孔。②奇数羽状复叶互生，有小叶翼；小叶 5~9，对生，纸质，卵形或卵状长圆形。顶生聚伞状圆锥花序，单性异株。③果球形，自顶端沿腹背缝线开裂，成基部相连的两瓣状，红色至紫红色，极皱缩，外面密生疣状突起的腺体。种子圆球形，黑色，有光泽。花期 3~5 月，果期 7~10 月。

生境分布

生于山坡灌木丛或路旁，栽培于庭园。分布于河北、甘肃、陕西、河南、山东、江西、湖北、湖南、广东、广西及西藏等省区。

采收加工

秋季果实成熟时采摘，晒干。

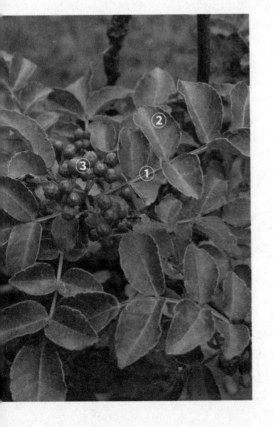

性味功能	味辛，性温。有温中助阳、散寒燥湿、止痒、驱虫的功能。
炮　制	除去杂质，晒干。
主治用法	用于脘腹冷痛，呕吐，腹泻，阳虚痰喘，蛔虫、蛲虫病。外用于皮肤瘙痒、疮疥。用量3~6g。水煎服。

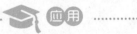

＊ 脘腹冷痛：花椒、干姜各 6g，党参 12g。加糖温服。

＊ 寒湿泄泻：花椒、苍术、陈皮、木香。水煎服。

＊ 虫积腹痛：花椒、生姜、榧子。水煎服。

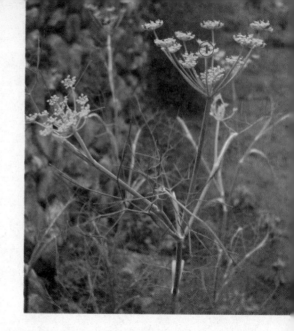

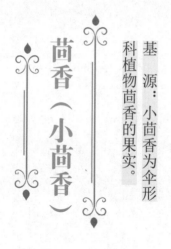

茴香（小茴香）

基源：小茴香为伞形科植物茴香的果实。

原植物

别名：小茴、香丝菜、小香。多年生草本，有强烈香气。叶柄，基部鞘状抱茎，上部叶柄部分或全部成鞘状；叶卵圆形或广三角形，3~4 回羽状分裂，末回裂片线状或丝状。①复伞形花序顶生或侧生；伞幅 8~30；小伞形花序有花 14~39，花黄色，有梗；花瓣 5，先端内折；雄蕊 5；子房下位。双县悬果卵状长圆形，光滑，侧扁；分果有 5 条凸起纵棱，每棱槽中有油管 1，合生面有 2。花期 6~7 月，果期 10 月。

生境分布

我国各地区均有栽培。

采收加工

秋季果实刚熟时采割植株，打下果实，晒干。

性味功能	味辛，性温。有祛寒止痛、理气和胃的功能。
炮 制	茴香：簸去灰屑，拣去果柄、杂质。盐茴香：取净茴香，用文火炒至表面呈深黄色、有焦香气味时，用盐水乘热喷入，焙干。
主治用法	用于胃寒胀痛，少腹冷痛，睾丸偏坠，脘腹胀痛，食少吐泻，痛经，疝痛。用量3~9g。

* 消化不良：小茴香、生姜、厚朴。水煎服。
* 睾丸鞘膜积液引起疼痛、肿痛：小茴香、木香各 3g，川楝子、白芍各 12g，枳壳、黄柏各 9g，生薏苡仁 24g，木通 6g。水煎服。

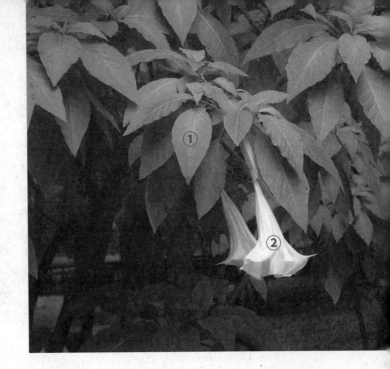

木本曼陀罗（洋金花）

基源：洋金花为茄科植物木本曼陀罗的花、叶。

原植物

小乔木，高约 2m。茎粗壮，上部分枝。①叶卵状披针形、矩圆形或卵形，顶端渐尖或急尖，基部不对称楔形，全缘、微波状或缺刻状齿，两面有微柔毛。②花单生，俯垂，花萼筒状，中部稍膨胀，裂片长三角形；花冠白色、脉纹绿色，长漏斗状，筒中部以下较细而向上渐扩大成喇叭状，檐部裂片有长渐尖头；雄蕊不伸出花冠筒，花柱伸出花冠筒，柱头稍膨大，浆果状蒴果，表面平滑，广卵状。

生境分布

原产美洲；我国福州、广州及西双版纳等地也有栽培。

采收加工

夏季花初开时采收，晒干或低温干燥。

性味功能	味辛，性温，有毒。有定喘、祛风、麻醉止痛的功能。
主治用法	用于哮喘，风湿痹痛，脚气，疮疡疼痛。外科手术麻醉剂。用量 0.1g，水煎服。外用适量，煎水洗或研末调敷。

 应用

* 麻醉：洋金花、生草乌、川芎、当归。水煎服。
* 慢性气管炎：洋金花注射液，肌肉注射。
* 精神分裂症：洋金花，水煎服。

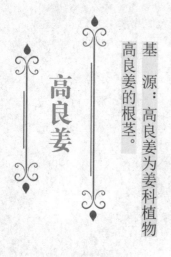

高良姜

基源：高良姜为姜科植物高良姜的根茎。

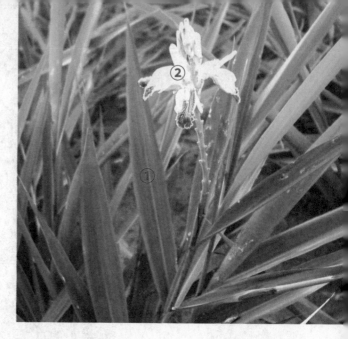

原植物

别名：良姜、小良姜。多年生草本。根茎圆柱形，有分枝块状节，节上有膜质鳞片，节上生根。①叶 2 列，无柄，叶鞘抱茎，边缘及叶舌膜质，渐尖。叶线状披针形，先端尖，基部渐狭，全缘或有疏锯齿。②圆锥总状花序顶生，花稠密，有柔毛，花序轴红棕色；花萼筒状，3 浅裂；花冠白色或淡红色；花冠管漏斗状，3 裂，长圆形；唇瓣淡红色，有紫红色条纹；侧生退化雄蕊 1，生在花冠管喉部上方，花丝线形；子房下位，柱头 2 唇状，有缘毛。蒴果不开裂，球形，被茸毛，橘红色，种子有假种皮，具钝棱角，棕色。花期 4~10 月，果期 9~11 月。

生境分布

生于山坡草地或灌丛。分布于广西、广东、云南等地。

采收加工

夏末、秋初挖取生长 4~6 年的根茎，切成小段，晒干。

性味功能	味辛，性热。有温胃、散寒、行气止痛的功能。
炮　制	拣净杂质，水洗，稍浸，捞出，润透，切片，晾干。
主治用法	用于脘腹冷痛，胃寒呕吐，消积食滞，消化不良，噎膈反胃，急性肠胃炎。用量3~6g。外用适量。

＊ 胃、十二指肠溃疡，慢性胃病等胃部疼痛：高良姜、香附。水煎服。

＊ 胃寒呃逆：高良姜、荜澄茄、党参、茯苓等。水煎服。

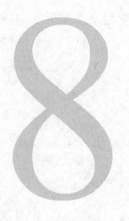

8 理气药

理气药是指疏理气机，以治疗气滞或气逆证为主要作用的药物，又称行气药。

临床上主要用于治疗脾胃气滞所致的脘腹胀痛、嗳气吞酸、恶心呕吐、腹泻或便秘等；肝气郁滞所致胁肋胀痛、疝气疼痛、乳房胀痛、月经不调等；肺气壅滞所致胸闷胸痛、咳嗽气喘等。

现代药理作用证明，大部分理气药具有抑制或兴奋胃肠平滑肌的作用，或促进消化液的分泌，或利胆等作用。本类药物现代多用于治疗胃炎、肠炎、消化道溃疡、胆囊炎以及慢性支气管炎等。

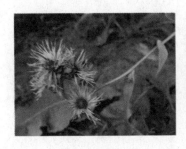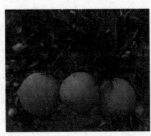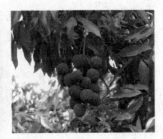

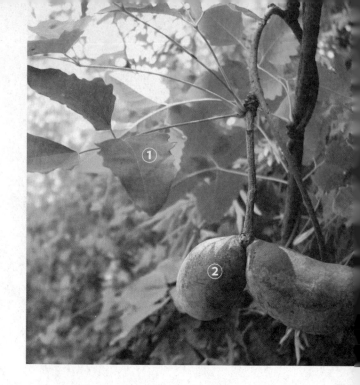

白木通（预知子，木通）

基源：预知子为木通科植物白木通的干燥成熟果实，木通为其干燥藤茎。

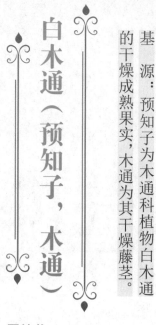

原植物

别名:八月瓜藤、八月炸、腊瓜。落叶或半常绿藤本。①三出复叶，小叶革质、卵状矩圆形，先端钝圆，凹入，基部圆形或稍呈心脏形至宽楔形，全缘或微波状。花单性，雌雄同株，紫色微红或淡紫色，总状花序腋生，长约15cm；雄花着生于花序上部，具细小苞片，花被3，雄蕊6;雌花1~3朵生于花序下部，雌蕊3~6。②浆果状果，成熟时紫色。花期3~4月，果期10~11月。

生境分布

生于山坡灌丛中或沟边半阴湿处。分布于河北、山西、甘肃、陕西、河南、山东及长江以南大部分地区。

采收加工

8~9月果实将成熟变黄时摘取，晒干或焙干。

性味功能	味甘，性温。有疏肝理气、补肾、活血止痛的功能。
主治用法	用于胸胁疼痛，肝胃气痛，痛经，疝气，小便不利，赤白痢疾，腰痛，烦渴，子宫下坠。用量3~9g，水煎服。孕妇慎服。

 应用

＊ 淋巴结核：预知子、金樱子、海金沙根各40g，天葵子80g。煎服。

＊ 睾丸肿痛：预知子1个，金樱子30g，猪小肠120g。炖服。

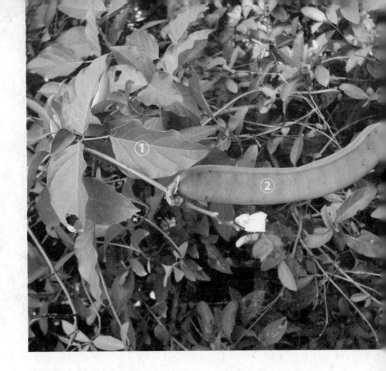

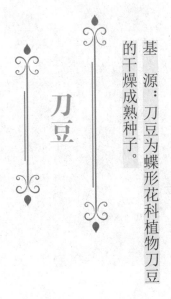

刀豆

基源：刀豆为蝶形花科植物刀豆的干燥成熟种子。

原植物

一年生草质藤本。①三出复叶，卵形，先端渐尖，基部宽楔形，全缘，侧生小叶基部圆形，偏斜。总状花序腋生，2~3 朵簇生花序轴上；萼管上唇 2 裂，下唇 3 裂；②花冠蝶形，淡红色或淡紫色，旗瓣顶端凹入，基部有耳及宽爪，翼瓣和龙骨瓣具向下的耳。③荚果线形，扁而弯曲，先端弯曲或钩状，边缘有隆脊。种子椭圆形，粉红色、红色或褐色。花期 6~9 月，果期 8~11 月。

生境分布

栽培于温暖地带。分布于江苏、安徽、浙江、湖北、湖南、广东、广西、陕西、四川等省区。

采收加工

秋季种子成熟时采收荚果，剥取种子，晒干。

性味功能	味甘，性温。有温中下气、益肾补元的功能。
炮　　制	除去杂质，用时捣碎。
主治用法	用于虚寒呃逆，呕吐，肾虚腰痛，痰喘。用量4.5~9g。

 应用

＊ 小儿疝气：刀豆 4.5g。研粉，开水冲服。

＊ 气滞呃逆，膈闷不舒：刀豆 6g。开水送服。

＊ 百日咳：刀豆二粒，甘草 3g。加冰糖适量，水煎服。

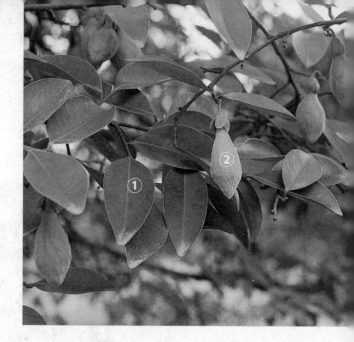

白木香（沉香）

基源： 沉香为瑞香科植物白木香含有树脂的木材。

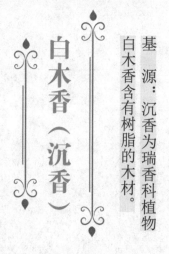

原植物

别名：土沉香（海南）、女儿香（广东）。高大常绿乔木。①叶互生，革质，长卵形、椭圆形，先端渐尖，有光泽，基部楔形，全缘。伞形花序顶生和腋生，花黄绿色；雄蕊 10 枚，着生于花被筒喉部；子房上位。②蒴果木质，扁倒卵形，下垂，密被灰色毛，花被宿存。种子 1，基部有长于种子两倍的角状附属体，棕红色。花期 4~5 月，果期 7~8 月。

生境分布

生于平地、丘陵。分布于广东、海南、广西等省区。

采收加工

全年均可采收，在树干上顺砍数刀，待其分泌树脂，数年后，即可割取含树脂的木材，即"沉香"。

性味功能	味辛、苦，性微温。有行气止痛、温中止呕、纳气平喘、暖肾的功能。
炮　　制	本品呈不规则块、片状或盔帽状，有的为小碎块。表面凹凸不平，有刀痕，偶有孔洞，可见黑褐色树脂与黄白色木部相间的斑纹，孔洞及凹窝表面多呈朽木状。质较坚实，断面刺状。气芳香，味苦。
主治用法	用于胸腹胀闷疼痛，胃寒呕吐呃逆，肾虚气逆喘急。

 应用

* 支气管哮喘：沉香 1.5g，侧柏叶 3g。研末，睡前水冲服。
* 急性胃炎：沉香、丁香、肉桂。水煎服。

檀香

原植物

常绿乔木。具寄生根。树皮棕灰色，粗糙或有纵裂，多分枝，枝柔软，开展，幼枝圆形。①单叶对生，革质，椭圆状卵形或卵状披针形，先端渐尖，基部楔形，全缘，上面绿色，下面苍白色。②三歧或聚伞状圆锥花序，花小，初为淡黄花后变为紫黄色，花被钟形，先端4裂，裂片卵圆形，蜜腺4枚，呈圆形，着生于花被管中部与花被片互生。核果球形，成熟时黑色，肉质多汁，内果皮坚硬，具3短棱。花期为6~7月。

生境分布

印度、澳大利亚、印度尼西亚和南亚有野生或栽培。我国广东、海南、云南等省有引种。

采收加工

采伐木材后，切成段，除去树皮和边材即得。

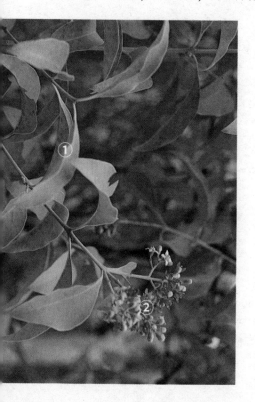

性味功能	味辛，性温。有理气、和胃、止痛的功能。
炮　制	除去杂质，镑片或锯成小段，劈成小碎块。
主治用法	用于寒凝气滞，胸腹疼痛，胃寒作痛，气逆，呕吐，冠心病，心绞痛。用量3~6g。或入丸散。

 应用

＊ 心腹冷痛：檀香9g，干姜15g。开水泡饮。

＊ 噎膈饮食不入：檀香4.5g，茯苓、橘红各6g。研极细末，用人参汤调服。

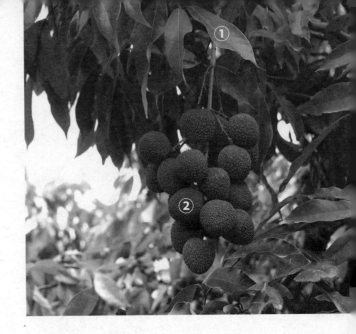

荔枝（荔枝核）

基源：荔枝核为无患子科植物荔枝的种子。

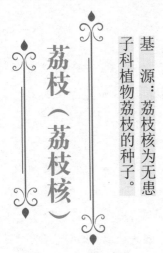

原植物

常绿乔木。①双数羽状复叶互生；革质，长椭圆形，先端渐尖，基部楔形，全缘。圆锥花序顶生，绿白色或淡黄色，杂性；花被杯状，4 裂，密被锈色柔毛。②核果卵圆形，果皮干硬而薄，有瘤状突起，红色。种子外被白色假种皮，肉质。种子长圆形，有光泽。花期 2~3 月，果期 6~7 月。

生境分布

福建、广东、海南、广西、四川等省区有栽培。

采收加工

6~7 月果皮变红时采摘，除去果皮及果肉，晒干。

性味功能	味甘、涩，性温。有理气、祛寒、散结止痛的功能。
炮　制	荔枝核：除去杂质，洗净，干燥。用时捣碎。盐荔枝核：取净荔枝核，捣碎后照盐水炙法炒干。
主治用法	用于胃脘痛，疝气痛，妇女气滞血瘀，腹痛。用量4.9~9g。

* 血气刺痛：荔枝核烧存性25g，香附子 50g。研末，盐酒送下。

* 疝气，睾丸炎：荔枝核、陈皮、小茴香。研末糊丸，空心酒服。

* 心腹胃脘久痛：荔枝核3g，木香2.4g。研末，水调服。

* 脾虚久泻：荔枝核、大枣各 7 枚，山药、鸡内金各6g。水煎服。

酸橙（枳实，枳壳）

基源：枳实为芸香科植物酸橙的干燥幼果；其未成熟果实作枳壳入药。

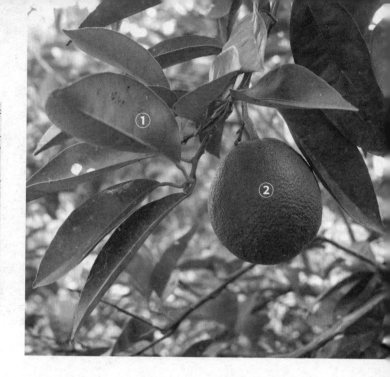

原植物

别名：枸头橙。常绿小乔木。茎枝有长刺。①叶互生，革质；叶柄有狭长形或倒心形叶翼；叶倒卵状椭圆形或卵状长圆形，先端短钝、渐尖或有微凹头，基部阔楔形或圆形，全缘或有微波状锯齿，有半透明油点。总状花序簇生叶腋，白色；花瓣5；雄蕊多数。②果皮粗糙，橙黄色，汁酸。花期4~5月，果期11月。

生境分布

多栽培于丘陵、低山地带。分布于我国长江流域。

采收加工

枳实：5~6月收集自落果实，切半，晒干。枳壳：于7月果皮尚绿时采收，切半，晒干。

性味功能	味苦、酸，性微寒。有行气宽中、消食化痰的功能。
炮　　制	枳壳：除去杂质，洗净，润透，切薄片，干燥后筛去碎落的瓢核。
主治用法	用于胸胁胀痛，食积不化，痰饮，胃下垂，子宫脱垂。用量3~9g。

 应用

* 产后子宫脱垂：枳壳30g。水煎服。
* 男子疝气及脱肛：枳壳15g。水煎服。
* 急性结膜炎：枳壳、防风、荆芥、黄芩、连翘各3g。水煎服。

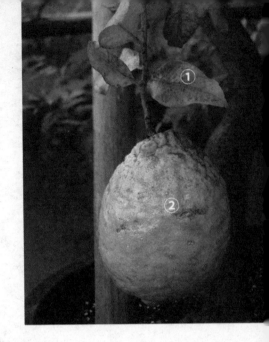

香橼

基源：香橼为芸香科植物香橼的果实。

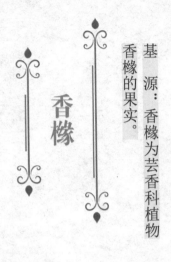

原植物

别名：枸橼。小乔木或灌木。枝具短硬棘刺。①叶互生，无叶翅；叶革质，卵状长圆形，先端钝或短锐尖，基部宽楔形，边缘有锯齿，有半透明油腺点。总状花序或 3~10 朵簇生于叶腋；花萼浅杯状，5 浅裂；花瓣 5，内面白色，外面淡紫色。②柑果长圆形、卵圆形，顶端有一乳头状突起，熟时柠檬黄色，芳香；果汁黄色，味极酸而苦。花期 4 月，果期 10~11 月。

生境分布

栽培于低山带或丘陵。分布于我国江苏、浙江、福建、台湾、湖北、湖南、广东、广西、四川、云南等省区。

采收加工

秋季采摘果实，放置 2~3 日，果皮稍干时切成片，或趁鲜切成片状，晒干或低温烤干。

性味功能	味辛、苦、酸，性温。有理气、舒肝、和胃、化痰的功能。
炮 制	趁鲜切片，晒干或低温干燥。
主治用法	用于胸胁脘腹胀痛，嗳气，呕吐，痰多咳嗽。用量 4.5~9g。

 应用

＊ 痰饮咳嗽：香橼（去核切片），酒煮令熟烂，蜜拌匀，呷服。

＊ 脘腹胀痛：香橼 1 枚，砂仁 6g。各煅存性为散，砂糖拌调，空心顿服。

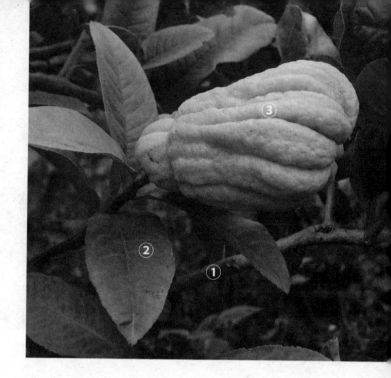

佛手

基源：佛手为芸香科植物佛手的果实。

原植物

常绿小乔木。①枝有短硬刺。②叶互生，革质，有透明油点，长椭圆形或倒卵状长圆形，先端钝或凹缺，基部近圆形或楔形，叶缘有浅波状钝锯齿。花单生，簇生或为短总状花序；花瓣5，内面白色，外面紫色。③柑果卵形、长圆形或矩圆形，分裂如拳状或指状，橙黄色，粗糙，果肉淡黄色。花期4~5月，果期10~12月。

生境分布

生于热带、亚热带，栽培。分布于浙江、江西、福建、广东、云南、四川等地。

采收加工

秋季果实尚未变黄或变黄时采收，纵切成薄片，干燥。

性味功能	味辛、苦、酸，性温。有舒肝和胃、行气止痛、消食化痰的功能。
炮　　制	纵切成薄片，晒干或低温干燥。
主治用法	用于胸闷气滞，胸胁胀痛，食欲不振，胃脘疼痛，呕吐，痰饮咳喘。用量3~9g。

 应用

＊ 消化不良：佛手、枳壳、生姜各3g，黄连0.9g。水煎服。

＊ 痰气咳嗽：佛手9g。水煎服。

橘（陈皮，橘红，橘核）

基源：陈皮为芸香科植物橘的成熟果皮；橘红为其外层果皮；橘核为其种子。

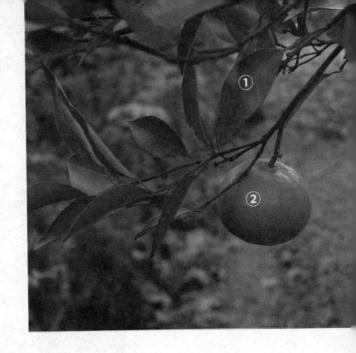

原植物

常绿小乔木。①叶互生，革质，披针形或椭圆形，全缘或有细钝齿，有半透明油点。花单生或数朵生于枝端和叶腋，白色或带淡红色；花瓣5。②柑果圆形，红色、橙黄色或淡红黄色，果皮疏松，易剥离。花期3~4月，果期10~11月。

生境分布

栽培于丘陵、山地或平原。分布于长江以南各省区。

采收加工

陈皮：9~12月采收成熟果实，剥去果皮，晒干。橘红：阴干或晒干。橘核：收集种子，晒干。

性味功能	味苦、辛，性温。陈皮有理气、健脾、燥湿、化痰的功能。橘红有散寒、燥湿、利气、消痰的功能。橘核有理气散结、止痛的功能。
炮　制	洗净，切片，晒干或鲜用。
主治用法	陈皮用于胸脘胀满，嗳气呕吐，食欲不振，咳嗽痰多。橘红用于风寒咳嗽，食积伤酒，呕恶痞闷。橘核用于小腹疝气，乳痛肿痛。用量3~9g。

 应用

﹡ 风寒感冒，咳嗽痰多：陈皮、前胡、杏仁各9g，紫苏叶4.5g。水煎服。

﹡ 胸痞作呕：陈皮、半夏、茯苓各9g，甘草3g。水煎服。

香圆

基源：香圆为芸香科植物香圆的干燥成熟果实。

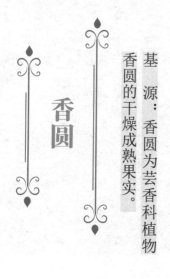

原植物

常绿乔木，分枝较多，有短刺。①叶互生，革质，单身复叶，阔翼倒心形；叶长椭圆形，先端短钝或渐尖，基部钝圆，全缘或有波状锯齿。②柑果圆形、长圆形或扁圆形，直径5~7cm，顶端有乳头状突起，橙黄色，果皮粗糙而有皱纹或平滑，有香气，味酸苦。种子多数，扁卵形。花期4~5月，果期10~11月。

生境分布

栽培。分布于陕西、江苏、浙江、江西、湖北、四川等省。

采收加工

秋季果实成熟时采收，切片，晒干。

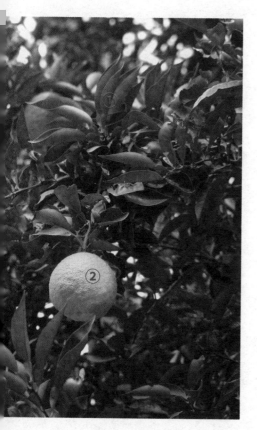

性味功能	味辛、苦、酸，性温。有理气、舒肝、和胃止痛、化痰功能。
炮　　制	整个剥两半后晒干或低温干燥，生用。
主治用法	用于胸胁脘腹胀痛，胃脘痞满，食欲不振，嗳气，气逆呕吐，痰多咳嗽，胃痛，消化不良。用量4.5~9g。

 应用

* 胸胁满闷，胃脘胀痛，恶心呕吐，食欲不振：香圆、厚朴、香附、党参、茯苓、神曲各9g，陈皮6g，豆蔻仁3g。水煎服。

* 咳嗽：香圆，煮烂，用蜜拌匀，常食。

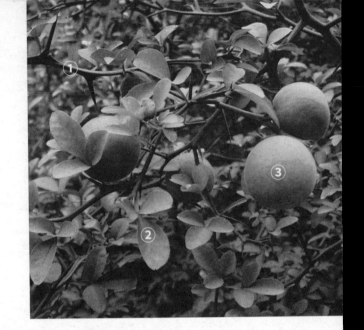

枳（枳实，枳壳）

基源：枳实、枳壳分别为芸香科植物枳的幼果及成熟果实。

原植物

别名：枸橘、枸桔。灌木或小乔木，①茎枝有粗大棘刺。②三出复叶互生，顶生小叶倒卵形或椭圆形，先端微凹，基部楔形，有小细锯齿；侧生小叶较小。花单生或对生叶腋，先叶开放，白色，香气；花瓣5。③柑果球形，橙黄色，短柔毛及油腺点。花期4~5月，果期7~10月。

生境分布

多栽培。分布于河北、河南、山东及长江以南各省区。

采收加工

7~9月采未熟（枳实）或成熟果实（枳壳）切两半或整个晒干。

性味功能	味苦、酸，性温。有健胃消食、理气止痛的功能。
主治用法	用于胃痛，消化不良，胸腹胀痛，便秘，子宫脱垂，脱肛，睾丸肿痛，疝痛。用量9~15g。

 应用

＊ 胃下垂：枳实适量。水煎服。

＊ 急性胃肠炎，细菌性痢疾：枳实、生大黄、白术、茯苓、神曲各9g，黄芩、泽泻各6g，川连4.5g。水煎服。

＊ 子宫脱垂：枳实30g，益母草、炙黄芪各15g，升麻6g。水煎服。

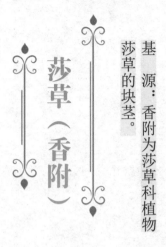

莎草（香附）

基源：香附为莎草科植物莎草的块茎。

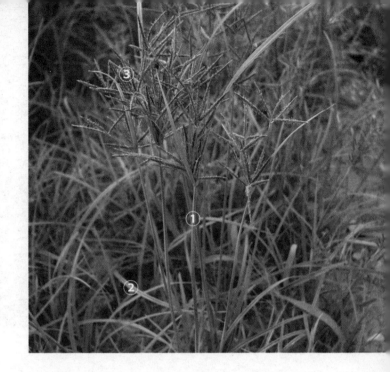

原植物

多年生宿根草本。匍匐根茎细长，顶端或中部膨大成纺锤形块茎，块茎紫黑色，有棕毛或黑褐色毛状物。①茎直立，三棱形。②叶基生，叶鞘棕色，裂成纤维状；叶片窄线形，先端尖，全缘。苞片叶状，长于花序；长侧枝聚伞花序单出或复出；③小穗线形，3~10 个排成伞形。小坚果椭圆形，具 3 棱。花期 6~8 月，果期 7~11 月。

生境分布

生于草地，路边向阳处。分布于全国大部分地区。

采收加工

春、秋采收块茎，晒干后除去毛须。

性味功能	味辛、微苦、甘，性平。有理气解郁、调经止痛的功能。
炮　　制	洗净，鲜用或晒干。
主治用法	用于胸脘胀满，两肋疼痛，月经不调。用量6~12g。

 应用

＊ 月经不调，腹痛有瘀块：香附、当归、炒白芍、艾叶、麦冬、杜仲、乌药、川芎、甘草。水煎服。

＊ 气滞胁痛：香附、炒白芍各9g，枳壳4.5g，甘草3g。水煎服。

＊ 慢性肝炎：香附9g，栀子、陈皮、法夏各6g，川连3g。水煎服。

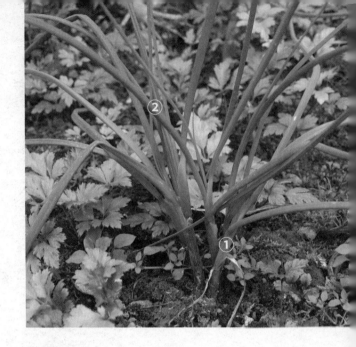

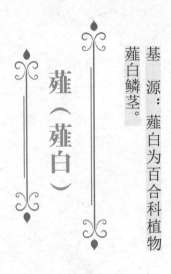

薤（薤白）

基源：薤白为百合科植物薤白鳞茎。

原植物

别名：薤、薤白头、荞头、野葱。多年生草本。①鳞茎长狭卵形或卵形，数个聚生，外被淡紫红色或白色膜质鳞被，有多数须根。②叶基生，直立，圆柱状，暗绿色，先端渐尖。花葶从基生叶丛中侧生，单一，圆柱形；顶生伞形花序，半球形，松散，有多数花，具苞片；花淡紫色或蓝紫色。蒴果倒卵形，先端凹入。花期7~8月，果期8~9月。

生境分布

生于山地较阴处。分布于河南、安徽、江苏、浙江、福建、江西、湖南、湖北、四川、贵州、云南等省。

采收加工

春、夏季采挖鳞茎，洗净泥土，蒸透或烫透，晒干。

性味功能	味辛、苦，性温。有通阳散结、行气的功能。
炮　　制	洗净、鲜用或晒干。
主治用法	用于胸胁刺痛，泻痢后重。用量6~9g。

 应用

﹡ 原发性高脂血症：薤白9g。水煎服。

﹡ 冠心病心绞痛：薤白、瓜蒌、丹参、红花、赤芍、川芎、降香。水煎服。

﹡ 支气管哮喘发作，胸胁刺痛：薤白9g。水煎服。

9 消食药

消食药是指能消化食积，以治疗饮食积滞为主要作用的药物。

临床上主要适用于食积停滞所致的脘腹胀满、嗳气泛酸、恶心呕吐、不思饮食、泄泻或便秘等症。

现代药理作用证明，消食药一般具有不同程度的助消化作用，个别药物还具有降血脂、强心、增加冠脉流量及抗心肌缺血、降压、抗菌等作用。

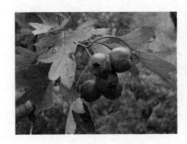
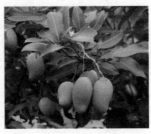
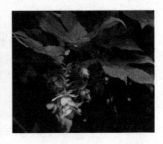

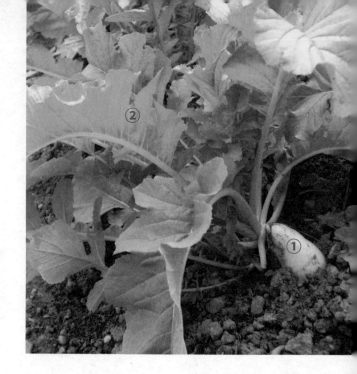

萝卜（莱菔子）

基源：莱菔子为十字花科植物萝卜的干燥成熟种子。

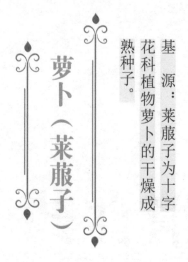

原植物

一年生或二年生草本。①根肉质。②基生叶丛生；茎生叶大头状羽裂，长椭圆形至披针形，边缘有锯齿或缺刻。总状花序顶生，呈圆锥状，紫红色或白色；花瓣4，具爪，有显著脉纹。长角果圆柱形，种子间缢缩，成熟时果瓣肥厚而呈海绵状，顶端具细长尖喙。种子近圆形，稍扁，红褐色或灰褐色。花期4~5月，果期5~6月。

生境分布

全国各地普遍栽培。

采收加工

6~7月种子成熟时割取地上部分，搓出种子，晒干。

性味功能	味辛、甘，性平。有下气、祛痰、消食化积的功能。
主治用法	用于咳嗽痰喘，食积气滞，胸闷腹胀，下痢后重。用量5~10g。

 应用

* 食积泄泻，腹胀嗳气：莱菔子、炒山楂各9g。水煎服。或研末吞服。
* 久咳痰喘，咳嗽气急多痰：莱菔子、葶苈子各3g，紫苏子9g。水煎服。
* 痢疾，腹泻：莱菔子9g。水煎服。

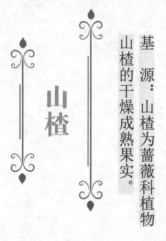

山楂

基源：山楂为蔷薇科植物山楂的干燥成熟果实。

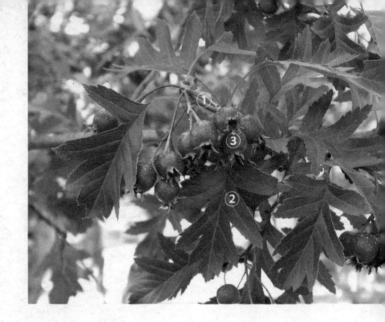

原植物

乔木。①小枝有刺。②叶宽卵形或三角状卵形，先端渐尖，基部楔形或宽楔形，3~5 对羽状深裂片，裂片卵状披针形，边缘有重锯齿。伞房花序，多花，总梗及花梗皆有毛。花瓣白色。雄蕊 20；花柱 3~5。③果实较小，近球形，深红色，有浅色斑点，萼片宿存。花期 5~6 月，果期 9~10 月。

生境分布

生于山坡林缘、灌丛中。分布于东北及河北、河南、山东、山西、内蒙古、江苏、陕西等省区。

采收加工

秋季果实成熟时采收，切片，干燥。

性味功能	味酸、甘，性微温。有消积化滞、破气散瘀的功能。
炮　　制	山楂：拣净杂质，筛去核。炒山楂：取拣净的山楂，置锅内用文火炒至外面呈淡黄色，取出，放凉。焦山楂：取拣净的山楂，置锅内用武火炒至外面焦褐色，内部黄褐色为度，喷淋清水，取出，晒干。山楂炭：取拣净的山楂，置锅内用武火炒至外面焦黑色，但须存性，喷淋清水，取出，晒干。
主治用法	用于肉食积滞，脘腹胀痛，小儿乳积，痢疾，泄泻，痛经，产后瘀血腹痛，疝气，高脂血症。用量6~12g。

 应用

＊ 慢性结肠炎：山楂、煨豆蔻、炒扁豆、煨木香。水煎服。

＊ 胃出血：山楂、白芍、陈棕炭、当归炭、党参、金樱子。水煎服。

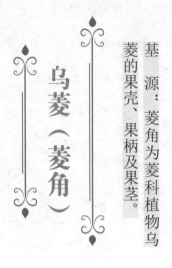

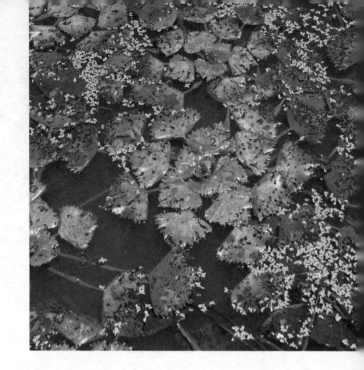

乌菱（菱角）

基源：菱角为菱科植物乌菱的果壳、果柄及果茎。

原植物

别名：水菱角、风菱。一年生浮水草本，根生于泥中。①茎上部直立，节较密，无根状叶，顶端丛生浮水叶，下部沉水叶根状对生，羽状细裂；柄中部海绵质，膨大部分成长纺锤形；②叶片宽菱形或卵状菱形；被软毛，有锯齿。花白色，单生叶腋，有梗；花萼4裂；花瓣4。果实绿色或带红色，扁倒三角形，先端二角具短刺且下弯，基部粗厚。花期7~10月，果期9~10月。

生境分布

栽培于池塘中。全国各地多有栽培。

采收加工

秋末采集，除果实鲜用外，其余均晒干备用。

性味功能	味甘、涩，性平。有健胃止痢、解毒消肿、止血的功能。
主治用法	用于胃溃疡，痢疾，乳房结块，便血，月经过多，肿瘤。菱柄外用于皮肤多发性疣赘；菱壳烧灰外用于黄水疮，痔疮。用量30~60g。生食或煮熟。

 应用

* 胃癌，食管癌：菱角、薏苡仁、紫藤、诃子各20g。水煎服，每日1剂。
* 脱肛：菱角壳，水煎洗。
* 头面黄水疮，无名肿毒及天疱疮：菱角壳，烧存性，麻油调敷患处。

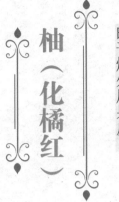

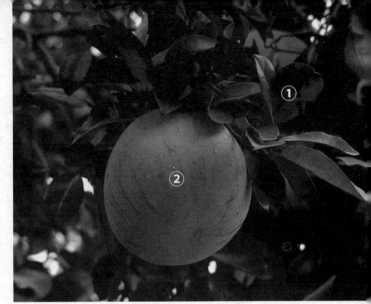

柚（化橘红）

基源：化橘红为芸香科植物柚的未成熟或近成熟的干燥外层果皮。

原植物

小乔木。小枝扁，有棱，具枝刺。①单生复叶，椭圆形或卵状椭圆形，先端钝或稍凹，基部宽楔形或圆形，有钝圆锯齿。叶柄的翅倒卵状三角形。花簇生叶腋。花瓣近匙形，开花时反曲，白色。②柑果扁球形，直径10~25cm，果皮平滑，黄色或黄绿色。花期5月。

生境分布

栽培于丘陵或低山地带。分布于我国浙江、江西、福建、台湾、湖北、湖南、广东、广西、四川、贵州、云南等地。

采收加工

夏季果实近成熟时采收，沸水烫后，将果皮割成5或7瓣，除去果瓤及部分中果皮，压制成形，干燥。

性味功能	味苦、辛，性温。有散寒理气、燥湿化痰的功能。
炮　　制	洗净，鲜用。
主治用法	用于风寒咳嗽，喉痒多痰，食积伤酒，胸膈胀闷，嗳气吐水。用量3~9g。

 应用

＊ 咳嗽痰多，胸闷腹滞：化橘红、半夏、杏仁、贝母、茯苓、麦冬、生石膏、瓜蒌皮、陈皮、生地黄、桔梗、紫菀、款冬花、紫苏子、甘草。制丸，温开水送服。

＊ 小儿喘咳：柚子皮、艾叶各6g，甘草3g。水煎服。

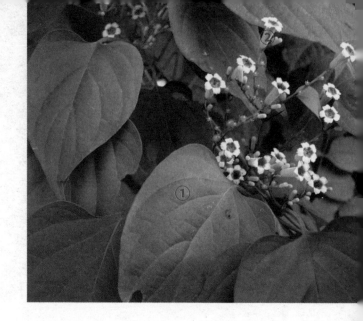

鸡矢藤

基　源：鸡矢藤为茜草科
植物鸡矢藤的地上部分。

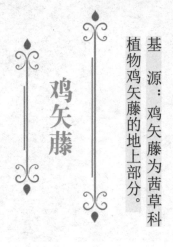

原植物

多年生草质藤本，老茎木质。①叶对生，纸质，折断时有臭气；叶片形状变异很大，宽卵形至披针形，顶端急尖至渐尖，基部宽楔形、圆形至浅心形，叶脉处有毛。②腋生聚伞花序较疏散，顶生聚伞花序大，排列成圆锥形；花紫色，萼管陀螺状，5裂，被短柔毛；花冠5裂，被毛。核果球形，绿黄色。花期7~8月，果期9~10月。

生境分布

生于沟边、村路旁、山坡灌丛中，缠绕树干上或攀附岩石。分布于江苏、浙江、安徽、江西、福建、湖南、湖北、广东、广西、贵州、云南、四川等省区。

采收加工

夏秋季采收全草，鲜用或晒干。

性味功能	味辛、微苦，性温。有祛风活血、止痛解毒、消食导滞、除湿消肿的功能。
炮　　制	洗净，地上部分切段，根部切片，鲜用或晒干。
主治用法	用于风湿疼痛，腹泻痢疾，脘腹疼痛，气虚浮肿，头昏食少，肝脾肿大，肠痈，疮疡肿毒，跌打损伤。用量10~15g。外用适量。

 应用

＊ 肝硬化腹水：鸡矢藤50g，大蒜茎100g。水煎服。

＊ 风湿性关节炎：鲜鸡矢藤、络石藤各50g。水炖服。

玉米（玉米须）

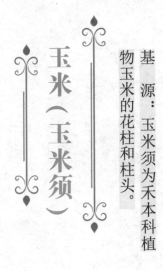

基源：玉米须为禾本科植物玉米的花柱和柱头。

原植物

一年生草本。①叶互生，阔长条状披针形，先端渐尖，边缘波状，中脉明显，叶鞘包茎；叶舌紧贴茎。②花序单生，雄花序顶生，大型圆锥花序，小穗成对生于各节，花柱线形，质柔软；雌花序腋生，小穗成对排列于穗轴周围。颖果稍呈球形，超出颖片和稃片之外。花期6~8月，果期7~9月。

生境分布

全国各地广为栽培。

采收加工

秋季收获玉米时采收玉米须，晒干或鲜用。

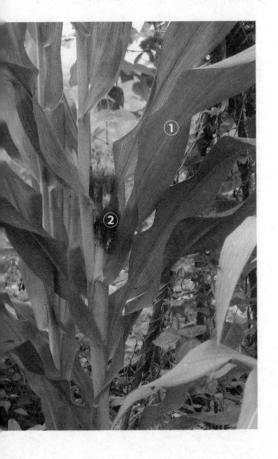

性味功能	味甘，性平。有利尿消肿、利胆退黄、降压的功能。
主治用法	用于急、慢性肾炎，水肿，急、慢性肝炎，高血压，糖尿病，尿路结石，胆道结石。用量15~30g，水煎服。

* 水肿，小便不利：玉米须、桂花、商陆1.5g，红枣数枚。水煎服。
* 糖尿病：玉米须50g，积雪草100g。水煎服。
* 高血压：玉米须50g，冰糖适量。水煎服。
* 百日咳：玉米须50g，咸李干1个。水煎服。

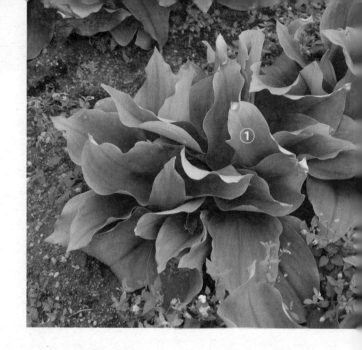

基　源：山柰为姜科植物
山柰的根茎。

山柰

原植物

　　别名：沙姜、三柰。多年生草本。根茎块状，单个或数个相连，绿白色，芳香。叶 2~4，贴地生长，近无柄；宽卵形，①叶基具苞状退化叶，膜质，长圆形。穗状花序小苞片，绿色；花冠管细长，白色；侧生的退化雄蕊花瓣状，白色，唇瓣 2 裂至中部以下，微凹，白色，喉部紫红色。蒴果。花期 8~9 月。

生境分布

　　生于山坡、林下、草丛中，多为栽培。分布于广东、广西、云南、福建、台湾等省区。

采收加工

　　冬季地上茎叶枯萎时，挖取根茎，切片，晒干。

性味功能	味辛，性温。有温中化湿、行气止痛的功能。
炮　　制	洗净，除去须根，切片，晒干。
主治用法	有温中散寒，除湿辟秽的功用。用于心腹冷痛，寒湿吐泻，牙痛。用量6~9g；外用粉末适量塞龋孔中或擦牙。此外，本品亦常用为调味料。

 应用

　　＊ 心腹冷痛：山柰、丁香、当归、甘草等份。研末，醋糊丸，酒下。

　　＊ 牙痛：山柰 6g。研末，塞龋孔中或擦牙。

　　＊ 挫伤，痛经，癌痛：山柰、麝香。研末，敷痛处。

10

驱虫药

驱虫药是指能驱除或杀灭寄生虫，使虫除、痛止、积消，以治疗人体寄生虫病为主要作用的药物。

临床上适用于治疗蛔虫、蛲虫、绦虫、钩虫等消化道寄生虫病。

现代药理作用表明：驱虫药对寄生虫体有麻痹作用，使其瘫痪以致死亡。部分驱虫药有抗真菌、抗病毒及抗肿瘤等作用。某些驱虫药物还有促进胃肠蠕动、兴奋子宫、减慢心率、扩张血管、降低血压等作用。

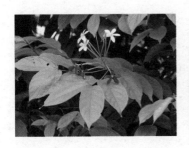 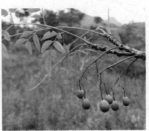 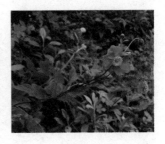

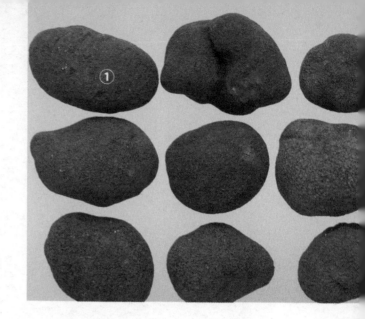

雷丸

基源：雷丸为真菌雷丸的干燥菌核。

原植物

腐生菌类。子实体寿命很短。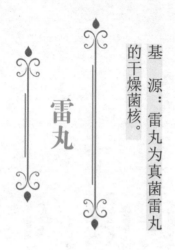菌核为不规则的坚块状至球形或近卵形，直径 0.8~2.5cm, 稀达 4cm；黑棕色，具细密纹理或细皱纹，内面为紧密交织的菌丝体。质地坚硬，断面蜡白色，半透明，具白色纹理，略带黏性。

生境分布

多生于竹林中，竹根附近，或棕榈、油桐等树根下。分布于我国西北、西南、华南等地。

采收加工

秋季采挖，洗净，晒干。

性味功能	味苦，性寒；有小毒。有杀虫消积的功能。
炮　　制	拣去杂质，洗净润透，切片晒干；或洗净晒干，用时捣碎。
主治用法	用于虫积腹痛，小儿疳积，绦虫、钩虫、蛔虫病。用量 10~20g。不宜入煎剂，多粉碎服用。

🎓 应用

* 绦虫：雷丸 20g。研细粉，水调成膏，冲服。
* 钩虫：雷丸 9g。研细粉，榧子肉、槟榔各 9g。水煎，药液冲雷丸粉服。
* 蛲虫：雷丸 3g，大黄、二丑各 9g。研粉，空腹，水冲服。

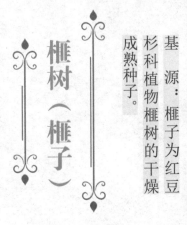

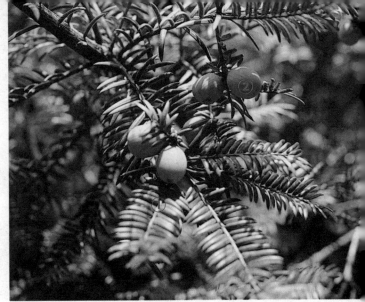

榧树（榧子）

基源：榧子为红豆杉科植物榧树的干燥成熟种子。

原植物

乔木。①叶条形，两列。花单性，雌雄异株，雄球花单生于叶腋，雄蕊多数，4~8轮；雌球花成对着生叶腋，只1花发育。②种子核果状，椭圆形、倒卵圆形，假种皮淡紫褐色，有白粉，顶端微凸，基部具宿存苞片。花期4月，种子翌年10月成熟。

生境分布

生于向阳凉爽山坡、旷地、路旁或屋边，常有栽培。分布于安徽、浙江、江西、福建、湖南及贵州等地。

采收加工

10~11月采摘种子，除去假种皮，洗净，晒干。

性味功能	味甘，性平。有杀虫消积、润燥的功能。
炮　制	榧子：拣净杂质，或去壳取仁，用时捣碎； 炒榧子：将净仁微炒至外表褐黑，内仁黄黑，发出焦香味为度。或用砂拌炒至熟透，内呈黄色，外具焦斑，取出，筛去砂，放冷。
主治用法	用于虫积腹痛，小儿疳积，燥咳，便秘，痔疮。用量15~30g。

 应用

* 丝虫病：榧子肉250g，血余炭50g。研末，调蜜搓成丸，口服。

* 钩虫病：榧子150~250g，炒食；或榧子、使君子肉、大蒜，水煎服。

南瓜（南瓜子）

基源：南瓜子为葫芦科植物南瓜的种子。

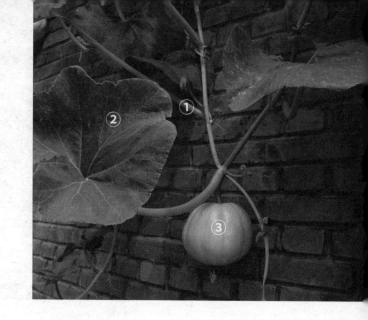

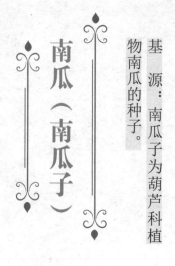

原植物

一年生草质藤本。①茎具棱，有粗毛。②单叶互生，宽卵状心形，先端钝，基部深心形，边缘具有规则锯齿，具粗毛。花单性，雌雄同株；花萼5裂，裂片顶端扩展成叶状；花冠黄色，花瓣5，先端反曲，边缘皱折。③果实扁圆形或壶形，果柄具角棱，基部膨大。种子卵形，黄白色，扁而薄。花期6~8月。

生境分布

全国各地广泛栽培。

采收加工

秋季采摘成熟果实，取出种子，洗净晒干。

性味功能	味甘，性温。有驱虫、通乳的功能。
炮　　制	洗净，晒干。
主治用法	用于绦虫病，血吸虫，蛲虫，产后乳汁不下。用量60~120g。水煎服。

 应用

＊ 绦虫病：南瓜子60g，研末，空腹服，2h后服槟榔煎剂，30分钟后服硫酸镁25g。

＊ 烧烫伤：鲜南瓜子，捣烂敷患处。

＊ 产后缺乳，产后水足肿：南瓜子，炒熟，水煎服。

基源：使君子为使君子科植物使君子的果实。

原植物

别名：留球子、索子果。落叶藤状灌木，高2~8m。①叶对生，薄纸质；叶柄下部有关节，有毛，基部刺状；叶长椭圆状披针形，先端渐尖，基部圆形或微心形，全缘，两面有黄褐色短柔毛。②10余朵花成穗状花序顶生，下垂；花瓣5，初放时白色，后渐转紫红色。果实橄榄状，稍木化，黑褐色或深棕色，有5棱，横断面五角星状。花期5~9月，果期6~10月。

生境分布

生于山坡、林缘或灌木丛中，亦有栽培。分布于我国江西、福建、台湾、湖南、广东、广西、贵州、四川、云南等省区。

采收加工

秋季果实成熟未开裂时采收，晒干或微火烘干。

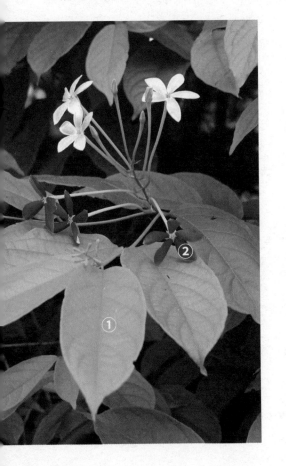

性味功能	味甘，性温，有毒。有杀虫、消积、健脾的功能。
炮　制	使君子仁：除去外壳，取净仁；炒使君子仁：置锅内用文火炒至微有香气，取出，放凉。
主治用法	用于虫积腹痛，小儿疳积，乳食停滞，腹胀，泻痢。用量4.5~9g。捣碎入煎剂。小儿减半。

应用

＊ 蛔虫病：使君子9g，槟榔4.5g。水煎，空腹服。

＊ 疳积：使君子、胡黄连、芜荑。水煎服。

苦楝（苦楝皮）

基源：苦楝皮为楝科植物苦楝的树皮及根皮。

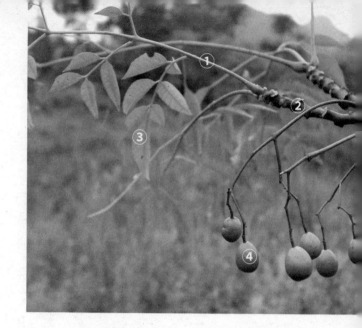

原植物

别名：楝树、楝。高大落叶乔木。树皮纵裂，①小枝绿色，有星状细毛，②老枝紫褐色。③叶互生，2~3 回羽状复叶，卵形或椭圆形，先端长尖，基部圆形，两侧常不等，边缘有锯齿。圆锥伞形花序腋生或顶生；花淡紫色或紫色；花萼 5，有柔毛；花瓣 5，宽线形或倒披针形，平展或反曲，有柔毛。④核果椭圆形或球形，淡黄色；内果皮坚硬。种子线状棱形，黑色。花期 4~5 月，果期 10~11 月。

生境分布

生于山坡、路旁、田野。多有栽培。分布于河北、陕西、甘肃、河南、山东及长江以南各地区。

采收加工

春、秋季剥取树皮，除去粗皮，晒干。

性味功能	味苦，性寒。有毒。有清热、燥湿、杀虫的功能。
炮 制	除去杂质，洗净，润透，切丝，干燥。
主治用法	用于蛔虫病，钩虫病，蛲虫病，阴道滴虫病，风疹，疥癣。用量 4.5~9g；外用适量，研末，用猪脂调敷患处。肝炎，肾炎患者慎用。

 应用

* 胆道蛔虫病：苦楝皮，水煎服。

* 小儿蛔虫性肠梗阻：苦楝皮，水煎服。

* 顽固性湿癣：苦楝皮，烧灰，调茶油涂抹患处。

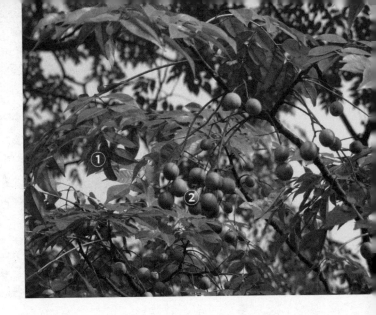

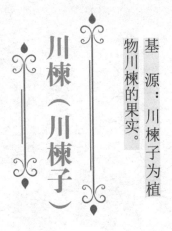

基源：川楝子为植物川楝的果实。

川楝（川楝子）

原植物

高大落叶乔木。①2回羽状复叶；小叶5~11，狭卵形或长卵形，先端渐尖，基部圆形，偏斜，全缘或小有疏齿，幼时两面密被黄色星状毛。圆锥花序腋生；花萼5~6；花瓣5~6，紫色或淡紫色。②核果椭圆形或近圆形，黄色或黄棕色；内果皮木质坚硬，有棱。种子扁平，长椭圆形，黑色。花期3~4月，果期9~11月。

生境分布

生于平原，丘陵地或栽培。分布于陕西、甘肃、河南、湖北、湖南、贵州、四川、云南等省区。

采收加工

果实成熟呈黄色时采摘，晒干。

性味功能	味苦，性寒；有小毒。有清肝火、除湿热、止痛、杀虫的功能。
炮　制	川楝子：拣去杂质，洗净，烘干，轧碎或劈成两半；炒川楝子：将轧碎去核的川楝肉，用麸皮拌炒至深黄色为度，取出放凉。
主治用法	用于热症脘腹胁肋诸痛，虫积腹痛，疝痛，痛经。用量4.5~9g。外敷治秃疮。

 应用

＊ 慢性肝炎，尤其肝区疼痛、自觉痛处有热者：川楝子、延胡索各6g，研末，温开水送服。

＊ 头癣：川楝子。烤黄研末，调油成膏，外擦患处。

竹叶花椒（花椒）

基源：花椒为芸香科植物竹叶花椒的干燥果皮。

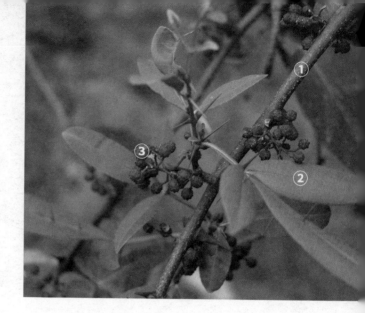

原植物

别名：竹叶椒。灌木或小乔木。①枝有弯曲而基部扁平的皮刺，老枝皮刺基部木栓化。②单数羽状复叶互生，叶轴具翅，下面有皮刺；小叶 3~9，对生，纸质，叶上面有长尖皮刺，叶披针形，先端渐尖，基部楔形，边缘有细钝锯齿。聚伞圆锥花序腋生，细小，单性，淡黄绿色，花被 6~8。③果实红色，有粗大凸起的腺点。种子卵形，黑色。

生境分布

生于低山林下或灌丛中。分布于东南至西南各省。

采收加工

秋季采果，除去杂质，晒干。

性味功能	味辛，性温。有散寒除湿发汗、通血淋、暖胃消食、健脾、止痛、杀虫、止痒的功能。
炮　制	去杂质，晒干。
主治用法	用于风寒咳嗽，留饮宿食，腹痛虫疾，呕吐泻痢，蛔虫，蛲虫，疝气。外用于湿疹瘙痒。用量3~6g。

 应用

* 脘腹冷痛：花椒、干姜各 6g，党参 12g。加糖温服。
* 寒湿泄泻：花椒、苍术、陈皮、木香。水煎服。

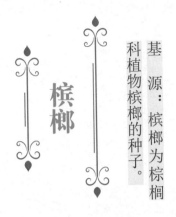

槟榔

基源：槟榔为棕榈科植物槟榔的种子。

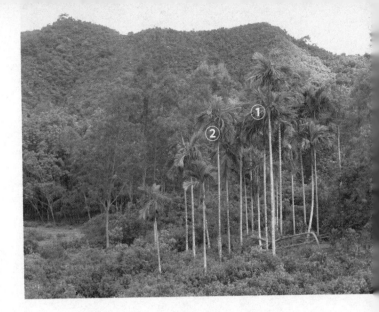

原植物

高大常绿乔木。①羽状复叶丛生于茎端，总叶轴三棱形，有长叶鞘，小叶片多数，披针形或线形，先端有分裂。②肉穗花序生于最下叶鞘束下，有黄绿色佛焰苞状大苞片；花单性，雌雄同株；雌花较大而少，花被6。坚果卵圆形，花被宿存，橙黄色。花期3~8月，果期12月至翌年2月。

生境分布

栽培于阳光充足、湿度大的林间或村旁。分布于我国福建、台湾、广东、海南、广西、云南等地区。

采收加工

冬、春季果熟时采摘，剥下果皮，取其种子，晒干。剥下果皮，晒干捶松，为大腹皮。

性味功能	苦、辛，性温。有消积驱虫、降气行水的功能。
炮　制	槟榔：拣去杂质，以清水浸泡，按气温情况换水，至泡透为止，捞起，切片，晾干。或取拣净的槟榔打碎如豆粒大，亦可。 炒槟榔：取槟榔片置锅中，文火炒至微微变色，取出，放凉。 焦槟榔：用武火把槟榔片炒至焦黄色时，喷洒清水，取出，放凉。
主治用法	用于食积腹痛，泻痢后重，蛔虫病，疟疾，水肿胀满，脚气肿痛。用量3~9g。

📖 应用

* 青光眼：槟榔片，水煎液，滴眼。
* 蛔虫病，绦虫病，钩虫：鲜槟榔切片，水煎服。

11 止血药

止血药是指能制止体内外出血，以治疗出血证为主的药物。按药物的药性和功效可分为凉血止血、温经止血、化瘀止血、收敛止血四类。

临床上可用于各种出血证，如咯血、衄血、吐血、尿血、便血、崩漏、紫癜及创伤出血等。部分药物尚可用于血热、血瘀及中焦虚寒等证。

现代药理作用表明，止血药的止血作用机制广泛，能促进凝血因子生成，增加凝血因子浓度和活力，抑制抗凝血酶活性；增加血小板数目，增强血小板功能；收缩局部血管或改善血管功能，增强毛细血管抵抗力，降低血管通透性等。

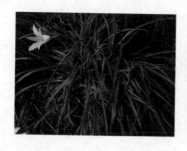 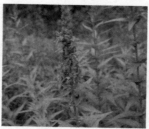 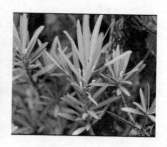

垫状卷柏

基源：垫状卷柏为卷柏科植物垫状卷柏的全草。

原植物

多年生草本，莲座状，干后内卷如拳。根散生，不聚生成干。主茎短，分枝多而密，①枝放射状丛生，枝上②叶二型，排成二平行线，中叶先端直向，形成二平行线，叶缘厚，全缘。孢子囊穗着生枝顶，四棱形，孢子叶卵状三角形；孢子囊圆肾形。

生境分布

生于向阳的干旱岩石缝中。分布于我国大部分地区。

采收加工

秋季采收，剪去须根，去净泥土，晒干。

性味功能	味辛，性平。有活血止血的功能。
炮　制	除去残留须根及杂质，洗净，切段，晒干。卷柏炭：取净卷柏，照炒炭法炒至表面显焦黑色。
主治用法	生用于经闭，癥瘕，跌打损伤。炒用于咯血，吐血，便血，尿血，脱肛，经血过多，创伤出血，子宫出血。用量4.5~9g。水煎服。外用适量，捣烂或研末调敷。孕妇忌服。

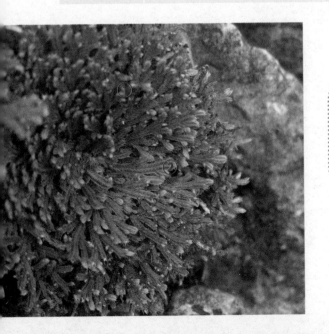

 应用

✲ 跌打损伤：垫状卷柏100g，红糖适量。开水炖服。

✲ 肺脓疡：垫状卷柏50g，豆腐一块。水煎炖。

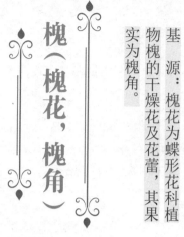

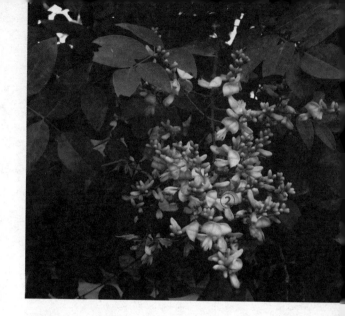

槐（槐花，槐角）

基源：槐花为蝶形花科植物槐的干燥花及花蕾，其果实为槐角。

原植物

大落叶乔木。树皮暗灰色或黑褐色，成块状裂。①小叶 7~15，卵状长圆形或卵状披针形，长宽 1.2~3cm，先端急尖，基部圆形或宽楔形，下面有伏毛及白粉；圆锥花序顶生，有柔毛。②花黄白色，有短梗。萼长有柔毛。花冠蝶形，旗瓣近圆形，先端凹，基部具短爪，有紫脉纹，翼瓣与龙骨瓣近等长，同形，具 2 耳。荚果，念珠状，皮肉质不裂有黏性。种子 1~6 粒，肾形，黑褐色。花期 7~8 月，果期 10 月。

生境分布

生于山坡、平原或栽培于庭院，全国各地均有种植。

采收加工

槐花：夏季花开放或花蕾形成时采收，干燥。

槐角：冬季采收，除去杂质，干燥。

性味功能	味苦，性寒。有凉血止血、清肝明目的功能。
炮　　制	槐花：除去杂质及灰屑。炒槐花：取净槐花，照清炒法炒至表面深黄色。槐花炭：取净槐花，照炒炭法炒至表面焦褐色。
主治用法	用于吐血，衄血，便血，痔疮出血，血痢，崩漏，风热目赤，高血压。用量9~15g。

 应用

* 头癣：槐花。炒后研末，油调成膏，涂敷患处。
* 痔疮出血：槐花、侧柏叶、地榆。水煎服。

茜草

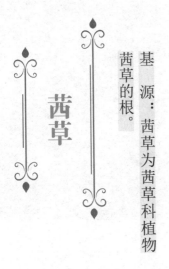

基源：茜草为茜草科植物茜草的根。

原植物

别名：小活血、涩拉秧。多年生草本。根丛生，紫红色。①茎四棱形，具多数倒生小刺。②4叶轮生，三角状卵形，先端急尖，基部心形，中脉及叶柄生倒钩刺。③聚伞花序圆锥状腋生或顶生，花小，淡黄白色；花冠辐状。浆果球形，肉质，红色。花期6~9月，果期8~10月。

生境分布

生于路旁、田边。分布于全国大部分地区。

采收加工

春、秋季采挖根，晒干或烘干。

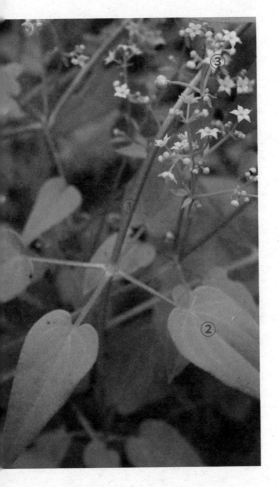

性味功能	味苦，性寒。有凉血，止血，活血祛瘀、通经活络、止咳化痰功能。
炮　制	茜草：除去杂质，洗净，润透，切厚片或段，干燥。茜草炭：取茜草片或段，照炒炭法炒至表面焦黑色。
主治用法	用于吐血、衄血、尿血、便血、崩漏、经闭腹痛、风湿关节痛，跌打损伤，慢性气管炎，神经性皮炎。用量6~9g。水煎服。外用适量，研粉调敷或煎水洗患处。

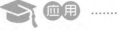

＊ 血热经闭：茜草30g，酒水各半煎服。

＊ 跌打损伤，风湿关节痛：茜草15g，红花9g，赤芍12g。水煎服。或浸酒服。

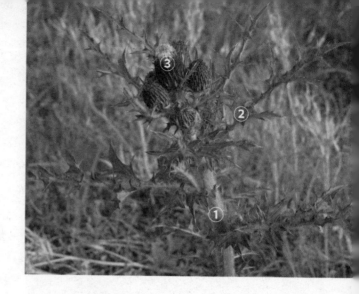

蓟（大蓟）

基源：大蓟为菊科植物蓟的地上部分或根。

原植物

别名：将军草、山萝卜、牛口刺。多年生草本。根长纺锤形或长圆锥形，簇生。①茎直立，有细纵纹，被白色或黄褐色丝状毛。②基生叶有柄，开花时不凋落，叶片倒披针形或倒卵状椭圆形，羽状深裂，裂片5~6对，边缘齿状，齿端具刺，上面疏生丝状毛，下面沿脉有丝状毛；中部叶无柄，基部抱茎，羽状深裂，边缘有刺；上部叶渐小。③头状花序单一或数个生于枝端集成圆锥状；总苞钟状，被丝状毛；花两性，全部为管状花，花冠紫红色，瘦果长椭圆形。花期5~8月，果期6~8月。

生境分布

生于山坡、路边。分布于南方大部分地区。

采收加工

夏、秋季割取地上部分；或秋季挖根，晒干。

性味功能	味甘、苦，性凉。有凉血止血、散瘀消肿的功能。
炮　制	大蓟：拣去杂质，清水洗净，润透，切段，晒干。大蓟炭：取净大蓟置锅内用武火炒至七成变黑色，存性，过铁丝筛，喷洒清水，取出晒干。
主治用法	用于衄血，吐血，便血，尿血，崩漏，痈肿疮疖，肝癌，膀胱癌。用量9~15g。

 应用

* 功能性子宫出血，月经过多：大蓟、小蓟、茜草、炒蒲黄各9g，女贞子、旱莲草各12g。水煎服。

* 吐血、咳血：大蓟、侧柏叶、白茅根、仙鹤草各9~15g。水煎服。

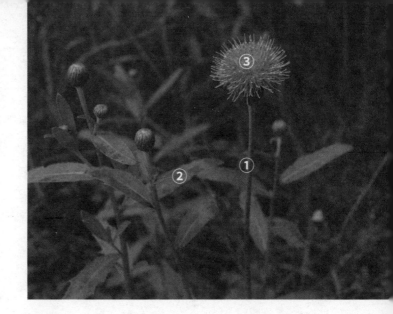

刺儿菜（小蓟）

基源：小蓟为菊科植物刺儿菜的地上部分。

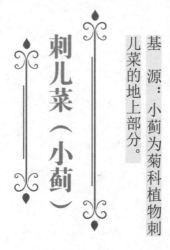

原植物

多年生草本。①茎被蛛丝状绵毛。基生叶花时凋落，长椭圆形或长圆状披针形；②茎生叶椭圆形或椭圆状披针形，先端短尖或钝，基部窄或钝圆，近全缘或有疏锯齿，边缘有小刺，两面有白色蛛丝状毛。③头状花序顶生，雌雄异株；总苞钟状，苞片5裂，总苞片6层，顶端长尖，具刺；花冠紫红色，细管状。瘦果长椭圆形或卵形，冠毛羽状。花期5~6月，果期5~7月。

生境分布

生于荒地、田间和路旁。分布于全国各地。

采收加工

春、秋季采挖根，晒干或烘干。

性味功能	味甘，性凉。有凉血、止血、祛瘀消肿的功能。
炮　　制	小蓟：拣净杂质，去根，水洗润透，切段，晒干。
主治用法	用于吐血，衄血，尿血，崩漏，急性传染性肝炎，痈肿疮毒。用量4.5~9g，水煎服。外用捣烂敷患处。

 应用

＊ 传染性肝炎：鲜小蓟根状茎60g。水煎服。

＊ 吐血，衄血，尿血：鲜小蓟60g。捣烂绞汁，冲蜜或冰糖炖服。

＊ 高血压：鲜小蓟60g。榨汁，冰糖，炖服。

＊ 肠炎，腹泻：小蓟、番石榴叶。水煎服。

杜鹃花

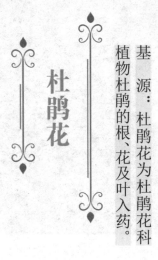

基源：杜鹃花为杜鹃花科植物杜鹃的根、花及叶入药。

原植物

落叶或半常绿灌木。①叶互生，卵状椭圆形或倒卵形，先端急尖，基部楔形，全缘，被硬毛，花2~6朵簇生于枝端；花冠宽漏斗状，有深红色斑点；雄蕊7~10，②子房卵圆形，密被硬毛，蒴果卵圆形，密被硬毛，有宿存花萼。花期4~5月。

生境分布

生于林中或岩畔腐植土中。分布于我国江苏、安徽、浙江、江西、福建、台湾、河南、湖北、湖南、广西、广东、四川、贵州及云南等省区。

采收加工

春末采花，夏季采叶，秋冬采根，晒干或鲜用。

性味功能	根味酸、涩，性微温；有毒；有祛风湿、活血祛瘀、止血功能。叶、花味甘、酸，性平；有清热解毒、化痰止咳、止痒的功能。
炮　制	去杂质，用水湿润，切制。
主治用法	根用于风湿性关节炎，跌打损伤，闭经；外用于外伤出血。用量6~9g。叶、花用于支气管炎，荨麻疹；外用于痈肿。用量9~15g；外用适量。孕妇忌服。

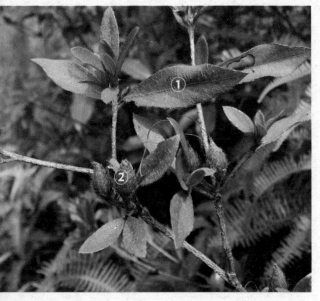

 应用

＊ 子宫出血：杜鹃根50g，金樱根100g，茜草根9g，葛根12g。水煎服。

＊ 慢性气管炎：杜鹃枝叶30g，五指毛桃60g，鱼腥草24g，胡颓子叶15g，羊耳菊9g。水煎服。

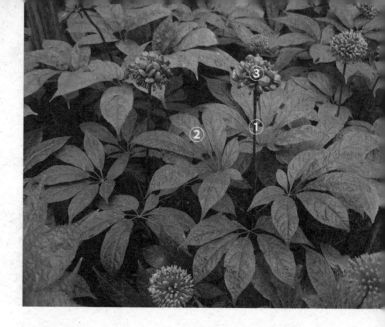

基源：三七为五加科植物三七的根。

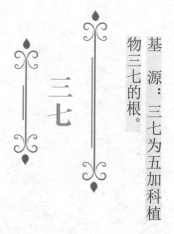

原植物

别名：参三七、田七。多年生草本。根茎短；主根粗壮肉质，倒圆锥形或圆柱形，有分枝和多数支根。①茎直立，单生，②掌状复叶 3~4 轮生茎顶；叶柄基部有多数披针形或卵圆形托叶状附属物；小叶 5~7，膜质，长椭圆状倒卵形或长圆状披针形，基部 1 对较小，先端长渐尖，基部近圆形，叶缘有密锯齿，齿端有小刚毛，沿脉疏生刚毛。③伞形花序单个顶生，浆果状核果，近肾形，红色。花期 6~8 月，果期 8~10 月。

生境分布

生于山坡丛林下。分布于江西、广西、四川、云南等省区。多栽培。

采收加工

秋季采收 3 年以上的植株，剪下芦头、侧根及须根，分别晒干。主根晒至半干时，边晒边用手搓，至全干。

性味功能	味甘、微苦、性温。有止血散瘀、消肿定痛的功能。
炮　　制	拣尽杂质，捣碎，研末或润切片晒干。
主治用法	用于吐血，咯血，衄血，血痢，产后血晕，跌扑肿痛，外伤出血，痈肿。内服用量3~9g；外用粉末适量。

 应用

✳ 吐血，衄血，咯血：三七 3g。口嚼，米汤送下。

✳ 产后出血多，崩漏：三七 3g。研末，米汤冲服。

✳ 跌扑肿痛，外伤出血，刀伤：三七、乳香、血竭、没药、降香末各等份。搽敷患处。

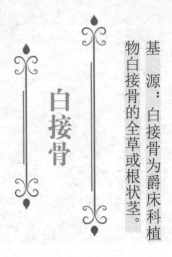

白接骨

基源：白接骨为爵床科植物白接骨的全草或根状茎。

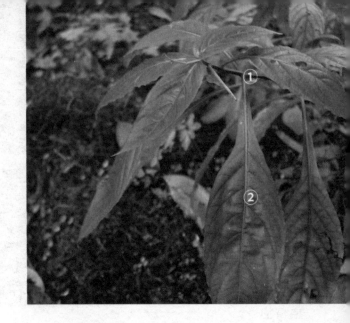

原植物

别名：接骨草、玉接骨、金不换、白龙骨。多年生直立草本，根状茎肉质，白色。①茎四棱形，节部膨大。②叶对生，长卵形或长椭圆形，基部渐窄呈楔形下延至叶柄或近圆形，先端尖，光滑。穗状花序或基部有分枝，顶生；常偏于一侧；花萼5裂达基部，有腺毛；花冠淡紫红色，端部漏斗状，5裂；蒴果长椭圆形，熟时2瓣裂，种子4粒，花期7~8月。

生境分布

生于山谷阴湿处。分布于江苏、浙江、江西、河南、湖北、湖南、广西等省区。

采收加工

夏秋采收，鲜用或晒干。

性味功能	味淡，性凉。有清热解毒、散瘀止血、利尿的功能。
炮　　制	晒干或鲜用。
主治用法	用于肺结核，咽喉肿痛，糖尿病，腹水；外用于外伤出血，扭伤，疖肿。用量30~60g。

 应用

＊ 咽喉肿痛：白接骨、野玄参各30g。用木器捣烂绞汁漱口咽服。

＊ 外伤出血：白接骨适量，研粉末，撒敷伤口。

＊ 扭伤，疖肿：鲜白接骨全草，捣烂搽敷患处。

龙牙草（仙鹤草）

基源： 龙牙草为蔷薇科植物龙牙草的地上部分。

原植物

别名：地仙草、九龙牙。多年生草本。根茎短，常生 1 或数个根芽。①茎直立，有长柔毛及腺毛。②奇数羽状复叶，小叶 3~5 对，无柄；托叶大，镰形，稀为半圆形，边缘有锐锯齿，各对小叶间常杂有成对或单生小型小叶，上面有疏毛，下面脉上伏生疏柔毛。③总状花序单一或 2~3 个生于茎顶，花小，黄色。花、果期 5~12 月。

生境分布

生于溪边、路旁、草地或疏林下。分布于全国大部分地区。

采收加工

夏、秋二季茎叶茂盛时采割，除去杂质，晒干。

性味功能	味苦、涩，性平。有收敛止血、补虚、截疟、止痢、解毒的功能。
炮　　制	除去杂质残根，洗净，润透，切断，晒干。
主治用法	用于咳血，吐血，便血，崩漏下血，疟疾，血痢，痈肿疮毒，劳伤脱力，跌打损伤，创伤出血。用量15~30g。

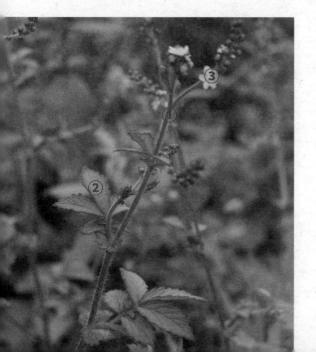

应用

＊ 吐血，咯血：仙鹤草、藕节各30g，侧柏叶12g，白及15g，小蓟12g。水煎服。

＊ 血痢：仙鹤草、槐花、地榆各9g，荆芥6g。水煎服。

＊ 滴虫性阴道炎：仙鹤草，水煎洗阴道壁。

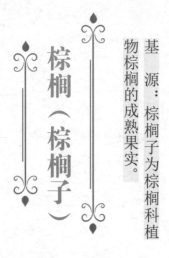

棕榈（棕榈子）

基源：棕榈子为棕榈科植物棕榈的成熟果实。

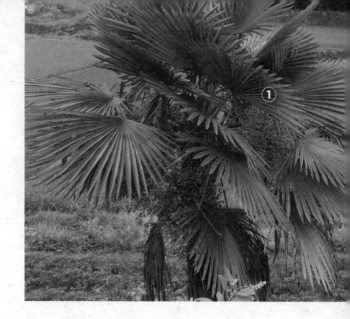
①

原植物

常绿乔木。①叶簇生于茎顶，叶柄坚硬，边缘有小齿，基部具褐色纤维状叶鞘；叶片圆扇形，革质，具多数皱褶，掌状分裂至中部，先端再浅2裂。肉穗花序自茎顶叶腋抽出，基部具多数大型鞘状苞片，淡黄色，具柔毛；雌雄异株。核果球形或近肾形熟时外果皮灰蓝色，被蜡粉。花期4~5月，果期10~12月。

生境分布

生于向阳山坡及林间，常栽培于村边或庭院中。分布于华东、华南、西南及河南、湖北、湖南等地区。

采收加工

11~12月，采收果实，晒干，除去杂质。

性味功能	味苦、涩，性平。有收敛、止血的功能。
炮　　制	棕榈：除去杂质，洗净，干燥。棕榈炭：取净棕榈，照煅炭法制炭。
主治用法	用于子宫出血，带下，吐衄，便血，痢疾，腹泻。用量5~10g。外用适量。

 应用

＊ 功能性子宫出血：棕榈子、血余炭各6g，荷叶30g。水煎服。

＊ 高血压：棕榈果50g。水煎服。

＊ 多梦遗精：棕榈果15g。泡汤代茶。

白及

基源：白及为兰科植物白及的干燥块茎。

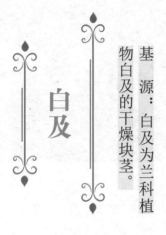

原植物

别名：白及子、白鸡儿、连及草。多年生草本。假鳞茎扁球形或不规则菱形，肉质黄白色，上有环纹，具多数须根。①叶3~5，狭长圆形或披针形，先端渐尖，基部收狭成鞘并抱茎，全缘。②总状花序顶生，具3~10朵花；花大，紫红色或粉红色；唇瓣倒卵形，白色或有紫色脉纹，先端急尖。蒴果纺锤状有6纵肋。花期4~5月，果期7~9月。

生境分布

生于山谷较潮湿处。分布于河北、陕西、甘肃、山西、河南、山东及长江以南各省区。

采收加工

秋季挖取块茎，烫3~5分钟，除去外皮，晒至全干。

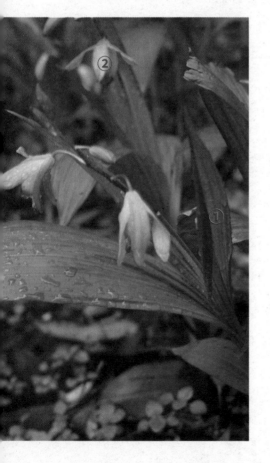

性味功能	味苦、涩，性微寒。有收敛止血、补益肺胃、消肿生肌的功能。
炮　　制	白及：将原药拣净杂质，用水浸泡2~3日，捞起，晾至湿度适宜，切0.3cm厚横片或顺片，晒干，又称"白及片"。白及粉：取净白及片，晒干，研细粉，过筛。
主治用法	用于肺结核，肺虚久咳，咯血，吐血，鼻衄，便血，外伤出血，痈肿溃疡，烫伤，皮肤燥裂。用量6~15g。

 应用

＊ 肺结核出血：白及30g，枇杷叶、藕节、阿胶珠各15g，研末，以生地黄浓煎取汁泛丸，每次3g含化。

＊ 外伤出血，烧烫伤，疮疡痈肿：白及、五倍子研末撒敷患处。

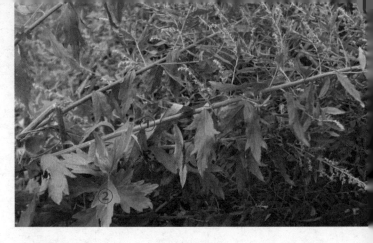

艾蒿（艾叶）

基 源：艾叶为菊科植物艾蒿的干燥叶。

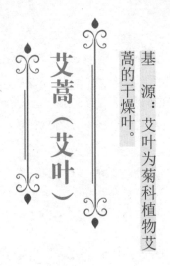

原植物

多年生草本，密被灰白色茸毛。①茎直立，基部木质化。②叶互生，茎下部叶花时枯萎；茎中部叶具短柄，卵状椭圆形，羽状深裂，边缘具粗锯齿；上部叶无柄，全缘，披针形。头状花序顶生，多数排列成复总状；总苞片4层，密被绵毛；花托扁平；花冠筒状，红色，5裂。瘦果长圆形。花期7~10月，果期9~11月。

生境分布

生于荒地林缘、路旁沟边。分布于我国东北、华北、华东、西南及陕西、甘肃等省区。

采收加工

5~7月茎叶茂盛而未开花时采收叶片，晒干或阴干。

性味功能	味苦、辛，性温。有温经止血、散寒止痛、安胎的功能。
炮　　制	艾叶：拣去杂质，去梗，筛去灰屑。艾绒：取晒干净艾叶碾碎成绒，拣去硬茎及叶柄，筛去灰屑。艾炭：取净艾叶置锅内用武火炒至七成变黑色，用醋喷洒，拌匀后过铁丝筛，未透者重炒，取出，晾凉，防止复燃，三日后贮存。
主治用法	用于功能性子宫出血，先兆流产，痛经，月经不调，吐血，鼻血，慢性气管炎，支气管哮喘，急性痢疾和湿疹。用量3~6g；水煎服；外用适量。

 应用

* 感冒：艾叶、龙芽草各15g，薄荷9g。水煎服。

* 疟疾：艾叶15g，鸡蛋1个。水煎，发作前2h服。

12 活血化瘀药

活血化瘀药是指能疏通血脉、消散瘀血，以治疗瘀血证为主要作用的药物，简称活血药或化瘀药。

临床上可用于血行障碍、瘀血阻滞引起的各种病症。如血滞经闭、行经腹痛、瘀血头痛、外伤及术后瘀血腹痛、风湿痹痛、中风瘫痪、半身不遂、痈疽肿痛、跌打伤痛等。还可用于大量瘀血停聚的蓄血证和气滞血瘀结为痞块的癥瘕证。

现代药理作用表明，活血祛瘀药可扩张脑血管、降低血管阻力、增加脑血流量，改善微循环，有抗凝血、抗血栓、抑制血小板聚集、改善血液黏度等作用。广泛用于心血管系统疾病，如冠心病、心绞痛、心肌梗死等；脑血管疾病，如脑血管栓塞、脑血管痉挛等；妇科疾病，如月经不调、盆腔炎、子宫肌瘤等。

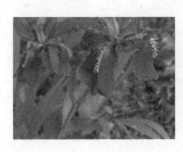
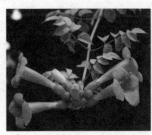
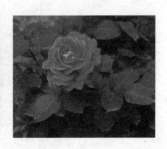

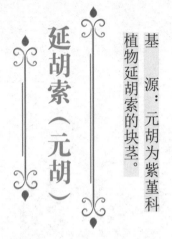

延胡索（元胡）

基源：元胡为紫堇科植物延胡索的块茎。

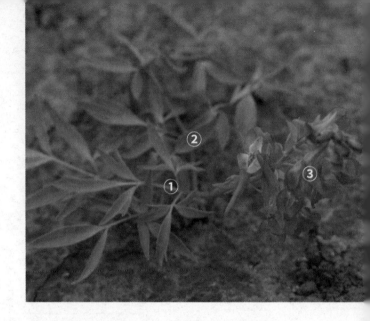

原植物

别名：玄胡索。多年生草本。块茎扁球状，黄色。①茎纤细。基部具一鳞片，鳞片和叶腋内有小块茎。②叶互生，2回三出复叶，第2回深裂，末回裂片披针形、长圆形，全缘或有缺刻。③总状花序顶生或与叶对生；苞片全缘或3~5裂，花紫色，萼片；花瓣4，外轮2片稍大，上部1片边缘波状，顶端微凹，凹部中央有突尖，尾部延伸成长距。蒴果线形。花期4月，果期5~6月。

生境分布

均为栽培，极少有野生。主产于浙江东阳、磐安等地。

采收加工

5~6月间采挖，洗净泥土，开水中略煮3~6分钟至块茎内部中心有芝麻样小白点时，捞起晒干。

性味功能	味苦、辛，性温。有活血散瘀、利气止痛功能。
炮　　制	延胡索：拣去杂质，用水浸泡，洗净，晒晾，润至内外湿度均匀，切片或打碎。 醋延胡索：取净延胡索，用醋拌匀，浸润，至醋吸尽，置锅内用文火炒至微干，取出，放凉。
主治用法	用于气滞血瘀之痛，痛经，经闭，癥瘕，产后瘀阻，跌扑损伤，疝气作痛。用量3~9g。孕妇忌服。

应用

＊ 肝区痛，胁痛：元胡、川楝子。水煎服。

＊ 胃脘痛：元胡、良姜、香附。水煎服。

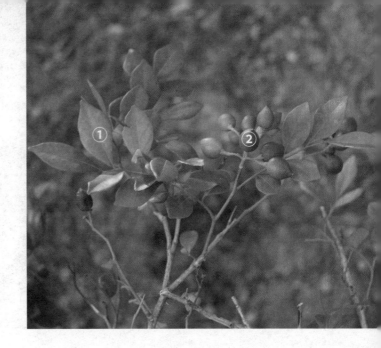

千里香（九里香）

基　源：九里香为芸香料植物千里香的叶或带叶嫩枝。

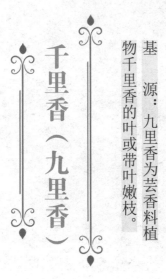

原植物

别名：七里香、七路香。灌木。①单数羽状复叶互生；小叶 3~9，革质，卵形或倒卵形，全缘，有透明腺点。聚伞花序顶生或腋生；花小，白色，芳香，花梗细；萼片 5，宿存；花瓣 5，有细柔毛；雄蕊 10；子房 2 室。②浆果卵形或球形，鲜红色，先端尖。花期 4~6 月，果期 9~11 月。

生境分布

生于山坡疏林中。有栽培。分布于我国福建、台湾、广东、海南、广西、贵州、云南等省区。

采收加工

全年可采。叶阴干；枝和根切段，晒干或阴干。

性味功能	味辛、微苦，性温，有小毒。有行气止痛、活血散瘀、祛风活络、除湿、麻醉、镇惊、解毒消肿的功能。
炮　制	洗净、阴干、切段备用，也可捣碎浸酒服。
主治用法	用于胃痛，风湿痛，跌打肿痛，风湿骨痛，牙痛，破伤风，流行性乙型脑炎，蛇虫咬伤，局部麻醉。用量根、叶 9~15g（鲜品 15~30g）。外用鲜品适量。

 应用

＊ 慢性腰腿痛：九里香 15g，续断 9g。水煎服。

＊ 胃痛：九里香 3g，香附 9g。水煎服。

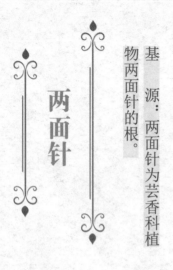

两面针

基　源：两面针为芸香科植物两面针的根。

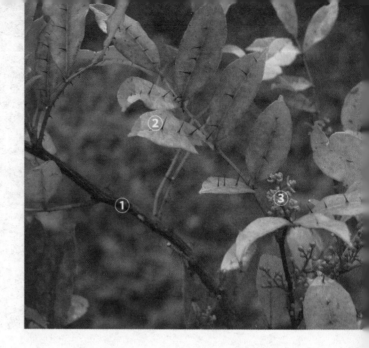

原植物

别名：光叶花椒。木质藤本。①植株密生皮刺，老茎有皮孔。②单数羽状复叶互生，小叶 7~11 对生，卵形或卵状长圆形，边缘有疏圆齿或近全缘。③伞房状圆锥花序腋生，花单性；萼片 4，宽卵形；花瓣 4，卵状长圆形。果 1~4，紫红色，有粗大油腺，顶端有短喙。种子卵圆形，黑色光亮。花期 3~4 月，果期 9~10 月。

生境分布

生于山野向阳的杂木林中。分布于我国福建、台湾、湖南、广东、海南、广西、贵州、云南等省区。

采收加工

根全年可采挖，除去枝叶及泥土，晒干。

性味功能	味辛、苦，性微温；有小毒；有活血、行气、祛风止痛、解毒消肿的功能。
炮　　制	洗净，切片或段，晒干。
主治用法	用于风寒湿痹，胃痛，腹痛，疝痛，咽喉肿痛，牙痛，跌打损伤，毒蛇咬伤。用量根9~15g。外用适量。

＊ 闭经：两面针 9g，甘草 3g。水煎服。

＊ 牙痛，风湿骨痛：两面针根 15g。研粉，敷患处。

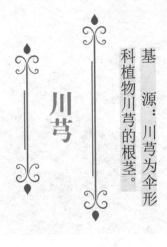

川芎

基　源：川芎为伞形
科植物川芎的根茎。

原植物

别名:芎䓖、小叶川芎。多年生草本,有香气。①茎中空,有纵沟纹,②叶互生,叶裂片3~5对,末回裂片卵形。③复伞形花序顶生,小伞序有花10~24,花瓣5。双悬果卵形,5棱,侧棱有窄翅,背棱棱槽中油管3,侧棱棱槽中油管2~5,合生面5。花期7~9月,果期9~10月。

生境分布

主要栽培于四川;现大部分地区有引种栽培。

采收加工

5~6月或8~9月采挖,晾干,去须根。不宜暴晒。

性味功能	味辛、微苦,性温。有活血行气、祛风止痛的功能。
炮　制	除去杂质,分开大小,略泡,洗净,润透,切薄片,干燥。
主治用法	用于风寒感冒头痛,胸胁痛,月经不调,经闭腹痛,跌打损伤,疮疡肿毒,风湿痹痛。用量3~9g。

 应用

＊ 感冒头痛:川芎、荆芥、甘草、白芷、防风等。水煎服。

＊ 偏头痛:川芎、细辛、白芷、羌活、防风、僵蚕、胆南星、天麻。水煎服。

＊ 月经不调:川芎、当归、熟地黄、白芍、红花。水煎服。

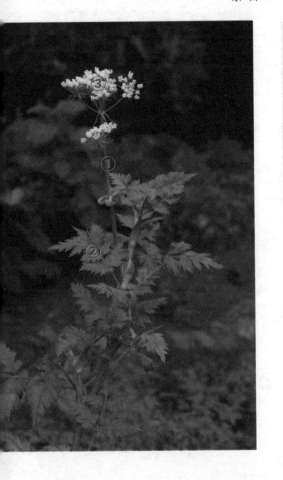

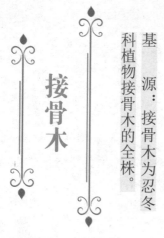

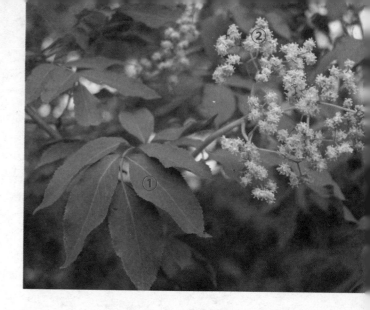

接骨木

基源：接骨木为忍冬科植物接骨木的全株。

原植物

落叶灌木或小乔木；老枝淡红褐色，具明显的皮孔。①单数羽状复叶具长柄，常具小叶 2~3 对，侧生小叶片卵圆形、倒长圆状披针形，先端尖，基部不对称，边缘具锯齿，顶生小叶卵形或倒卵形，幼叶被稀疏短柔毛，搓揉后有臭气，托叶狭带形，或退化成蓝色的突起。②圆锥状聚伞花序，顶生，具总花梗，花序分枝多成直角开展；花小，萼筒杯状，花冠蕾时带粉红色，开后白色或淡黄色。果实蓝紫黑色，卵圆形或近圆形，花期 4~5 月，果期 9~10 月。

生境分布

生于山坡，灌丛，路旁。分布于东北、华北、华东、中南、西南及陕西、甘肃等省区。

采收加工

夏、秋季采收，晒干备用。

性味功能	味甘，苦，性平。有接骨续筋、活血止痛、祛风利湿的功能。
炮 制	鲜用或切段晒干。
主治用法	用于骨折，跌打损伤，风湿性关节炎，痛风，大骨节病，慢性肾炎。外用于创伤出血。用量9~15g。外用适量。捣烂外敷。

* 骨折与关节损伤：接骨木 750g，透骨草、茜草、穿山龙各 500g，丁香 250g。共熬成膏，涂敷患处。

* 创伤出血：接骨木研粉，高压消毒后，外敷伤处。

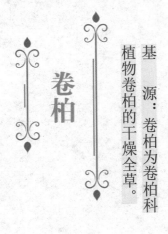

卷柏

基源：卷柏为卷柏科植物卷柏的干燥全草。

原植物

别名：九死还魂草、见水还阳草。多年生草本。枝丛生成莲座状，干后内卷如拳。① 2~3 次羽状分枝，背腹扁平，叶二形，侧叶斜卵状钻形，先端具长芒，外缘向下面反卷，具微细锯齿，内缘薄，宽膜质；中叶两排，斜向排列，内缘部形成二平行线，斜卵状披针形，先端具长芒。孢子囊穗生枝顶，四棱形；孢子叶卵状三角形，先端具长芒。

生境分布

生于山坡岩石缝中或石壁上。分布于河北、河南、湖北、广西及西南各省（自治区）。

采收加工

秋季采收，剪去须根，去净泥土，晒干。

性味功能	味辛，性平。有活血通经、止血的功能。生用活血、炒用止血。
炮 制	除去残留须根及杂质，洗净，切段，晒干。
主治用法	生用于经闭，痛经，癥块，跌扑损伤；炒炭用于吐血，咯血，便血，尿血，脱肛，月经过多，创伤出血。用量4.5~9g。外用适量，捣烂或研粉敷撒患处。孕妇忌服。

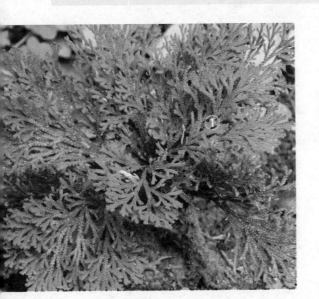

 应用

＊ 经闭血瘀：卷柏 30g，当归、白术、牡丹皮各 15g，白芍 9g，川芎 2g。水煎服。

＊ 跌扑损伤：鲜卷柏 50g。水煎服。

＊ 创伤出血：炒卷柏，研粉敷撒患处。

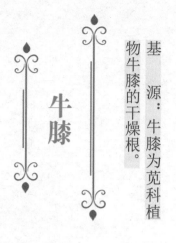

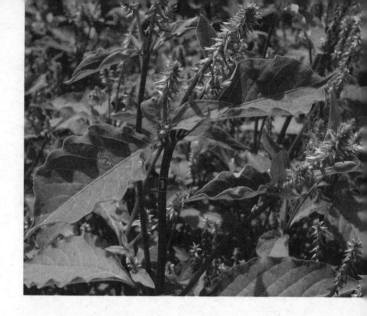

牛膝

基源：牛膝为苋科植物牛膝的干燥根。

原植物

多年生草本。根圆柱形，土黄色。①茎四棱，近无毛，具对生的分枝。②叶椭圆形或椭圆披针形，先端尾尖，基部楔形，有毛。③穗状花序腋生或顶生，花在后期反折。苞片宽卵形，小苞片刺状，顶端弯曲。花被片5，披针形。胞果椭圆形，长约2mm。种子长圆形，黄褐色。花期7~9月，果期9~10月。

生境分布

生于山野路旁，主要栽培于河南，野生分布于山西、陕西、山东、江苏、浙江、江西、湖南、湖北、四川、贵州等省区。

采收加工

冬季茎叶枯萎时采挖，捆成小把，晒至干皱后，将顶端切齐，晒干。

性味功能	味苦、酸，性平。有散瘀血、消痈肿、引血下行、补肝肾、强筋骨的功能。
炮　　制	牛膝：拣去杂质，洗净，润软，去芦，切段，晒干。 酒牛膝：取牛膝段，用黄酒喷淋拌匀，闷润后，置锅内炒至微干，取出放凉即得。
主治用法	用于腰膝酸痛，筋骨无力，经闭，尿血。并可用于宫颈癌，及骨肉瘤或骨肿瘤转移。用量4.5~9g。孕妇忌服。

 应用

＊ 跌打损伤：牛膝9g。水煎服。

＊ 牙周病：牛膝、牡丹皮、当归各6g，生地黄、当归各15g，川连、生甘草各3g。水煎服。

益母草

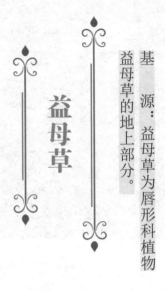

基源：益母草为唇形科植物益母草的地上部分。

原植物

别名：茺蔚、益母蒿。一年或二年生草本。①叶对生，掌状3裂，密生细毛。②轮伞花序腋生，粉红色或淡紫红色；苞片刺状，花萼钟形，有毛，二唇形。小坚果长圆状三棱形，淡褐色，光滑。花期6~9月，果期9~10月。

生境分布

生于阳山坡草地、田埂、路旁等处。分布于全国各地。

采收加工

夏季植株生长茂盛时，花未全开时割取地上部分晒干。

性味功能	味苦、辛，性微寒。有活血调经、祛瘀生新、利尿消肿的功能。
炮　制	拣去杂质，洗净，润透，切段，晒干。
主治用法	用于月经不调，痛经，产后瘀血腹痛，肾炎浮肿，小便不利，跌打损伤，疮疡肿毒。用量10~30g。

🎓 应用

✳ 产后恶露不绝：益母草9g，红枣20g。加红糖水煎服。

✳ 月经不调：益母草、当归、赤芍、木香。研末吞服。

✳ 痛经：益母草、香附、当归、白芍、炙甘草。水煎服。

✳ 急性肾炎：益母草，水煎服。

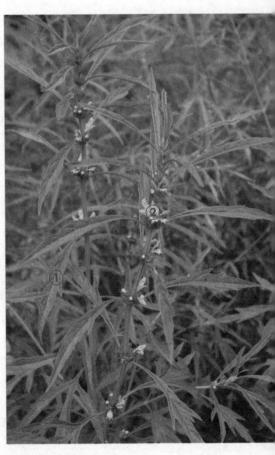

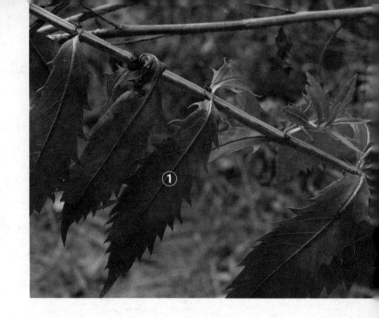

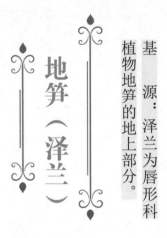

地笋（泽兰）

基　源：泽兰为唇形科植物地笋的地上部分。

原植物

别名：地瓜儿苗、提娄、地参。多年生草本。根茎横走，圆柱形，浅黄白色，节上有鳞叶及须根。①叶对生，长圆状披针形，先端长锐尖，基部楔形，边缘有粗锯齿，脉有疏毛。轮伞花序腋生，花多密集；有毛，苞片刺尖，花萼钟状，5齿裂，有刺尖头，花冠白色，有腺点。小坚果扁平，暗褐色。花期6~9月，果期8~10月。

生境分布

生于沼泽地、沟边潮湿处或河边灌木丛中。分布于东北、华北及陕西、甘肃、贵州、四川、云南等省区。

采收加工

夏、秋间生长茂盛时采割，地上部分，晒干或阴干。

性味功能	味苦、辛，性微温。有行血、利尿、通经、散郁舒肝的功能。
炮　制	洗净，晒干。
主治用法	用于月经不调，经闭，痛经，瘀血腹痛，身面浮肿，跌打损伤，痈肿疮毒。用量4.5~9g。水煎服。

 应用

＊ 血瘀经闭，经痛：泽兰6g，当归12g，白芍9g，甘草4.5g。水煎服。

＊ 产后浮肿：泽兰、防己。研末，温酒或醋汤调服。

＊ 关节扭伤肿痛：鲜泽兰适量捣烂外敷。

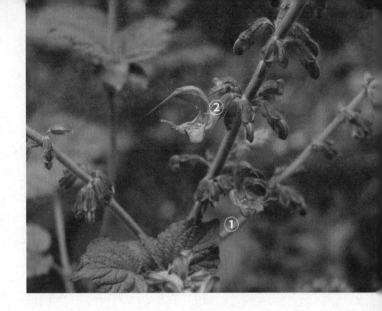

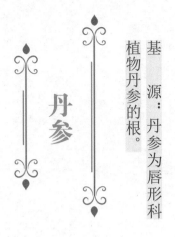

丹参

基源：丹参为唇形科植物丹参的根。

原植物

别名：血生根、血参。多年生草本。根圆柱形，棕红色。①茎四棱形，多分枝。单数羽状复叶对生，小叶3~7，卵形或椭圆状卵形，边缘有圆锯点，两面被柔毛。②多数轮伞花序组成总状花序顶生或腋生，密生腺毛和长柔毛；花萼钟状，先端二唇形；花冠蓝紫色，二唇形，花冠筒外伸；雄蕊2；子房上位。小坚果4，椭圆形，黑色。花期5~8月，果期8~9月。

生境分布

生于山坡草地、林下或溪旁。分布于全国大部分地区。

采收加工

秋季挖取根部，除去茎叶、须根及泥土，晒干。

性味功能	味苦，性寒。有活血祛瘀、消肿止痛、养血安神的功能。
炮　　制	拣净杂质，除去根茎，洗净，捞出，润透后切片，晾干。 炒丹参：取丹参片放入锅内，以文火炒至微有焦斑为度，取出，放凉。
主治用法	用于月经不调，痛经，闭经，癥瘕，产后瘀阻，瘀血疼痛，痈肿疮毒，心烦失眠。用量5~20g。

 应用

＊ 心绞痛：丹参30g，檀香、砂仁各3g。水煎服。

＊ 高血压：丹参、鸡血藤、磁石等。水煎服。

227

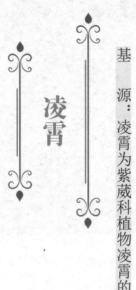

凌霄

基　源：凌霄为紫葳科植物凌霄的花。

原植物

攀缘藤本。①单数羽状复叶对生，小叶 7~9，卵状披针形，先端渐尖，基部不对称，边缘有粗锯齿。②圆锥花序顶生，花萼筒钟形，绿色，有 5 条凸起纵脉，5 裂至中部，花大，漏斗状，花冠橙红色或深红色，质厚。雄蕊 4，2 强；子房上位。蒴果细长，种子多数。花期 6~8 月，果期 7~11 月。

生境分布

攀缘于树上或石壁上。河北、陕西、河南、山东及长江以南各省区多有栽培。

采收加工

6~8 月晴天采收未完全开放的花，晒干或烘干。

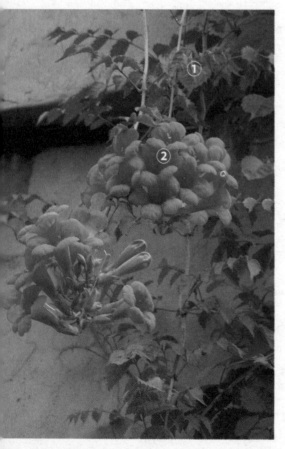

性味功能	味甘、酸，性寒。有行血祛瘀、凉血祛风的功能。
炮　制	晒干或低温干燥。
主治用法	用于月经不调，小腹胀痛，风疹发红，皮肤瘙痒。用量5~10g。

 应用

* 月经不调，瘀血闭经：凌霄花、月季花各 9g，益母草、丹参各 15g，红花 6g。水煎服。

* 大便下血：凌霄花，浸酒饮服。

* 荨麻疹：凌霄花 30g，土茯苓 20g，生地黄、白鲜皮、蒲公英各 15g，地肤子、防风、连翘、栀子、金银花各 12g，蝉蜕 9g，甘草 6g。水煎服。

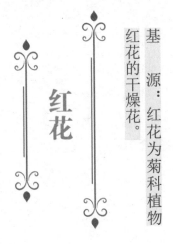

红花

基源：红花为菊科植物红花的干燥花。

原植物

别名：草红花、刺红花。一年生草本。①叶互生，稍抱茎，卵状披针形，先端尖，基部渐狭，齿端有尖刺。上部叶边缘不分裂，成苞片状包围头状花序，边缘有针刺；总苞近球形，外2~3轮，边缘有针刺；内层数轮，透明膜质。②花多数，全为管状花，线形，初开时黄色，渐变橘红色，成熟时变为深红色。瘦果椭圆形，4棱，白色。花期5~8月，果期7~9月。

生境分布

生于排水良好砂质壤土。我国大部分地区有栽培。

采收加工

夏季当花冠由黄变红时采摘管状花，阴干、烘干。

性味功能	味辛，性温。有活血通经、散瘀止痛、抗癌的功能。
炮　制	拣净杂质，除去茎叶、蒂头，晒干。
主治用法	用于经闭，痛经，难产，死胎，产后恶露不行，癥瘕痞块，跌扑损伤，疮疡肿痛。用量3~6g。孕妇慎服。

🎓 应用

* 产后恶露未尽：红花、桃仁、赤芍、归尾各9g，肉桂、川芎各4.5g，延胡、牡丹皮各6g。水煎服。

* 冠心病，心绞痛：红花、川芎各15g，银杏叶5g。水煎服。

* 跌打扭折，瘀血：红花、桃仁、赤芍、苏木、枳壳、当归、赤芍、乳香、木香、没药。水煎服。

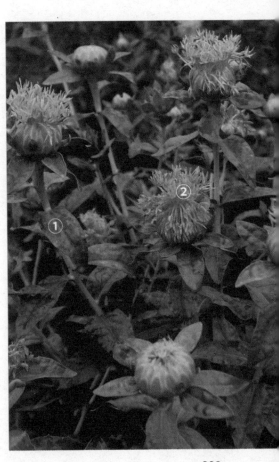

草珊瑚（肿节风）

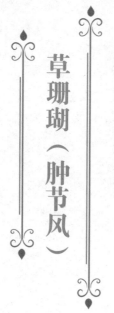

基源：肿节风为金粟兰科植物草珊瑚的全草。

原植物

别名：接骨金粟兰，九节风，九节茶。常绿半灌木。茎节膨大。①叶对生，两叶柄基部稍合生；近革质，亮绿色，卵状披针形或长椭圆形，先端渐尖，基部楔形，叶缘有粗锐锯齿，齿尖有1腺体。穗状花序常3枝，顶生，侧生者不分枝。②花两性，无花梗；苞片2，黄绿色，钝三角形，宿存，无花被。核果球形，亮红色。花期6~7月，果期8~10月。

生境分布

生于山沟溪谷边林下阴湿处。分布于长江以南各省区。

采收加工

夏、秋季采收，晒干或鲜用。

性味功能	味苦、辛，性微温。有祛风通络、活血祛瘀、接骨、抗菌消炎的功能。
炮　制	除去杂质，洗净，润透，切段，晒干。
主治用法	用于风湿性关节炎，腰腿痛，跌打损伤，肺炎，阑尾炎，急性蜂窝组织炎，痢疾，急性肠胃炎。用量9~30g。

 应用

* 跌打损伤，风湿性关节炎，腰腿痛：肿节风15~24g。水煎服，并用鲜品捣烂或干品研粉调酒外敷。

* 劳伤咳嗽：肿节风15g。水煎服。

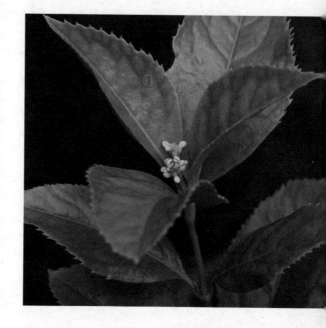

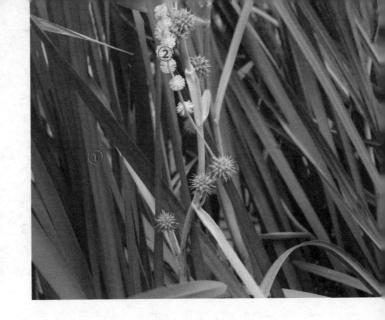

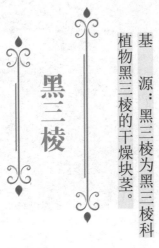

基　源：黑三棱为黑三棱科
植物黑三棱的干燥块茎。

黑三棱

原植物

多年生草本，根茎横走，块茎圆锥形。茎单一，直立。①叶丛生，2 列，质地松软稍呈海绵质，长条形，先端渐尖，背面具纵棱，基部抱茎。花茎单一，上端分枝；花单性，雌雄同株，②花序头状，总苞片叶状。雄花序生于上部；雌花序位于下部。聚花果直径 2cm，核果倒卵状圆锥形，先端呈半球形突起，有棱角。花期 6~7 月，果期 7~8 月。

生境分布

生于水湿低洼处及沼泽等地。分布于全国大部分省区。

采收加工

春秋两季采挖，削去外皮，晒干。为三棱片，加醋拌匀，稍闷，置锅内炒至黄色，晒干。

性味功能	味苦，性平。有破血行气、消积止痛的功能。
炮　制	除去根茎及须根，洗净，或削去外皮晒干；醋三棱：取净三棱片，照醋炙法炒至色变深。
主治用法	用于血瘀气滞，腹部结块，肝脾肿大，经闭腹痛，食积胀痛。用量 4.5~9g。月经过多，孕妇忌用。

 应用

＊ 血瘀经闭，小腹痛不可按：黑三棱、当归各9g，红花6g，生地黄12g。水煎服。

＊ 食积痰滞，胸腹胀痛：黑三棱、牡丹皮、川牛膝各9g，延胡索6g，川芎4.5g。水煎服。

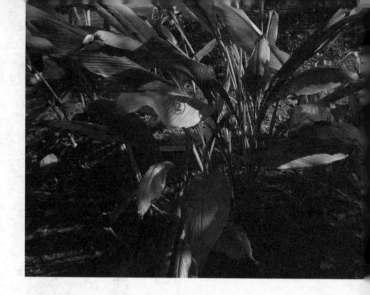

温郁金（郁金）

基源：郁金为姜科植物温郁金的块根。

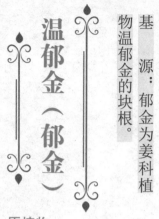

原植物

别名：黑郁金、姜黄子。多年生草本。块根肉质纺锤状，白色。①根茎长圆锥形，侧根茎指状，断面黄色。②叶二列，叶柄长约为叶片之半或更短；叶宽椭圆形，无毛。圆锥花序于根茎处先叶抽出，花萼筒状，3 齿；花冠白色，3 裂片，长椭圆形，上方 1 裂片较大，先端微兜状，近顶端处有粗毛；侧生退化雄蕊花瓣状，黄色，唇瓣倒卵形，黄色。花期 4~6 月。

生境分布

生于湿润田园或水沟边。分布于浙江南部。

采收加工

冬末春初叶枯萎后采挖块根，蒸或煮至透心，干燥。

性味功能	味辛、苦，性寒。有解郁、行气化瘀、止痛、化痰、凉血清血、利胆退黄的功能。
炮 制	取原药材，除去杂质，大小个分开，洗净，润透或置笼屉内蒸软后切薄片，干燥。 醋制：取净莪术置锅中，加米醋与适量水浸没，煮至醋液被吸尽，切开无白心时，取出稍晾，切厚片，干燥。 酒制：取净莪术片，置锅内，用微火加热，炒热后，均匀喷入酒，继续炒干，取出晾凉。
主治用法	用于胸胁胀痛，胸脘痞闷，痛经，月经不调，产后淤阻腹痛，吐血，衄血，尿血，黄疸，热病神昏，癫痫。用量3~9g。

 应用

 ❋ 胸胁胀痛：郁金、香附、柴胡、白芍、甘草各 6g。水煎服。
 ❋ 吐血，衄血：郁金、生地黄、牡丹皮、栀子各 9g。水煎服。

13

化痰止咳平喘药

　　化痰药是指能化痰或祛痰，以治疗痰证为主要作用的药物。止咳平喘药是指能减轻或制止咳嗽和喘息，以治疗咳喘证为主要作用的药物。根据药物的药性及其不同作用，可分为温化寒痰药、清化热痰药和止咳平喘药 3 类。

　　临床上主要用于治疗外感或内伤引起的痰饮阻肺、肺失宣降的痰多咳嗽气喘或引动肝风所致的眩晕、癫痫惊厥、中风痰迷以及痰阻经络所致的瘿瘤、瘰疬、麻木肿痛等病证。

　　现代药理作用证明，化痰止咳平喘药一般具有祛痰、镇咳、平喘、抑菌、抗病毒、消炎、利尿等作用，部分药物还有镇静、镇痛、抗惊厥、改善血液循环、调节免疫等作用。被广泛用于感冒、气管炎、支气管炎、支气管哮喘、肺结核、肺癌等多种肺部疾患，以及半身不遂、癫痫、精神分裂症、瘾症、美尼尔氏综合征等多种疾病的治疗。

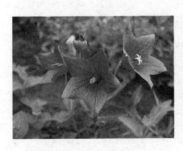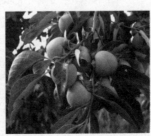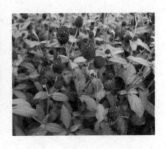

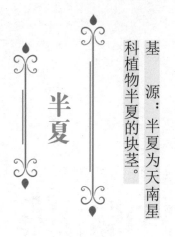

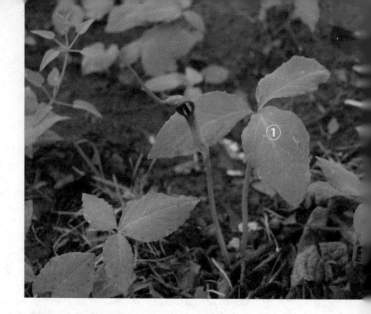

半夏

基源：半夏为天南星科植物半夏的块茎。

原植物

别名：三叶半夏、三步跳、地雷公。多年生草本。块茎圆球形，叶柄下部及叶片基部生一白色或紫色珠芽。①幼苗为单叶，卵状心形；2~3年生叶为3全裂，长椭圆形，先端锐尖，基部楔形，全缘。花单性同株；肉穗花序，先端附属器淡紫色，稍呈"之"形弯曲，伸出佛焰苞外。浆果绿色。花期5~7月，果期8~9月。

生境分布

生于草地、田边、荒地。分布于全国大部分省区。

采收加工

夏、秋季均可采挖，撞掉外皮，水洗后，直接晒干。

性味功能	味辛，性温，有毒。有燥湿化痰、降逆止呕、消痞散结的功能。
炮　制	清半夏：取净半夏，大小分开，用8%白矾溶液浸泡至内无干心，口尝微有麻舌感，取出，洗净，切厚片，干燥。姜半夏：取净半夏，大小分开，用水浸泡至内无干心时；另取生姜切片煎汤，加白矾与半夏共煮透，取出，晾至半干，切薄片，干燥。
主治用法	用于痰多咳喘，眩晕，恶心呕吐，胸脘痞闷，痈疽。用量3~9g。生半夏用于治痈肿痰咳，须炮制；反乌头。

* 急性消化不良呕吐，胃部胀闷：制半夏、茯苓各9g，生姜15g。水煎服。
* 慢性气管炎，支气管炎：半夏、陈皮、茯苓、款冬、前胡、川贝。水煎服。

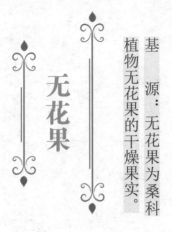

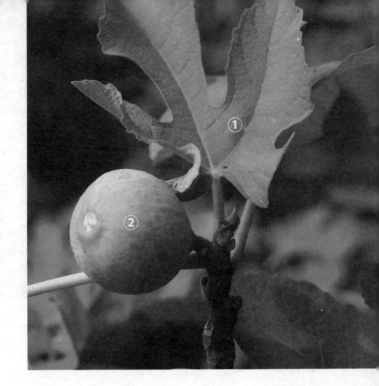

无花果

基源：无花果为桑科植物无花果的干燥果实。

原植物

落叶小乔木，高 10m，具乳汁，多分枝。①叶互生，厚革质，倒卵形或近圆形，顶端钝，基部心脏形，边缘 3~5 裂，少有不分裂者，掌状叶脉明显。隐头花序；花单性同株，小花白色，极多数，着生于总花托的内壁上；花托单生于叶腋间，有短梗，梨形，肉质而厚。花柄细长，花被线形，雄蕊丝状，雌花广线形。②瘦果三棱状卵形。花期 6~8 月，果期 9~11 月。

生境分布

全国各地多有栽培。

采收加工

夏、秋季采收未成熟青色花序托，放于沸水内烫过，立即捞起，晒干或烘干。

性味功能	味甘，性凉。有润肺止咳、清热健胃、清肠的功能。
主治用法	用于肠炎，痢疾，便秘，痔疮，咽喉肿痛，咳喘；外用于痈疮疥癣。用量15~30g。外用适量。

 应用

＊ 肠炎，痢疾：无花果 7 枚，水煎服。

＊ 肺燥干咳，声哑：无花果 15 克，冰糖水煎服。

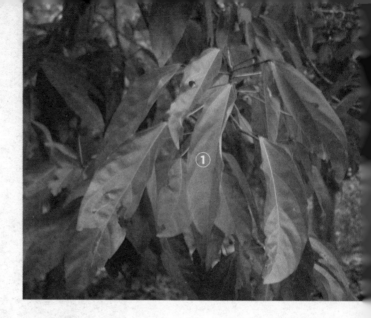
①

胖大海

基源：胖大海为梧桐科植物胖大海的种子。

原植物

别名：大海、大发、大洞果、南安子。高大乔木。①单叶互生；革质，长卵圆形或椭圆状披针形，3裂，先端锐尖，基部截形，全缘。花杂性同株；圆锥花序顶生或腋生，花萼钟状宿存，外有星状毛。果1~5个，着生于果梗上，船形，长达24cm，基部宽5~6cm，成熟前开裂。种子椭圆形或倒卵形，长1.8~2.8cm，直径1.5cm，深黑褐色，有皱纹，光滑。花期3~4月，果期4~6月。

生境分布

生于热带地区，海南、广西等地有少量引种栽培。

采收加工

4~6月由果上摘取成熟种子，晒干。

性味功能	味甘、淡，性寒。有清肺热、利咽喉、清肠通便的功能。
炮　　制	取原药材，除去杂质。
主治用法	用于干咳无痰，喉痛音哑，慢性咽炎，热结便秘，头痛目赤。用量4.5~9g。泡服或煎服。

 应用

* 喉炎：胖大海9g。水煎服或泡服濒饮。

* 肺热音哑：胖大海3枚，金银花、麦冬各6g，蝉蜕3g。水煎服。

* 慢性咽炎：胖大海3g，杭菊花、生甘草各9g。水煎服。

* 腹泻：胖大海9g。水煎服。

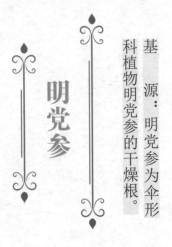

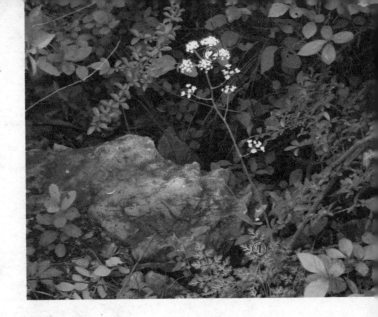

基　源： 明党参为伞形科植物明党参的干燥根。

明党参

原植物

多年生草本。根肥厚，圆柱形或粗短纺锤形。①基生叶柄，基部扩大呈鞘状抱茎，2~3 回三出复叶，小叶片 3~4 对；茎上部叶缩小呈鳞片状或叶鞘状。②复伞形花序，每小伞形花序有花 10~15，花白色，萼齿小；花瓣 5，有一明显紫色中脉，顶端尖锐，内折，凹入。双悬果近圆形或卵状长圆形而扁，光滑，有纵纹。花期 4~5 月，果期 5~6 月。

生境分布

生于山坡林。分布于江苏、安徽、浙江等省区。

采收加工

3~5 月采挖根部，煮至无白心，刮去外皮，干燥。

性味功能	味甘、微苦，性微寒。有润肺化痰、养阴和胃、平肝、解毒的功能。
炮　　制	洗净，润透，切厚片，干燥。
主治用法	用于肺热咳嗽，呕吐反胃，食少口干，目赤眩晕，疗毒疮疡。用量 6~12g。

＊ **肺热咳嗽：** 明党参、桑白皮、枇杷叶、甘草。水煎服。

＊ **反胃呕吐：** 明党参、旋覆花、姜半夏、赭石、生姜。水煎服。

＊ **病后体弱，食少口干：** 明党参、大枣、黄精。水炖服。

＊ **气管炎咳嗽，哮喘，感冒咳嗽：** 明党参 9g。水煎服。

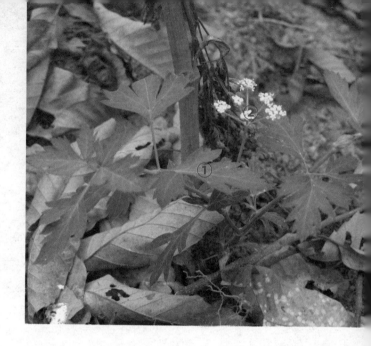

前胡

基源：前胡为伞形科植物前胡的根。

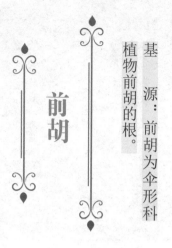

原植物

别名：白花前胡、鸡脚前胡。多年生草本。①叶三角状卵形或三角形，2~3回三出羽状分裂。末回裂片菱状卵形至卵形。②复伞形花序顶；花瓣5，白色；双悬果椭圆形或卵圆形，背棱和中棱线状，侧棱有窄翅。花期7~9月，果期9~10月。

生境分布

生于山坡向阳草丛中或山坡林边。分布于四川、云南及华东、中南等地区。

采收加工

秋末采挖根部，晒干或微火炕干。

性味功能	味苦、辛，性凉。有清热、散风、降气、化痰的功能。
炮　　制	除去杂质，洗净，润透，切薄片，晒干。
主治用法	用于风热咳嗽多痰，痰热咳喘，胸膈满闷，呕逆，上呼吸道感染。用量3~9g。恶皂角，畏藜芦。

 应用

﹡肺热咳嗽，气喘不安：前胡、麦冬、赤芍、麻黄、贝母、白前、枳壳、大黄。水煎服。

﹡咳嗽痰稠，心胸不利，时有烦热：前胡、麦冬、贝母、桑白皮、杏仁、甘草。研末，加生姜水煎服。

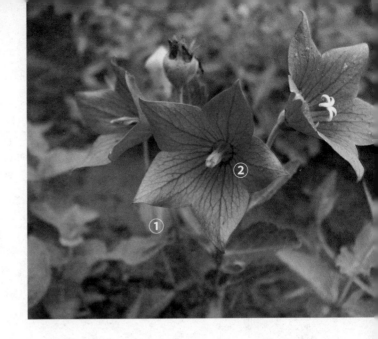

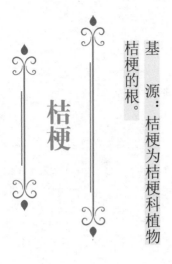

桔梗

基　源：桔梗为桔梗科植物桔梗的根。

原植物

别名：铃铛花、和尚头花、苦菜根。多年生草本，有白色乳汁。根肥大肉质，长圆锥形，顶端根茎部（芦头）有半月形茎痕。①茎直立。②中下部叶轮生或互生，卵形、披针形，边缘有细锯齿。花1至数朵生于茎和分枝顶端；花萼钟状，有白粉，裂片5，三角状披针形；花冠钟状，蓝色或蓝紫色，5裂；雄蕊5；子房下位。蒴果倒卵形，顶端5瓣裂。种子褐色，3棱。花期7~9月。果期8~9月。

生境分布

生于山地草丛、灌丛中或沟旁。全国各地有栽培。

采收加工

春、秋季采挖，趁鲜用竹制品刮去外皮，晒干或烘干。

性味功能	味苦、辛，性平。有宣肺祛痰、利咽排脓的功能。
炮　　制	除去杂质，洗净，润透，切厚片，干燥。
主治用法	用于咳嗽痰多，胸闷不畅，咽喉肿痛。

 应用

＊ 感冒咳嗽，肺炎咳嗽：桔梗、金银花、连翘、甘草荆芥穗。水煎服。

＊ 急性扁桃体炎、急性咽炎、喉炎，失音：桔梗、荆芥、薄荷、甘草、诃子、木蝴蝶。水煎服。

＊ 肺脓肿：桔梗、鱼腥草各15g。水煎服。

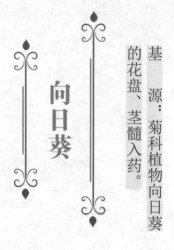

向日葵

基源：菊科植物向日葵的花盘、茎髓入药。

原植物

一年生草本，全株有粗毛。①茎直立，圆柱形，粗壮，中心髓部发达。②叶互生，有长柄；叶宽卵形或心状卵形，先端渐尖或短尖，基部截形或心形，边缘有锯齿，两面有粗毛。③头状花序单生于茎顶，圆盘状；总苞片有苞片多层，绿色，卵圆形或卵状披针形，先端尾状长尖，有缘毛，花托扁平，边缘花为舌状花，黄色，中央为管状花。瘦果浅灰色或黑色。花期7~9月，果期9~11月。

生境分布

全国大部分省区均有栽培。

采收加工

花盘：秋季采收，晒干。将茎割下，取出髓部，晒干。

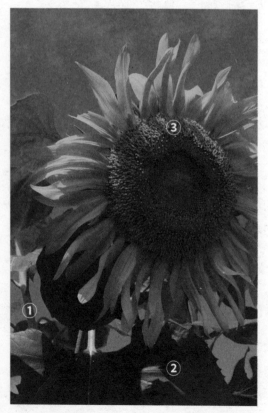

性味功能	花盘：味甘，性温。有清湿热、利小便、祛风的功能。茎髓：味甘、淡，性平。有利尿、通淋的功能。
主治用法	花盘用于风热头痛，目昏，牙痛，关节炎，乳腺炎，疮肿。茎髓用于血淋，尿路结石，乳糜尿，小便不利。用量20~30g，水煎服。茎髓10~15g；烧存性吞服。

 应用

* 风热挟湿头痛：花盘24~30g，和水煎成半碗，饭后服。每日2次。

* 治牙痛：花盘一个，枸杞根，煎水，泡蛋服。

* 治小便不通：向日葵茎髓15g，水煎服。

川贝母

基源：川贝母为百合科植物川贝母的鳞茎。

原植物

多年生草本。鳞茎圆形或近球形。顶端稍尖或钝圆，淡黄白色，光滑。①单叶，对生，少数兼有互生，或3叶轮生，披针形或条形，先端钝尖，不卷曲或稍卷曲。②花单生于茎顶，钟状，下垂，紫红色，有明显的方格状斑纹，花瓣6，二轮。蒴果长圆形，有6棱，有窄翅。种子薄扁平，半圆形，黄色。花期5~7月，果期8~10月。

生境分布

生于林中、灌丛下、草地、河滩及山谷湿地。分布于四川、云南、西藏等省区。

采收加工

苗枯萎时采挖，去净泥土，暴晒至半干，撞去外皮，再晒干，亦有用矾水或盐水淘洗，晒干或烘干。

性味功能	味甘、苦，性微寒。有清热润肺、化痰止咳、软坚散结的功能。
炮制	拣去杂质，用水稍泡，捞出，闷润，剥去心，晒干。
主治用法	用于虚劳咳嗽，肺燥咳嗽，肺虚久咳，吐痰咯血，心胸郁结，肺痿，肺痈，瘿瘤，瘰疬，喉痹，乳痈，急、慢性支气管炎。用量3~9g。反乌头、草乌。

应用

＊ 慢性咳嗽，干咳无痰，慢性支气管炎及肺结核：川贝母2g。研末吞服。

＊ 肺燥咳嗽，久咳：川贝母、麦冬、杏仁、款冬、紫菀等。水煎服。

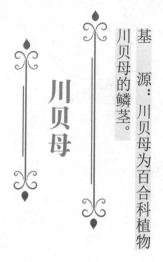

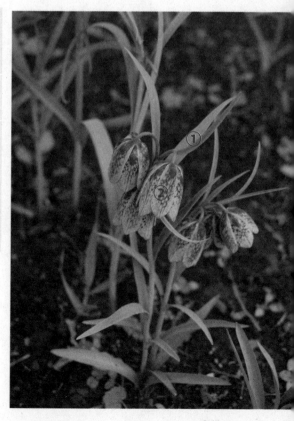

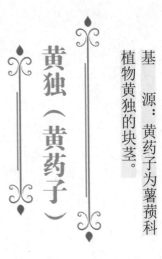

黄独（黄药子）

基　源：黄药子为薯蓣科
植物黄独的块茎。

原植物

缠绕草质藤本。块茎卵圆形至长圆形。①单叶互生；宽卵状心形或卵状心形，边缘全缘或微波状，叶腋内生胚芽；②雄花序穗状下垂，生于叶腋，有时基部花序延长成圆锥状；花被片紫色；雌花序与雄花序相似，常2至数个丛生叶腋。蒴果反折下垂，三棱状长圆形。花期7~10月，果期8~11月。

生境分布

多生于河谷边、山谷阴沟或杂木林边缘。分布于全国大部分省区。

采收加工

夏末至冬初均可采挖，9~11月采块茎，晒干。

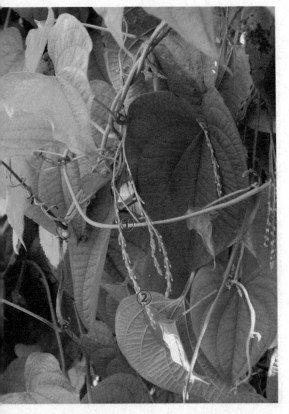

性味功能	味苦、辛，性凉；有小毒。有解毒消肿、清热凉血、化痰散结、消瘿的功能。
炮　制	鲜用或切片晒干。
主治用法	用于甲状腺肿大，淋巴结结核，咽喉肿痛，吐血，咯血，百日咳；痈肿疮毒，疮疖，蛇虫咬伤。用量3~6g；外用适量，捣烂或磨汁涂敷患处。

＊ 甲状腺肿大：黄药子200g，白酒1000ml浸泡7日。每日100ml，分3~4次服。

＊ 慢性气管炎：黄药子注射液，肌肉注射。

银杏（白果，银杏叶）

基源：白果为银杏科植物银杏的种子；银杏叶为其干燥叶。

原植物

别名：白果树、公孙树（通称）。高大乔木。①叶扇形，先端二裂。花单性，雌雄异株；雄花序为荑花序，生于叶腋；雌花2~3生于顶端，顶端二叉分。②种子核果状，卵球形，外种皮肉质，黄色，具臭味；中种皮骨质；内种皮膜质。花期4~5月，果期9~10月。

生境分布

我国大部分地区有栽培。

采收加工

白果：10月果实成熟时采收，除去外种皮，略煮后，烘干。银杏叶：6~9月采收叶片，晒干。

性味功能	白果：味甘、苦，性温；有毒。有敛肺、定喘、止带浊的功能。银杏叶：有敛肺、平喘、止痛的功能。
炮 制	拣净杂质，筛去泥土。
主治用法	白果用于痰多喘咳，带下白浊，尿频。银杏叶用于肺虚咳喘，冠心病，心绞痛。用量5~10g。

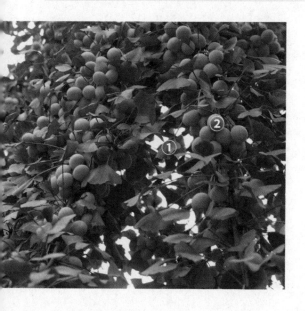

 应用

＊ 梦遗：银杏三粒。酒煮食，连食四至五日。

＊ 冠心病，心绞痛：银杏叶9g，川芎、红花各15g。制糖衣片服。

＊ 肺结核：白果，浸生菜油百日，早晚饭前服。

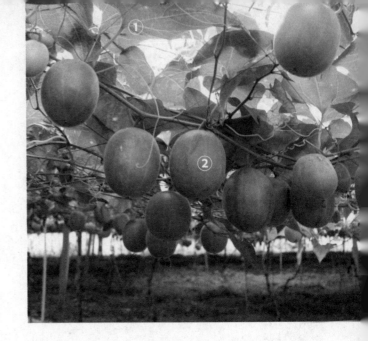

罗汉果

原植物

多年生草质藤本。卷须 2 裂几达中部。①叶互生；心状卵形，膜质，先端尖，基部心形，全缘，雌雄异株；雄花腋生，数朵排成总状花序，花萼漏斗状，被柔毛，5 裂，先端有线状长尾，花冠 5 全裂，橙黄色，雌花单生或2~5 花簇生于叶腋，成短总状花序。②瓠果圆形或长圆形，有茸毛，有纵线10 条。花期 6~8 月，果期 8~10 月。

生境分布

生于山区海拔较低处。多为栽培。分布于江西、广东、广西、贵州等省、自治区。

采收加工

9~10 月果实成熟采摘。用火烘干。

性味功能	味甘，性凉。有清热解暑、润肺止咳、滑肠通便的功能。
炮　　制	果实烘干、备用。
主治用法	用于伤风感冒，咳嗽，百日咳，咽痛失音，急慢性气管炎，急慢性扁桃腺炎，咽喉炎，急性胃炎，暑热口渴，肠燥便秘。用量9~15g。

 应用

* 百日咳：罗汉果 1 个，柿饼 15g。水煎服。
* 急慢性扁桃腺炎，咽喉炎：罗汉果 1 个。开水泡服，频饮。

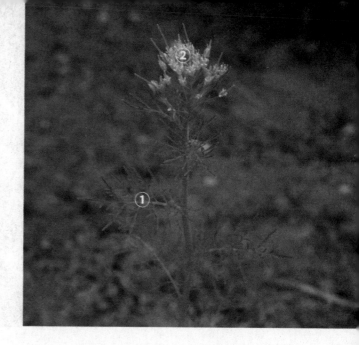

播娘蒿（葶苈子）

基源：葶苈子为十字花科植物播娘蒿种子，习称南葶苈子。

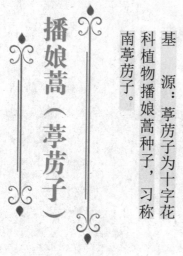

原植物

别名：眉毛蒿、婆婆蒿、麦蒿。一年生草本。①叶三回羽状深裂，末端裂片条形或长圆形，下部叶具柄，上部叶无柄。②花序伞房状，果期伸长；花瓣黄色；长角果细圆柱形，成熟时果实稍呈念珠状。花期4~6月，果期5~8月。

生境分布

生于山坡、田野及农田。全国大部分地区有分布。

采收加工

夏季果实成熟转黄时，打下种子，簸去杂质，即可。

性味功能	味辛、苦，性寒。有泻肺除痰、止咳、平喘、行水消肿的功能。
炮　制	净制：拣净杂质，筛去灰屑。 炒制：取净药材置锅内，用文火炒至微鼓起，并有香气为度。取出，放凉。
主治用法	用于痰饮喘咳，面目浮肿，肺痛，胸腹积水。用量3~9g。

 应用

* 热结胸痛：葶苈子、柴胡、黄芩、白芍、半夏、枳实、郁金各9g，生姜3片，大枣4枚。水煎服。

* 咳嗽实喘，气急，痰多：葶苈子、杏仁、大枣各9g，炙麻黄3g。水煎服。

* 胸腹水肿，小便不利：葶苈子、防己、大黄各9g。水煎服。

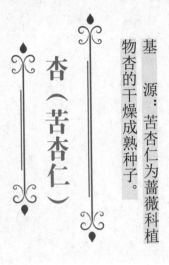

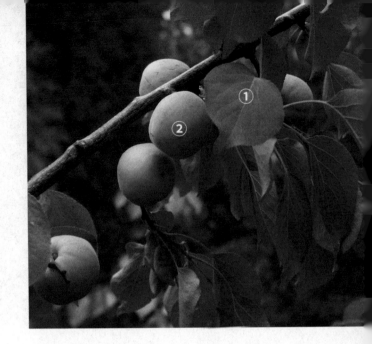

杏（苦杏仁）

基源：苦杏仁为蔷薇科植物杏的干燥成熟种子。

原植物

落叶乔木。①叶互生，宽卵圆形，先端短尖，基部近心形，边缘钝齿。花先叶开放，单生于枝端；花瓣5，有短爪，白色或粉红色；雄蕊多数；雌蕊心皮1。②核果卵圆形，黄色、黄红色，微带红晕。果肉多汁，不开裂。种子扁圆形有龙骨状棱，两侧有扁棱或浅沟。花期3~4月，果期4~6月。

生境分布

生于低山地或丘陵山地，多为栽培。以华北、西北和华东地区种植较多。

采收加工

夏季采收成熟果实，除去果肉及核壳，取出种子，晒干。

性味功能	味苦，性温，有小毒。有降气、止咳平喘、润肠通便的功能。
炮　　制	杏仁：拣净杂质，置沸水中略煮，待皮微皱起捞出，浸凉水中，脱去种皮，晒干，簸净。 炒杏仁：取净杏仁置锅内用文火炒至微黄色，取出放凉。
主治用法	用于咳嗽气喘，胸满痰多，血虚津枯，肠燥便秘。用量4.5~9g。

 应用

＊ 咳嗽气喘：杏仁、紫苏子各9g，麻黄、贝母、甘草各6g。水煎服。

＊ 慢性气管炎：苦杏仁、冰糖各4.5g。研末混匀，水冲服。

＊ 滴虫阴道炎：苦杏仁，炒研粉，麻油调成糊状，涂搽患处。

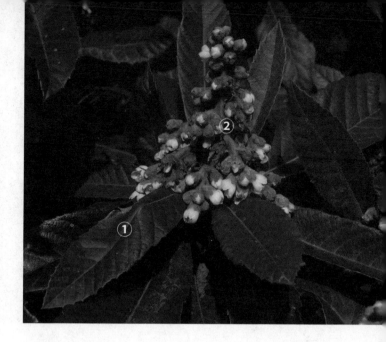

枇杷（枇杷叶）

基源：枇杷叶为蔷薇科植物枇杷的叶。

原植物

常绿小乔木。①叶互生，革质，长椭圆形，先端尖，基部楔形，边缘有疏锯齿，下面密被锈色茸毛。②圆锥花序顶生，花密集，萼筒，黄绿色；花瓣5，白色。浆果状梨果卵形、椭圆形或近球形，黄色或橙色。果核圆形或扁圆形，棕褐色。花期9~11月，果期翌年4~5月。

生境分布

栽培于村边或坡地。分布于陕西及长江以南各省区。

采收加工

4~5月采叶，晒干。也有直接拾取落地的叶子。

性味功能	味苦、甘，性平。有清肺止咳、和胃降气的功能。
炮　制	净制：刷去茸毛，用水洗净，稍润，切丝，晒干；蜜制：取枇杷叶丝，加炼熟的蜂蜜和适量开水，拌匀，稍闷，置锅内用文火炒至不粘手为度，取出，放凉。
主治用法	用于肺热咳，胃热呕吐，支气管炎。

 应用

﹡ 急性气管炎：枇杷叶、生地黄各12g，杏仁、杭菊、川贝母各9g，茅根24g，甘草4.5g。水煎服。

﹡ 呃逆作呕，胃脘胀闷：枇杷叶（姜汁炙）、布渣叶、淮山药、香附、葛根、鸡内金。水煎服。

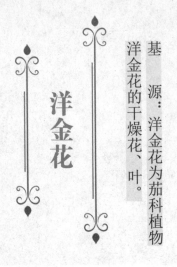

洋金花

基源：洋金花为茄科植物洋金花的干燥花、叶。

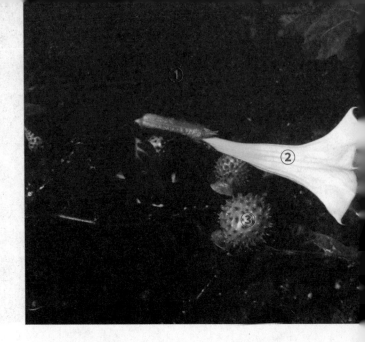

原植物

别名：白曼陀罗。一年生草本或亚灌木。①叶互生，卵形或宽卵形，顶端渐尖，基部不对称楔形，边缘具短齿或浅裂或全缘而波状。②花单生于枝杈间或叶腋；花萼筒状，5裂，裂片狭三角形或披针形；花冠长漏斗状，裂片顶端具小尖头，白色、黄色、浅紫色；雄蕊5；子房疏生短刺毛。③蒴果近球形或扁球形，疏生粗短刺，成熟时4瓣裂。花、果期6~9月。

生境分布

生于山坡、草地、路旁。分布于华东、西南及广东、广西、湖北。

采收加工

夏季花初开时采收，晒干或低温干燥。

性味功能	味辛，性温，有平喘止咳、镇痛、解痉的功能。
炮　　制	去杂质，晒干。
主治用法	用于哮喘咳嗽，脘腹冷痛，风湿痹痛，小儿慢惊；外科麻醉。用量0.3~0.6g。

 应用

* 麻醉：洋金花、生草乌、川芎、当归。水煎服。
* 慢性气管炎：洋金花注射液，肌肉注射。
* 精神分裂症：洋金花，水煎服。
* 诸风痛及寒湿脚气：洋金花、茄梗、大蒜梗、花椒叶。水煎熏洗。

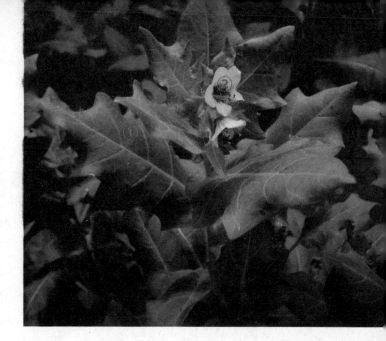

莨菪（天仙子）

基 源：天仙子为茄科植物莨菪的种子。

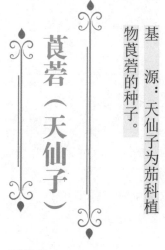

原植物

别名：天仙子、铃铛草、牙痛子。二年生草本，基部木质化，有莲座状叶丛。①叶互生，上部叶无柄，基部下延抱茎，叶卵形或长圆形，先端钝或渐尖，边缘有波状齿或羽状浅裂。②花单生叶腋，偏向一侧；花萼钟形，5浅裂，果期增大成壶状；花萼钟状，黄色，有紫色网纹，5浅裂。蒴果藏于宿萼内，长卵圆形，盖裂。种子小，多数，扁肾形，有网纹。花期5月，果期6月。

生境分布

生于村边、田野、路旁等处。有栽培。分布于东北、华北、西北及河南、山东、安徽、浙江、四川、西藏等省区。

采收加工

夏末秋初果实成熟时，采收晒干。

性味功能	味苦、辛，性温，有大毒。有解痉止痛、安神的功能。
炮 制	去杂质，晒干。
主治用法	用于胃痉挛疼痛，咳喘，癫狂。用量0.06~0.6g。心脏病，心动过速，青光眼患者及孕妇忌服。

 应用

＊ 骨痛：天仙子 0.6g，研末，温开水送服。

＊ 慢性气管炎：天仙子。制成注射液，肌肉注射。

木犀（桂花）

基源：桂花为木犀科植物木犀的花，果实及根入药。

原植物

常绿灌木或小乔木。①单叶对生，叶柄短，革质，椭圆形或长椭圆状披针形，先端尖或渐尖，基部楔形，全缘或上半部边缘疏生细锯齿；②花序簇生于叶腋；花萼4裂，分裂达于基部，裂片长椭圆形，白色或黄色，芳香；雄花具雄蕊2；雌花有雌蕊1，子房卵圆形。核果长椭圆形，熟时蓝黑色。种子1枚。花期9~10月。

生境分布

我国大部地区有栽培。分布于河北、陕西、甘肃、山东及长江以南各省区。

采收加工

秋季采花，冬季采果，四季采根，采后晒干备用。

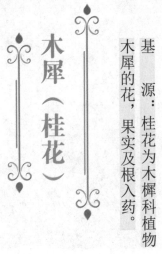

性味功能	花：味辛，性温。有散寒破结、化痰止咳的作用。果：味辛、甘，性温。有暖胃、平肝、散寒的功能。根：味微涩，性平。有祛风湿、散寒的功能。
主治用法	化用于牙疼，主治痰多咳喘，闭经腹痛。果用于虚寒胃痛。根用于风湿筋骨疼痛，腰痛，肾虚牙疼。用量：花3~12g。果6~12g。根60~90g。

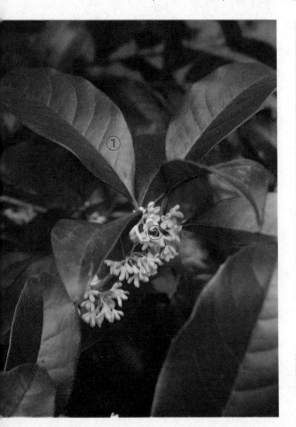

 应用

✳ 桂花、百药煎、孩儿茶做成膏饼噙化。可生津、辟臭、化痰，治风虫牙疼。

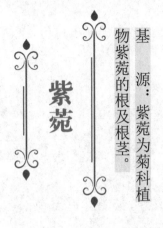

紫菀

基源：紫菀为菊科植物紫菀的根及根茎。

原植物

多年生草本。根茎粗短，簇生多数细长根。基生叶丛生，有长柄，匙状长椭圆形，先端钝尖，基部下延长，两面有短硬毛；①茎生叶互生，长椭圆形或披针形，先端短尖，基部下延，边缘有不整齐粗锯齿。②头状花序多数，伞房状排列；总苞半球形，绿色带紫色，先端及边缘膜质；花序周围为舌状花，雌性，蓝紫色；管状花两性，黄色。瘦果倒卵状长圆形，扁平，宿存白色冠毛。花期8~9月，果期9~10月。

生境分布

生于山地、河边、草地潮湿处。分布于东北、华北及陕西、甘肃、青海、安徽、浙江等省区。

采收加工

秋季叶枯萎后采挖，细根编小辫状，晒干。

性味功能	味辛、苦，性温。有润肺、祛痰、止咳的功能。
炮　　制	紫菀：拣去杂质，除去残茎，洗净，稍闷润，切成小段晒干。 蜜紫菀：取紫菀段加炼蜜（和以适量开水）拌匀，稍闷润，用文火炒至不粘手为度，取出放凉。
主治用法	用于气逆咳嗽，痰吐不利，肺虚久咳，痰中带血，支气管炎。用量6~9g。

应用

* 百日咳：紫菀9g。水煎服。

* 肺炎，气管炎：紫菀9g。水煎服。

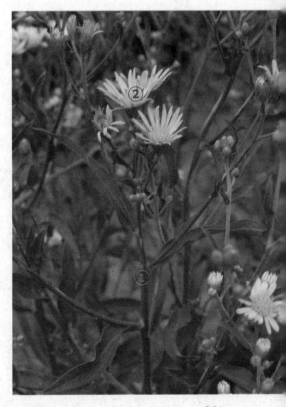

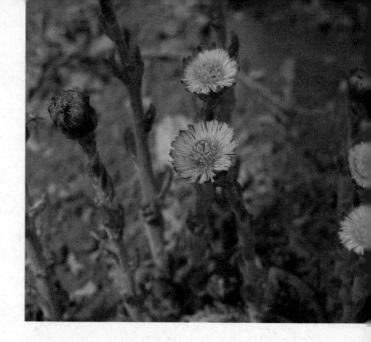

款冬（款冬花）

基源：款冬花为菊科植物款冬的花蕾。

原植物

别名：冬花。多年生草本。叶由根茎部生出。叶柄有白色茸毛。叶阔心形或肾形，先端近圆形或钝尖，基部心形，边缘有波状疏锯齿。①花先叶开放，黄色；花葶数个，白色茸毛；有鳞片状苞叶10多片，椭圆形，有茸毛；雌性花舌状；中央管状花两性，先端5裂。瘦果长椭圆形，冠毛淡黄色。花期2~3月，果期4月。

生境分布

生于河边，沙地。栽培或野生。分布于华北、西北及河南、湖北、湖南、四川、西藏等省、自治区。

采收加工

花未出土时采挖花蕾，阴干。

性味功能	味辛、甘，性温。有润肺止咳、化痰平咳的功能。
炮 制	款冬花：拣去残梗、沙石、土块。 蜜冬花：取拣净的款冬花，同炼蜜加适量开水，拌匀，稍闷，放锅内用文火炒至微黄色、不粘手为度，取出放凉。
主治用法	用于急、慢性支气管炎，肺结核，咳嗽，喘咳痰多，劳嗽咯血。用量10~15g。

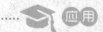 应用

* 哮喘：款冬花制成醇浸膏，内服。
* 支气管炎，咳嗽气喘：款冬花。水煎服。

14 安神药

安神药是指能安定神志，以治疗神志失常为主要作用的药物。根据药物来源及应用特点不同，可分为重镇安神和养心安神两类。

临床上可用于心悸失眠、惊痫发狂、烦躁易怒等阳气躁动、心神不安的实证以及心肝血虚、心神失养所致的心悸怔忡、失眠多梦等神志不宁的虚证。

现代药理作用证明，安神药对中枢神经系统有抑制作用，具有镇静、催眠、抗惊厥等作用。部分药物还有祛痰止咳、抑菌防腐、强心、改善冠状动脉血循环及提高机体免疫功能等作用。

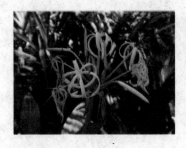 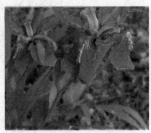 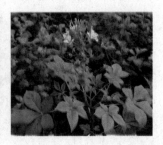

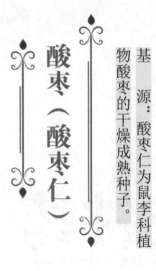

酸枣（酸枣仁）

基源：酸枣仁为鼠李科植物酸枣的干燥成熟种子。

原植物

灌木或小乔木。①枝上有刺。②叶互生，椭圆形，先端钝，基部圆形，边缘具细齿形。花2~3朵簇生于叶腋；花瓣5，黄绿色。③核果近球形或广卵形，暗红褐色，果皮薄。花期6~7月，果期9~10月。

生境分布

生长于山坡、山谷、丘陵地。分布于辽宁、内蒙古、河北、河南、山东、山西、陕西、甘肃、安徽、江苏等地。

采收加工

秋末采收果实，收集种子，晒干。

性味功能	味甘、酸，性平。有养肝宁心、安神、敛汗的功能。
炮　　制	酸枣仁：除去残留核壳。用时捣碎。炒酸枣仁：取净酸枣仁，照清炒法炒至鼓起，色微变深。用时捣碎。
主治用法	用于神经衰弱，虚烦不眠，惊悸多梦，体虚多汗，津少口渴。用量9~15g。

 应用

＊ 心脏神经官能症：酸枣仁24g，茯神12g，龙眼肉、党参、知母、夜合欢各9g，白芍12g，川芎、甘草各3g。水煎服。

＊ 体弱多汗，头昏：酸枣仁（炒）15g，五味子6g，党参9g，白芍12g。水煎服。

＊ 惊悸多梦，失眠：酸枣仁、丹参各9g。水煎服。

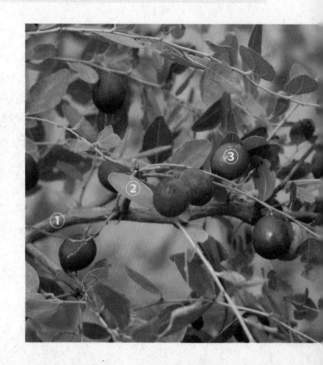

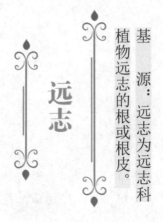

远志

基源：远志为远志科植物远志的根或根皮。

原植物

别名：细叶远志、小草、小草根。多年生草本。根圆柱形。①叶互生，线形或线状披针形，全缘，无毛。②总状花序侧生小枝顶端，淡蓝色或蓝紫色。花瓣3；中央1瓣呈龙骨瓣状，下面顶部有鸡冠状附属物。蒴果近圆形，顶端凹陷。种子2粒，长圆形。花期5~7月，果期6~9月。

生境分布

生于山坡、路旁或河岸谷地。分布于东北、华北、西北及河南、山东、安徽、江苏、浙江、江西等省区。

采收加工

春、秋季采挖根部，晒至皮部稍皱缩，用手揉搓抽去木心，晒干，为远志筒。将皮部剖开，除去木部，为远志肉；不去木部，为远志棍。

性味功能	味苦、辛，性温。有安神化痰、消痈肿的功能。
炮　制	除去杂质，略洗，润透，切段，干燥。
主治用法	用于神经衰弱，惊悸健忘，多梦失眠，寒痰咳嗽，支气管炎，腹泻，膀胱炎。用量3~9g。

 应用

* 神经衰弱，健忘心悸，失眠：远志3g。研粉，米汤冲服。

* 慢性气管炎：远志、甘草、曼陀罗浸膏。蜂蜜制丸，早晚服。

* 咳嗽痰多：远志、紫菀、杏仁各9g，桔梗、生甘草各3g。水煎服。

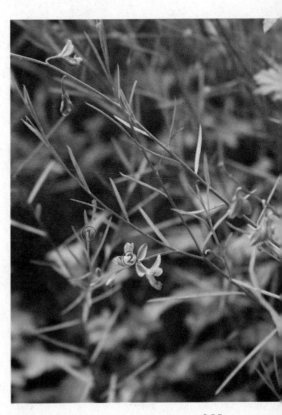

毛花洋地黄（洋地黄叶）

基源：洋地黄叶为玄参科植物毛花洋地黄的干燥叶。

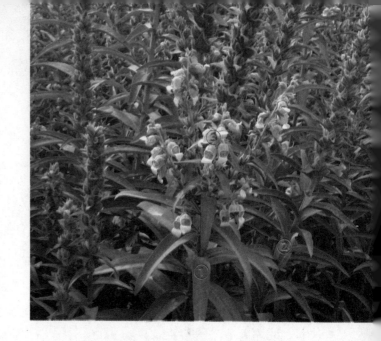

原植物

别名：狭叶洋地黄。二年或多年生草本，被柔毛。茎直立不分枝，绿色或带淡紫色。①基生叶丛生，长披针形或倒长披针形，全缘，稍呈波状弯曲；②茎生叶互生，披针形，先端渐尖，全缘，基部楔形而略抱茎。③总状花序顶生，花萼5深裂，裂片线形，复瓦状排列；花冠二唇形，白色或乳黄色，上唇较下唇短，具浅裂，内面有黄褐色网纹，下唇中裂片大，舌状，有长柔毛；雄蕊4，2强；子房密被腺毛。蒴果圆锥形，种子细小。花期5~6月，果期6~7月。

生境分布

原产欧洲中部和南部山区，我国有栽培。

采收加工

8月选晴天午后采收叶，55~60℃迅速烘干。

性味功能	有强心作用。
主治用法	用于治疗充血性心力衰竭，阵发性房颤和心动过速及心脏性水肿。用量0.05~0.2g。

＊ 心脏性水肿：洋地黄0.2g，制成粉剂、酊剂、注射剂，遵医嘱。用药期间忌用钙注射剂，急性心肌炎患者慎用。

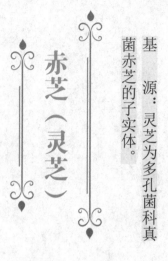

赤芝（灵芝）

基　源：灵芝为多孔菌科真菌赤芝的子实体。

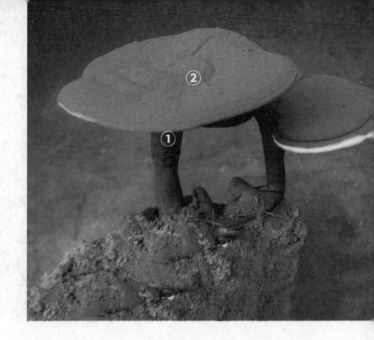

原植物

别名:红芝腐生真菌。①子实体有柄,紫褐色,质坚硬,有光泽;②菌盖（菌帽）半圆形至肾形,坚硬木质,由黄色渐变为红褐色,有环状棱纹和辐射状皱纹,边缘薄或平截。菌肉近白色或淡褐色。菌盖下面为白色,有细密菌管。孢子褐色,卵形,中央有一个大油滴。

生境分布

生于栎树或其他阔叶树根部枯干或腐朽的木桩上。分布于河北、山西、山东及长江以南各省区。有栽培。

采收加工

全年可采,晒干。人工培养者,待菌盖边缘没有浅白色时,子实体已成熟,即可采收,晒干或烘干。

性味功能	味淡,性温。有安神健胃、滋补强壮的功能。
主治用法	用于神经衰弱,失眠,食欲不振,久病体虚,冠心病,高脂血症,慢性气管炎,慢性肝炎,白细胞减少症。用量9~12g。水煎服,或浸酒饮。

* 急性传染性肝炎:灵芝 15g。水煎服。
* 神经衰弱,病后体弱:灵芝 15g,蜂蜜 20g。炖服。
* 白细胞减少症:灵芝、糯米各等量。研末,红糖适量,开水送服。
* 高血压,冠心病,高脂血症:灵芝 9g。水煎服。

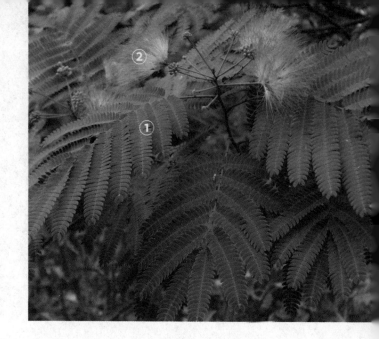

合欢（合欢皮）

基　源：合欢皮为含羞草科植物合欢的干燥树皮。

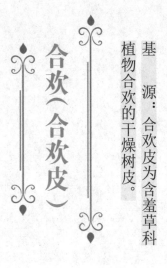

原植物

别名：绒花树、芙蓉花。落叶乔木。①2回羽状复叶互生；羽片5~15对；每羽片小叶10~30对，镰刀状长圆形，全缘，有短柔毛。②头状花序腋生或顶生伞房状；花淡红色。荚果扁平，黄褐色。扁种子椭圆形，褐色，光滑。花期6~8月，果期8~10月。

生境分布

生于山谷、林缘，栽培。分布于辽宁、河北、甘肃、宁夏、陕西、山东、河南及长江以南各省区。

采收加工

夏、秋二季采收，剥取树皮，晒干。

性味功能	味甘，性平。有解郁安神、活血消肿的功能。
炮　制	除去杂质，洗净，润透，切丝或块，干燥。
主治用法	用于心神不安，忧郁失眠，健忘，肺脓疡，咯脓痰，痈肿，心胃气痛，风火眼疾，咽痛，瘰疬，跌扑伤痛。

＊ 神经衰弱，失眠，抑郁：合欢皮30g，丹参、夜交藤各15g，柏子仁9g。水煎服。

＊ 骨伤：合欢皮、白蔹各9g。研末，酒调外敷患处。

15

平肝息风药

　　平肝息风药是指能平肝潜阳、息风止痉，以治疗肝阳上亢或肝风内动病症为主要作用的药物。可分为以平肝潜阳为主要作用的平抑肝阳药和以息肝风、止痉抽为主要作用的息风止痉药两类。

　　临床上可用于肝阳上亢之头晕目眩、头痛、耳鸣和肝火上攻之面红目赤、头痛头昏、烦躁易怒等证，以及热极动风、肝阳化风及血虚生风等所致的眩晕欲仆、项强肢颤、痉挛抽搐等证。

　　现代药理作用证明，平肝息风药多具有降压、镇静、抗惊厥作用。能抑制实验性癫痫的发生，可使实验动物自主活动减少，部分药物还有解热、镇痛作用。

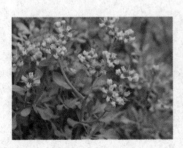 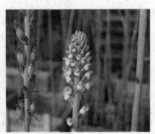 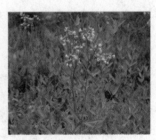

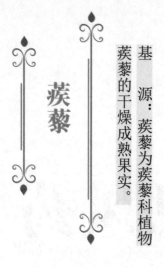

蒺藜

基　源：蒺藜为蒺藜科植物蒺藜的干燥成熟果实。

原植物

别名：刺蒺藜、硬蒺藜。一年生草本。①茎平卧，被长柔毛或长硬毛，枝长20~60cm，②偶数羽状复叶，小叶对生，矩圆形或斜短圆形，先端锐尖或钝，基部稍偏斜，被柔毛，花腋生花黄色；萼片5，宿存；花瓣5；基部有鳞片状腺体，子房5棱，柱头5裂，每室3~4胚珠。③果有分果瓣5，无毛或被毛，中部边缘及下部各有锐刺2枚。

生境分布

生于沙地、荒地、山坡等。全国各地均有分布。

采收加工

秋季果实成熟时采割植株，晒干，打下果实。

性味功能	味苦、辛，性温。有平肝解郁、活血祛风、明目、止痒的功能。
炮　制	蒺藜：漂去泥沙，除净残留的硬刺。 盐蒺藜：取去刺的蒺藜，用盐水拌匀，闷透，置锅内用文火炒至微黄色，取出，晒干。
主治用法	用于头痛眩晕，胸胁胀痛，乳汁不下，目赤翳障，皮肤瘙痒，经闭。用量6~9g。孕妇慎用。

 应用

＊ 老年慢性气管炎：蒺藜，制糖浆服。

＊ 风疹瘙痒：蒺藜、防风、蝉蜕各9g，白鲜皮、地肤子各12g。水煎服。

＊ 急性结膜炎：蒺藜12g，菊花6g，青葙子、木贼、决明子各9g。水煎服。

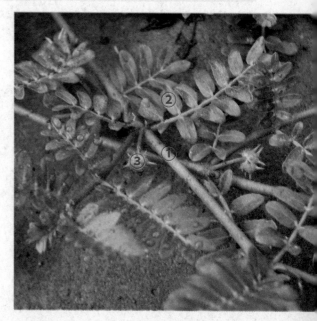

罗布麻

基源：罗布麻为夹竹桃科植物罗布麻的叶。

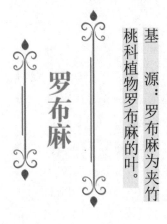

原植物

别名：牛茶、野茶、红麻。多年生草本，具白色乳汁。①叶对生，椭圆形或长圆状披针形，先端钝，基部楔形或圆形，边缘稍反卷，两面无毛，下面有白粉。②聚伞花序顶生于茎端或分枝上；花冠钟状，粉红色或浅紫色，里面基部有副花冠；雄蕊5。果长角状，黄褐色，带紫晕，沿粗脉开裂，散有多数种子，黄褐色，先端簇生白色细长毛。花期6~7月，果期8~9月。

生境分布

生于河岸、山沟、山坡等。分布于吉林、辽宁、内蒙古、甘肃、陕西、山西、山东、河南、河北等省区。

采收加工

6月和9月各采收1次叶片，晒干或阴干。

性味功能	味甘、苦，性凉。有平肝安神、清热利水的功能。
炮　制	洗净，切段，晒干，备用。
主治用法	用于肝阳眩晕，心悸失眠，浮肿尿少；高血压病，神经衰弱，肾炎浮肿。用量6~12g。

 应用

＊ 高血压：罗布麻6g。开水泡当茶饮。

＊ 心力衰竭：罗布麻15g。水煎服。

＊ 肾性水肿，心性水肿，肝硬化水肿：罗布麻根15g。水煎服。

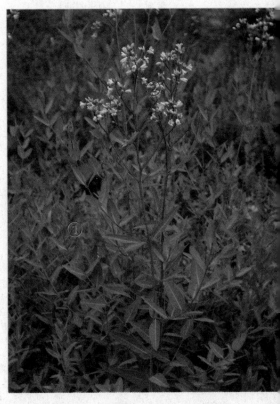

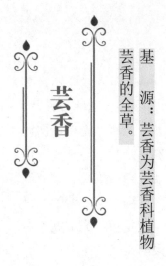

芸香

基源：芸香为芸香科植物芸香的全草。

原植物

别名：臭草。多年生木质草本，有强烈刺激气味，各部无毛但多腺点。①叶 2~3 回羽状全裂或深裂；裂片倒卵状矩圆形、倒卵形或匙形，全缘或微有钝齿，茎叶上面粉绿色。②聚伞花序顶生；花金黄色，萼片 4~5，宿存；花瓣 4~5，边缘细撕裂状；雄蕊 8~10；心皮 3~5，上部离生。蒴果 4~5 室。种子有棱，种皮有瘤状凸起。花期初夏。

生境分布

生于沟谷、溪边、路旁的草丛中。分布于广东、广西、福建等省区。

采收加工

全年可采，洗净阴干备用或鲜用。

性味功能	味辛、微苦，性凉。有清热解毒、散瘀止痛的功能。
炮　制	晒干或晾干。
主治用法	用于感冒发热，牙痛，月经不调，小儿湿疹；疮疖肿毒，跌打损伤。用量6~15g，外用适量。

 应用

* 小儿惊风：鲜芸香 15g。开水炖服。

* 腹内蛔虫：芸香适量。清油煎，捣烂敷脐上。

* 小儿头上小疖：鲜芸香叶。捣烂取汁，和青黛搽敷患处。

* 疮疖肿毒，跌打损伤：鲜芸香。捣烂冲温酒服；并用鲜叶捣烂敷患处。

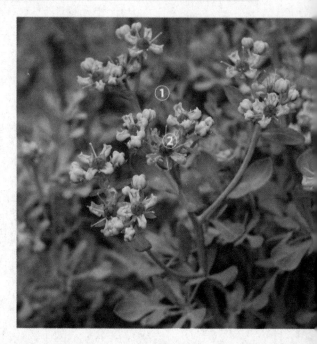

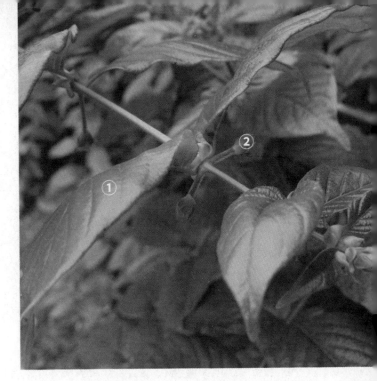

毛钩藤

基源：毛钩藤为茜草科植物毛钩藤带钩的茎枝。

原植物

藤本。小枝方形或近圆柱形，钩与枝同被柔毛，钩灰棕色或灰白色。①叶对生，革质，椭圆形或卵形，下面被长粗毛；托叶2裂。裂片顶端长渐尖。②头状花序，球形，单个腋生或顶生；总花梗被毛，中部着生6枚以上的苞片；花5数；花萼密被粗毛；花冠淡黄或淡红色，外面密被粗毛；尤以裂片上较密。蒴果纺锤形，被疏粗毛。花期3月。

生境分布

生于山谷林下，溪畔或灌丛中。分布于台湾、福建、广东、广西、贵州等地。

采收加工

于9月至翌年4月，剪取带钩的茎段，清除残叶、老枝后晒干。

性味功能	味甘、苦，性微寒。有清热平肝、息风定惊的功能。
炮　制	拣去老梗、杂质，洗净，晒干。
主治用法	用于头痛眩晕，痉挛，妊娠子痫，高血压症。用量3~12g。

* 小儿高热抽搐：毛钩藤6~15g。水煎服。
* 风湿性关节炎，坐骨神经痛：毛钩藤15~20g。水煎服。

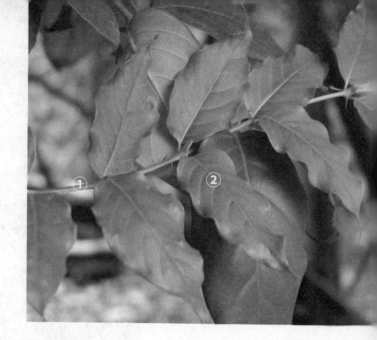

钩藤

基 源：钩藤为茜草科植物钩藤的带钩茎枝。

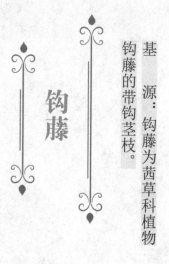

原植物

别名：双钩藤、钓藤、圆钩藤。木质藤本。钩与①枝光滑无毛。钩状变态枝生于叶腋，钩尖向下弯曲，似鹰爪。②叶对生，纸质，椭圆形；托叶 2 深裂，裂片线状锥形，多托落。头状花序腋生或顶生的总状花序，花黄色；花冠合生，管状，先端 5 裂，外被粉状柔毛，喉部内具短柔毛。蒴果倒卵状椭圆形，疏被柔毛，花萼宿存。花期 6~7 月，果期 10~11 月。

生境分布

生于山谷、灌丛中。分布于我国南方大部分省区。

采收加工

春、秋季，割下带钩的藤，晒干，或置锅内蒸后再晒干。

性味功能	味甘，性凉。有清热平肝、息风止惊的功能。
炮 制	拣去老梗、杂质，洗净，晒干。
主治用法	用于小儿高热，惊厥抽搐，小儿夜啼，高血压病，头晕目眩，神经性头痛。入煎剂宜后下。用量6~15g。

 应用

＊ 高血压：钩藤 100~125g。水煎 10~20 分钟，饮服。

＊ 全身麻木：钩藤、黑芝麻、紫苏各21g。水煎服。

＊ 高血压病，肝阳上升，风热头痛眩晕，面红目赤：钩藤、桑叶、菊花、夏枯草各9g。水煎服。

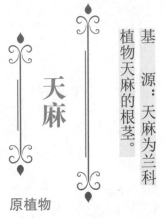

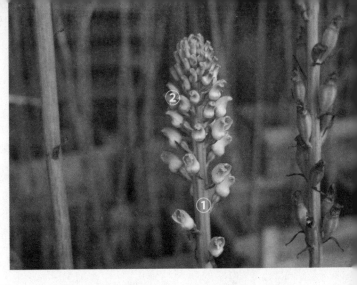

天麻

基源：天麻为兰科植物天麻的根茎。

原植物

别名：赤箭、明天麻。多年生寄生植物，寄主为蜜环菌。地下茎横走，肥厚，肉质，椭圆形或卵圆形，有环节。①茎单一，黄褐色，叶鳞片状，膜质，鞘状抱茎。②总状花序顶生，苞片膜质，花淡黄绿色或黄色，萼片和花瓣合生成筒状，先端5裂，蒴果长圆形至长倒卵形，有短梗。种子多细小，粉尘状。花期6~7月，果期7~8月。

生境分布

生于林下湿润处。有栽培。分布于吉林、辽宁、河南、安徽、江西、湖南、湖北、陕西、甘肃及西南各地区。

采收加工

冬季苗枯后或春季出苗前挖取根茎，刮去外皮，水煮或蒸至透心，用无烟火烘干。

性味功能	味甘，性微温。有平肝息风、镇痉、通络止痛的功能。
炮　制	天麻：拣去杂质，大小分档，用水浸泡至七成透，捞出，稍晾，再润至内外湿度均匀，切片，晒干。 炒天麻：先用文火将锅烧热，随即将片倒入，炒至微黄色为度。 煨天麻：将天麻片平铺于喷过水的表芯纸上，置锅内，用文火烧至纸色焦黄，不断将药片翻动至两面老黄色为度。
主治用法	用于头晕目眩，小儿惊风癫痫，肢体麻木，手足不遂，高血压，口眼歪斜。研末吞服，每次1.5g。

 应用

＊ 偏头痛：天麻15g，白芷12g，川芎、白花蛇、地龙各9g。水煎服。

＊ 慢性风湿性关节炎：天麻、秦艽、羌活、牛膝、杜仲等。水煎服。

265

16 开窍药

开窍药是指具有辛香走窜之性，能开窍醒神，以治疗闭证神昏病症为主要作用的药物。

临床上可用于治疗温病热陷心包、痰浊蒙蔽清窍之神昏谵语，以及惊风、癫痫、中风等猝然昏厥、痉挛抽搐等证。

现代药理作用证明，开窍药对中枢神经系统有兴奋作用，有镇痛、兴奋心脏与呼吸、升高血压的作用，某些药物尚有抗菌、抗炎的作用。

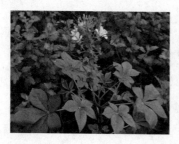
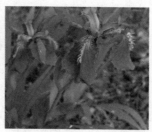
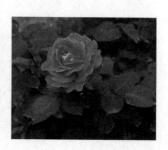

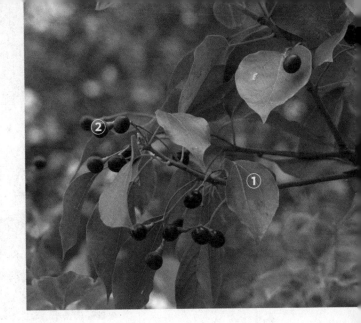

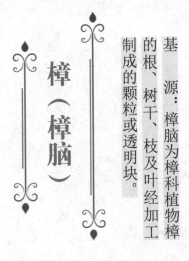

樟（樟脑）

基源：樟脑为樟科植物樟的根、树干、枝及叶经加工制成的颗粒或透明块。

原植物

常绿乔木，有香气。①叶互生，革质，长卵形或卵状椭圆形，先端长尖，基部广楔形，全缘，有光泽，脉腋有腺点。圆锥花序腋生，绿白色或黄绿色，花被片6。②果实卵球形，紫黑色，基部有膨大花托。花期4~5月，果期10~11月。

生境分布

栽培或野生于河边或湿润地。分布于长江以南各省区。

采收加工

锯断树干、根、叶，切碎，蒸馏冷却，为粗樟脑;再进行升华得精樟脑粉;压模成块，即得樟脑块。

性味功能	味辛，性热。有小毒。有开窍、除湿、止痛、止痒的功能。
炮　　制	将树根、树干、树枝锯劈成碎片，置蒸馏器中进行蒸馏，樟木中含有的樟脑及挥发油随水蒸气馏出，冷却后，即得粗制樟脑。粗制樟脑再经升华精制，即得精制樟脑粉。将此樟脑粉入模型中压榨,则成透明的樟脑块。宜置密闭瓷器中，放干燥处。
主治用法	用于霍乱，心腹诸痛。外用寒湿脚气，风湿骨痛，跌打损伤，疥癣痒疮。内服宜慎，0.1~0.2g。外用适量。孕妇忌服。

 应用

＊ 风火牙痛：樟脑、细辛各6g。制成霜，用棉球裹，敷患牙处咬定。

＊ 猝然昏倒，热病神智昏迷：樟脑与麝香等配合入散剂或丸剂用。

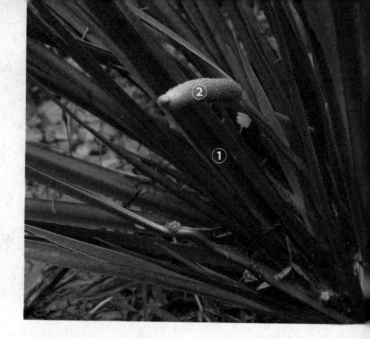

石菖蒲

基源：石菖蒲为天南星科植物石菖蒲的根茎。

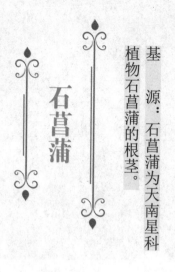

原植物

别名：水剑草、石蜈蚣、九节菖蒲。多年生草本，有香气。根茎横生，扁圆柱形，弯曲多分枝，密生环节，生多数须根，黄褐色。①叶丛生，剑状线形，无明显中肋。花茎扁三棱形；佛焰苞叶状，②肉穗花序从佛焰苞中部旁侧生，无柄，狭圆柱形；淡黄绿色；花被片6，花药淡黄色；浆果倒卵形，红色。花期4~7月，果期8月。

生境分布

生于山谷、山涧。分布于陕西、河南及长江以南各地。

采收加工

秋季采挖根茎，鲜用或晒干。

性味功能	味辛，性微温。有豁痰开窍、宁心安神、化湿和中、健胃杀虫、理气活血的功能。
炮　　制	拣去杂质，洗净，稍浸泡，润透，切片，晒干。
主治用法	用于癫痫，痰厥，热病神昏，健忘，气闭耳聋，胃痛，风寒湿痹，痈疽肿毒，跌打损伤。用量3~6g。

 应用

* 卒中不语，口眼歪斜，小儿惊风：鲜石菖蒲15g，冰糖15g。水煎服。
* 久痢不止：石菖蒲、党参、石莲子、茯苓各9g。水煎服。
* 水肿：鲜石菖蒲150g，黄豆适量。水煎服。
* 胸腹胀闷疼痛，胃口不开：石菖蒲、吴茱萸，制香附。水煎服。

17 补虚药

补虚药是指能改善人体气血阴阳不足，纠正人体气血阴阳虚衰的病理偏向，以提高抗病能力，治疗虚证为主的药物。

临床上可用于人体正气虚弱、精微物质亏耗引起的精神萎靡、体倦乏力、面色淡白或萎黄、心悸气短、脉象虚弱等。根据其功效和主要适应证的不同，可分为补气药、补阳药、补血药、补阴药四类，分别主治气虚证、阳虚证、血虚证和阴虚证。

现代药理作用表明，补虚药可增强机体的免疫功能，在物质代谢方面，补虚药对肝脏、脾脏和骨髓等器官组织的蛋白质合成有促进作用，或改善脂质代谢、降低高脂血症。对神经系统的作用，主要是提高学习记忆功能。并可调节内分泌功能，改善虚证患者的内分泌功能减退。本类药物还有延缓衰老、抗氧化、增强心肌收缩力、抗心肌缺血、抗心律失常、促进造血功能、改善消化功能、抗应激及抗肿瘤等多方面作用。

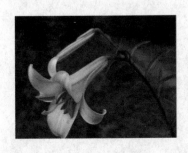
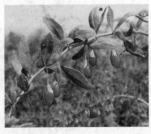
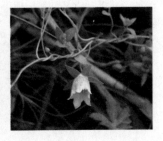

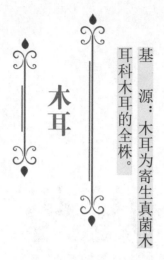

木耳

基源：木耳为寄生真菌木耳科木耳的全株。

原植物

别名：黑木耳子。①实体形如人耳，直径约10cm，内面呈暗褐色，平滑外面淡褐色，密生柔软的短毛。湿润时呈胶质，干燥时带革质。不同大小的子实体簇生一丛。

生境分布

寄生于阴湿、腐朽的树干上，可人工栽培。分布于黑龙江、吉林、河北、陕西、甘肃、河南及长江以南大部分省区。

采收加工

夏、秋季采收，晒干。

性味功能	味苦、辛，性平。有健脾益气、祛痰除湿、止痢、止血的功能。
炮　制	将原药除去杂质，筛去灰屑。
主治用法	用于痔疮，便血，脱肛，崩漏，高血压。用量6~10g。

 应用

＊高血压，血管硬化，眼底出血：木耳3g。清水浸泡一夜，蒸1~2h，加适量冰糖，与水煎服。

＊痔疮出血，大便干结：木耳3~6g，柿饼30g。同煮烂做点心吃。

＊月经过多，淋漓不止，赤白带下：木耳焙干研细末，以红糖汤送服，每次3~6g，每日2次。

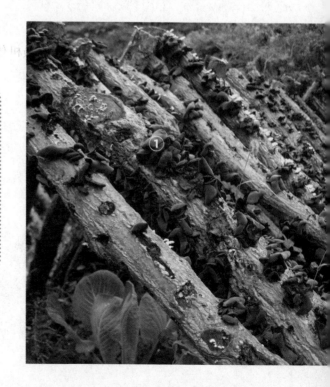

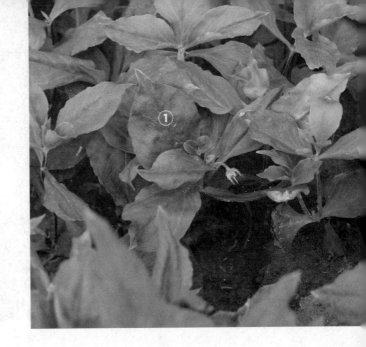

孩儿参（太子参）

基源：太子参为石竹科植物孩儿参的干燥块根。

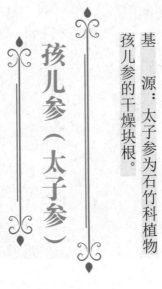

原植物

多年生草本。块根肉质，纺锤形。茎节略膨大。①叶 4~5 对对生，近无柄，倒披针形；茎顶端有 4 片大形叶状总苞，花 2 型：普通花 1~3 朵顶生，白色，萼片 5，花瓣状，2 齿裂；闭锁花腋生，萼片 4，无花瓣。蒴果卵形，下垂。种子褐色，有疣状突起。花期 5~6 月，果期 7~8 月。

生境分布

生于山坡林下和岩石缝中。分布于东北及河北、河南、山东、山西、江苏、安徽、浙江、江西、湖北、陕西等省区。

采收加工

7~8 月茎叶枯萎时采挖，沸水中略烫后阴干或晒干。

性味功能	味甘、苦，性平。有益气、健脾、生津的功能。
炮　　制	将原药用清水淘去杂质，即捞起，润软，轧成片状，晒干。
主治用法	用于脾虚体倦，食欲不振，病后虚弱，心悸口干。用量6~12g。

 应用

* 急、慢性肝炎：太子参、玉米须各 30g。水煎服。

* 自汗：太子参 9g，浮小麦 15g。水煎服。

* 顽固性原发性血小板减少性紫癜及苯中毒贫血：太子参复方。

* 糖尿病：太子参。水煎服。

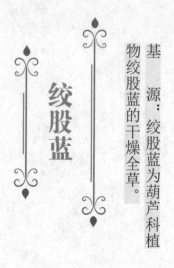

绞股蓝

基源：绞股蓝为葫芦科植物绞股蓝的干燥全草。

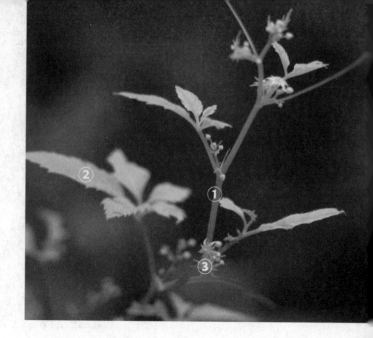

原植物

多年生草质藤本。①茎细长，节部具疏生细毛。②叶互生，由3~7小叶组成鸟趾状复叶，小叶卵状长椭圆形或卵形，先端圆钝或短尖，基部楔形，下面脉上有短毛，两侧小叶成对。③圆锥花序腋生；花单性，雌雄异株；花萼细小；花冠裂片披针形，先端尾状长尖。浆果圆形，绿黑色，上半部具一横纹。种子长椭圆形，有皱纹。

生境分布

生于山间的阴湿环境。分布于长江以南各省区。

采收加工

秋季采集，洗净，晒干。

性味功能	味苦，性寒。有清热解毒、止咳祛痰、抗癌防老、降血脂的功能。
主治用法	用于治疗慢性支气管炎，传染性肝炎，肾炎，胃肠炎。绞股蓝总苷治高脂血症。用量0.75~1g。

 应用

* 慢性支气管炎：绞股蓝15g，甘草3g。水煎服。
* 传染性肝炎：绞股蓝15g。水煎代茶饮。
* 高脂血症：绞股蓝总苷。
* 高血压：绞股蓝、枸杞子、菊花、甘草。泡水当代饮。

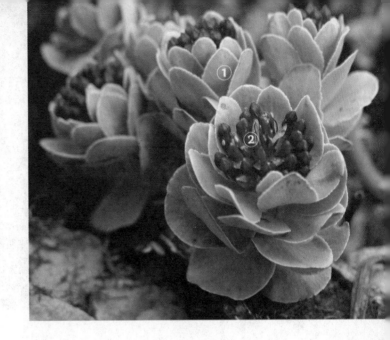

大花红景天（红景天）

基　源： 红景天为景天科植物大花红景天的干燥根及根茎。

原植物

别名：苏罗玛保。多年生肉质草本，根状茎粗短，不分枝，被有宽披针形膜质鳞片。茎丛生，肉质，不分枝，光滑。①叶互生，肉质，宽椭圆形，先端钝圆形，全缘或上部边缘具波状齿，无柄，上部排列紧密。②伞房花序顶生，雌雄异株；花5数，花瓣长圆形或条形，基部渐狭，紫红色；腺体鳞片状。果条形。花、果期7~8月。

生境分布

生于海拔5000米的石堆中和岩石缝中。分布于西藏、四川、云南等省区。

采收加工

秋季花茎凋枯后挖掘根及根茎，除去粗皮，晒干。

性味功能	味甘、苦，性平。有益气活血、通脉平喘的功能。
主治用法	用于肺结核，肺炎，气管炎，气虚血瘀，胸痹心痛，中风偏瘫，倦怠气喘。用量3~6g。

 应用

＊ 高血压：红景天。水煎服。

＊ 糖尿病：红景天。水煎服。

＊ 神经官能症，失眠，健忘：红景天。水煎服。

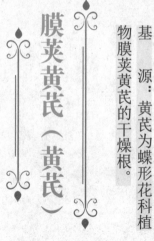

膜荚黄芪（黄芪）

基　源：黄芪为蝶形花科植物膜荚黄芪的干燥根。

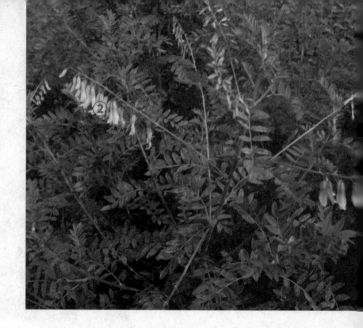

原植物

别名：条芪。直立，多年生草本。①奇数羽状复叶。托叶条状披针形，小叶 13~31，椭圆形、椭圆状卵形，先端钝圆或稍凹，基部圆形。②总状花序腋生。萼钟状。花冠黄色或淡黄色旗瓣倒卵形，先端稍凹，基部有短爪。子房有柄，有柔毛。荚果半椭圆形，有短伏毛。果皮膜质，稍膨胀。花期 7~8 月，果期 8~9 月。

生境分布

生于林缘、灌丛、林间草地及疏林下。分布于东北、华北、西北及山东、四川等省区。

采收加工

春、秋二季采挖，晒至半干，堆放 1~2 天后继续晒至干透。

性味功能	味甘，性微温。有补气固表、利水消肿、托毒排脓、生肌的功能。炙用有补中益气的功能。
炮　　制	除去杂质，大小分开，洗净，润透，切厚片，干燥。
主治用法	用于气短心悸，乏力，虚脱，自汗，盗汗，体虚浮肿，慢性肾炎，久泻，脱肛，子宫脱垂，痈疽难溃，疮口久不愈合。用量 9~30g，煎服。

 应用

＊ 糖尿病：黄芪、淮山药、生地黄、天花粉、五味子。水煎服。

＊ 肾炎蛋白尿阳性：黄芪 30g。水煎服。

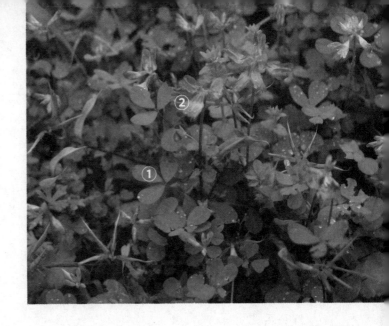

紫云英

基　源：紫云英为蝶形花植物紫云英的干燥根、全草和种子。

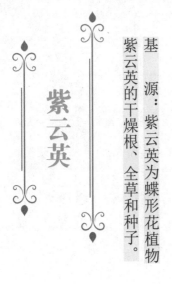

原植物

别名：苕子草、沙蒺藜、红花草、翘摇。一年生草本。①单数羽状复叶，互生，小叶3~6对，宽椭圆形或倒卵形。②花紫红色，总状花序排列紧密，呈半圆形，花萼钟状，花冠蝶形，旗瓣紫红色，翼瓣白色；雄蕊二体；子房有短柄。荚果长方条形，微弯，带黑色。花期8~10月。

生境分布

生于田坎、草地。分布于陕西、河南、江苏、浙江、江西、福建、湖北、湖南、广西、广东、贵州、四川及云南等省区。广泛栽培。

采收加工

夏、秋季采收，晒干或鲜用。

性味功能	味微辛、微甘，性平。有祛风明目、健脾益气、解毒止痛的功能。
主治用法	根用于肝炎，营养性浮肿，白带，月经不调。全草用于急性结膜炎，神经痛，带状疱疹，疮疖痈肿，痔疮。外用适量，鲜草捣烂敷患处，或干草研粉调服。

 应用

＊ 肝炎，营养性浮肿：鲜紫云英根90g。水煎服。

＊ 白带，月经不调：鲜紫云英根90g。水煎服。

＊ 急性结膜炎：紫云英全草。水煎熏洗眼部。

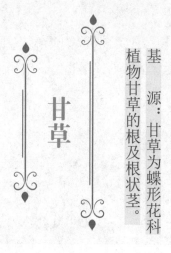

甘草

基源：甘草为蝶形花科植物甘草的根及根状茎。

原植物

别名：乌拉尔甘草、甜草、生甘草。多年生草本。根粗壮，味甜，外皮红棕色或暗棕色。①茎直立，被白色短毛和刺毛状腺体。②单数羽状复叶互生；小叶卵状椭圆形，先端钝圆，基部浑圆，两面被腺体及短毛。③总状花序腋生；花萼钟状，被短毛和刺毛状腺体；蝶形花冠淡红紫色。荚果条状，呈镰状以至环状弯曲，密被棕色刺毛状腺体。花期6~7月，果期7~8月。

生境分布

生于草原及山坡。分布于东北、华北、西北等地区。

采收加工

秋季采挖，分等打成小捆，于通风处风干。

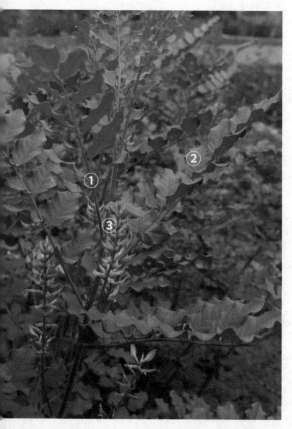

性味功能	味甜，性平。有补脾益气、止咳化痰、清热解毒、缓急定痛、调和药性的功能。
炮　　制	除去杂质，洗净，润透，切厚片，干燥。
主治用法	用于脾胃虚弱，中气不足，咳嗽气短，痈疽疮毒，缓和药物烈性，解药毒。用量1.5~9g。清热应生用，补中宜炙用。反大戟、芫花、甘遂、海藻。

 应用

✻ **传染性肝炎**：甘草9g，大枣9枚。水煎服。

✻ **血小板减少性紫癜**：甘草50g。水煎服。

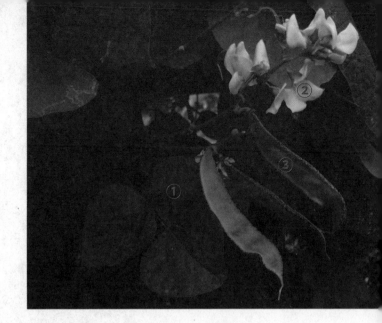

扁豆（白扁豆）

基　源：白扁豆为蝶形花科植物扁豆的干燥成熟种子。

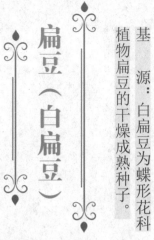

原植物

别名：茶豆（江苏）、白眉豆（安徽）。一年生缠绕草本。①三出复叶互生；顶生小叶菱卵形，先端急尖、突尖或渐尖，基部宽楔形或圆形，全缘，两面有短硬毛；侧生小叶斜卵形。②总状花序腋生，直立；花2~20朵丛生；花萼宽钟状，萼齿5；花冠蝶形，白色；雄蕊10，2体；子房条形，生柔毛，基部有腺体。③荚果扁平，镰刀状半月形或长圆形，边缘弯曲或直，先端有尖喙。种子2~5粒，肾形，黑色、紫色或白色。花期6~8月，果期8~10月。

生境分布

全国各地均有栽培。

采收加工

秋、冬二季采收成熟果实，晒干，取出种子，再晒干。

性味功能	味甘，性平。有健脾化湿、和中消暑的功能。
炮　制	生扁豆：拣净杂质，置沸水中稍煮，至种皮鼓起、松软为度，捞出，浸入冷水中，脱去皮，晒干。炒扁豆：取净扁豆仁，置锅内微炒至黄色，略带焦斑为度，取出放凉。
主治用法	用于脾胃虚弱，食欲不振，大便溏泻，白带过多，暑湿吐泻，胸闷腹胀。用量9~15g。

 应用

＊ 慢性腹泻：白扁豆。炒熟，研粉，调服。

＊ 淋浊，白带过多：白扁豆50g。炒香，研末，米汤调服。

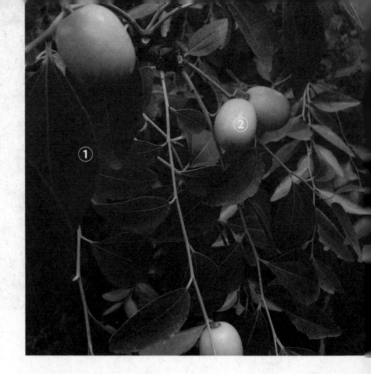

枣（大枣）

基　源：大枣为鼠李科植物枣的果实。

原植物

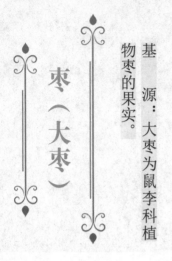

小乔木。小枝具刺。①叶互生，卵形，先端稍钝，基部歪斜，边缘有细锯齿。聚伞花序腋生；花瓣5，淡黄绿色。核果卵形至椭圆形，深红色，果肉肥厚，味甜；②果核纺锤形，两端锐尖。花期4~5月，果期7~9月。

生境分布

全国大部分省区栽培。

采收加工

秋季果实成熟时采收，晒干。

性味功能	味甘，性温。有补脾和胃、益气生津、养心的功能。
炮　　制	除去杂质，洗净，晒干。用时破开或去核。
主治用法	用于脾虚食小，体倦乏力，营卫不和，便溏，心悸，失眠，盗汗，血小板减少性紫癜。中满痰多者忌用。

 应用

＊ 血小板减少症，过敏性紫癜：大枣100g。煎汤服。

＊ 脾胃湿寒，饮食减少，泄泻，完谷不化：大枣250g（煮熟），白术120g，干姜、鸡内金各60g。共捣成泥，做饼当点心吃。

＊ 输血反应：大枣50g，地肤子、炒荆芥各9g。水煎，输血前服。

人参

基源：人参为五加科植物人参的根。

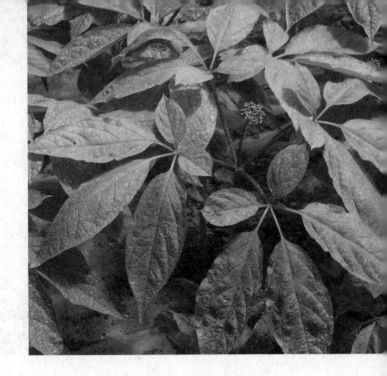

原植物

别名：园参，山参，棒槌。多年生草本。主根粗壮，肉质，纺锤形，黄白色。①掌状复叶轮生茎端，每年递增1叶，多达6片复叶。小叶长椭圆形，边缘有细锯齿，脉上有疏刚毛。②伞形花序顶生，花小，多数；淡黄绿色；核果浆果状，扁球形，鲜红色。花期6~7月，果期7~9月。

生境分布

生于阴湿山地针、阔叶林或杂木林下。分布于东北。多栽培。

采收加工

秋季采摘，晒干，称生晒参。蒸熟再晒干，称红参。

性味功能	味甘、微苦，性温。有大补元气、固脱、生津、安神益智的功能。
炮　制	生晒参:润透，切薄片，干燥。生晒山参:用时粉碎或捣碎。白糖参：经水烫，浸糖后干燥。红参：蒸熟后晒干或烘干。
主治用法	用于体虚欲脱，气短喘促，自汗肢冷，精神倦怠，食少吐泻，久咳，津亏口渴，失眠多梦，惊悸健忘。用量1.5~9g。反藜芦，畏五灵脂。

 应用

＊ 阳痿：人参6g，巴戟天、枸杞子各9g。肉苁蓉。

＊ 心肌营养不良：人参6g。研粉，调蜜冲服。

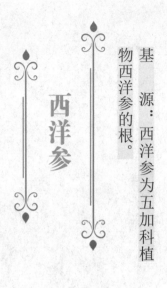

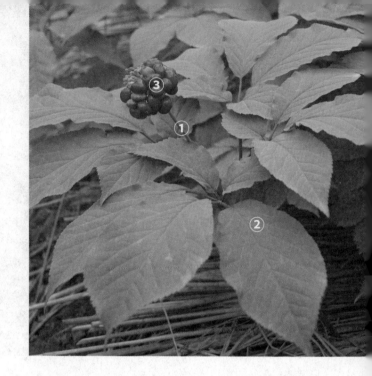

西洋参

基源：西洋参为五加科植物西洋参的根。

原植物

别名：花旗参、洋参。多年生草本。主根纺锤形，肉质，有分枝。①茎单一，②5 出掌状复叶，3~4 轮生于茎端，膜质，广卵形或倒卵形，先端急尖，基部楔形，边缘有粗锯齿。伞形花序顶生，花瓣 5，绿白色。③浆果扁球形，鲜红色，果柄长。花期 7~8 月，果期 9 月。

生境分布

原产美国、加拿大。现吉林、北京、河北、陕西、山东等省区有栽培。

采收加工

秋季采挖生长 4 年的参根，切去分枝、须尾，晒干。

性味功能	味甘、微苦，性凉。有益肺阴、清虚火、生津液、除烦倦的功能。
炮　　制	去芦，润透，切薄片，干燥或用时捣碎。
主治用法	用于肺虚久咳，失血，咽干口渴，虚热烦倦。用量6~9g。水煎服，或泡茶饮。反藜芦。

* 冠心病：西洋参、三七各 25g，灵芝 50g。研末，温开水冲服。
* 糖尿病：西洋参、天花粉、麦冬各等份。研末，炼蜜丸。

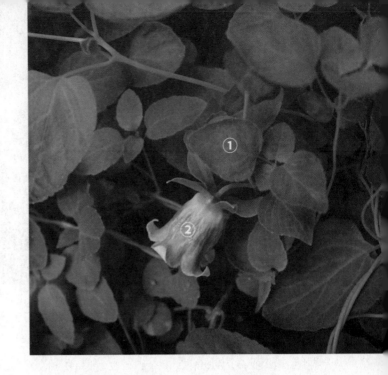

基源：党参为桔梗科植物党参的根。

党参

原植物

别名：西党、东党、潞党。多年生草质缠绕藤本，长 1~2m，有白色乳汁。根纺锤状圆柱形，肉质，黄色，顶端膨大有多数疣状突起茎痕及芽，习称"狮子盘头"。①叶卵形或狭卵形，边缘波状钝锯齿，渐狭，叶基圆形或楔形。②花单生枝顶，花萼 5 裂；花冠钟状，黄绿色，内有浅紫色斑点，先端 5 裂。蒴果圆锥形，种子卵形，较大棕黄色。花期 8~9 月，果期 9~10 月。

生境分布

生于林缘、灌丛中。分布于我国北方大部分省区。

采收加工

9~10 月采挖栽培三年生以上植株根部，晒干。

性味功能	味甘，性平。有补中益气、健脾益肺、生津的功能。
炮　　制	除去杂质，洗净，润透，切厚片，干燥。
主治用法	用于脾肺虚弱，气短心悸，虚喘咳嗽，四肢无力，血虚头晕心慌。用量9~30g。不宜与藜芦同用。

 应用

＊ 造血功能障碍贫血：党参 9g，大枣 10 枚。水煎服。

＊ 冠心病，急性高山反应：党参、黄芪、黄精各 9g。水煎服。

＊ 脾胃虚弱：党参、白术、茯苓各 12g，炙甘草 6g。水煎服。

281

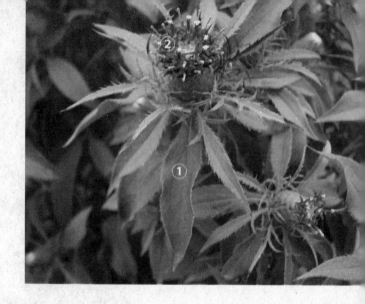

白术

基源：白术为菊科植物白术的根茎。

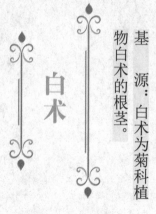

原植物

别名：于术、冬术、浙术。多年生草本，高 30~80cm。根状茎肥厚，拳状，分枝，灰黄色。茎直立，基部稍木质。①叶互生，茎下部叶有长柄，3 裂或羽状 5 深裂，边缘有刺状齿；茎上部叶柄短，椭圆形至卵状披针形，不分裂，先端渐尖，基部狭，下延成柄，边缘有刺。②单一头状花序顶生，总苞片 5~7 层；花多数全为管状花，花冠紫红色，先端 5 裂。瘦果椭圆形，冠毛羽状。花期 9~10 月，果期 10~11 月。

生境分布

生于山坡林边或灌林中。分布于陕西、安徽、江苏、浙江、江西、四川等省，有栽培。

采收加工

立冬叶枯黄时，采挖生长 2~3 年生植株根部，烘干。

性味功能	味甘、苦，性温。有益气、健脾、燥湿利水的功能。
炮 制	土白术：取白术片，用伏龙肝细粉炒至表面挂有土色，筛去多余的土。炒白术：将蜜炙麸皮撒入热锅内，待冒烟时加入白术片，炒至焦黄色，逸出焦香气，取出，筛去蜜炙麸皮。
主治用法	用于脾虚食少，消化不良，慢性腹泻，倦怠无力，痰饮水肿，自汗，胎动不安。用量4.5~9g。

 应用

＊ 慢性消化不良，慢性非特异性结肠炎：白术、木香、砂仁、枳实。水煎服。

＊ 小儿流涎：白术、益智、芝麻。和面制饼，常食。

淫羊藿

基源：淫羊藿为小檗科植物淫羊藿的干燥地上部分。

原植物

别名：三枝九叶草、仙灵脾。多年生草本。①茎生叶二回三出复叶，先端宽阔尖锐，基部深心形。②顶生聚伞状圆锥花序，被腺毛；花白色；花萼8；花瓣4，距短于内轮萼片；雄蕊4；雌蕊1，花柱长。果纺锤形，成熟时2裂；种子1~2，褐色。花期6~7月，果期8月。

生境分布

生于灌丛或山沟阴湿处。分布于全国大部分地区。

采收加工

夏、秋季采割，除去粗梗及杂质，晒干或阴干。

性味功能	味辛，性温。有补肝肾、强筋骨、助阳益精、祛风除湿的功能。
炮 制	淫羊藿：拣净杂质，去梗，切丝，筛去碎屑。 炙淫羊藿：先取羊脂置锅内加热熔化，去渣，再加入淫羊藿微炒，至羊脂油基本吸尽，取出放凉。
主治用法	用于阳痿，腰膝痿弱，风寒湿痹，神疲健忘，四肢麻木及更年期高血压症。用量3~9g。

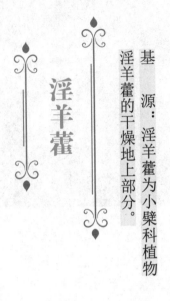

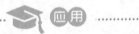 应用

＊ 肾虚阳痿，妇女不孕：淫羊藿9g，枸杞子12g，沙苑子、五味子、山萸肉各9g。水煎服。

＊ 小儿麻痹症急性期和后遗症期：淫羊藿3g，桑寄生、钩藤各9g。水煎服。

＊ 慢性气管炎：淫羊藿3.6g，紫金牛0.9g。研粉，加蜂蜜服。

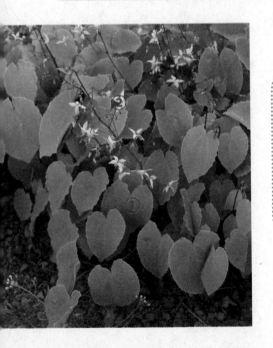

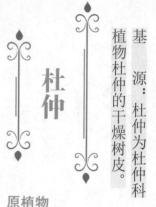

基源：杜仲为杜仲科植物杜仲的干燥树皮。

杜仲

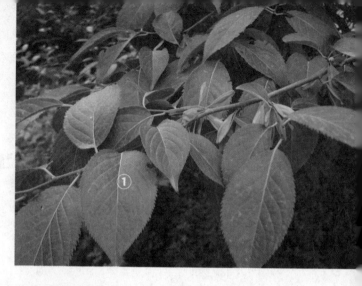

原植物

落叶乔木。树皮折断后有银白色橡胶丝。小枝具片状髓心。①单叶互生，卵状椭圆形，先端锐尖，基部宽楔形或圆形，边缘有锯齿，背面脉上有长茸毛。雌雄异株，无花被。小坚果具翅，扁平。花期4~5月，果期9~10月。

生境分布

生于山地林中或栽培。分布于陕西、甘肃、河南、湖北、湖南、四川、云南、贵州、浙江等地。

采收加工

4~6月剥取树皮堆置"发汗"，经5~7天，至内皮层紫褐色时取出，晒干，再刮去粗皮。

性味功能	味甘，微辛，性温。有补肝肾、强筋骨、安胎、降血压的功能。
炮　　制	杜仲：除去粗皮，洗净，润透，切成方块或丝条，晒干。 盐杜仲：先用食盐加适量开水溶化，取杜仲块或丝条，使与盐水充分拌透吸收，然后置锅内，用文火炒至微有焦斑为度，取出晾干。 杜仲炭：取杜仲块，置锅内用武火炒至黑色并断丝，但须存性，用盐水喷洒，取出，防止复燃，晾干即得，或取杜仲块，先用盐水拌匀吸尽后置锅中，用武火炒至黑色并断丝存性，用水喷灭火星，取出晾干。
主治用法	用于肾虚腰痛，筋骨痿弱，阳痿，梦遗，胎动不安，妊娠漏血，小便余沥，高血压。用量6~10g。

  ＊ 肾虚腰痛，足膝痿软，头晕耳鸣：杜仲、续断、菟丝子、肉苁蓉。水煎服。
  ＊ 先兆性流产：杜仲、续断、桑寄生各9g，菟丝子6g。水煎服。

扁茎黄芪（沙苑子）

基源：沙苑子为蝶形花科植物扁茎黄芪的干燥成熟种子。

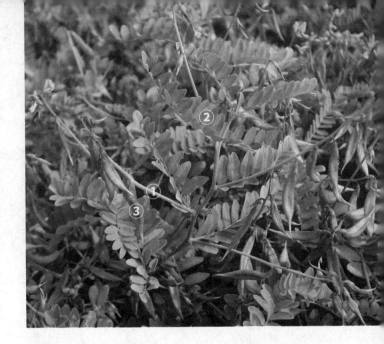

原植物

别名：蔓黄芪。多年生草本。①茎稍扁，多分枝，基部倾斜。②羽状复叶互生；小叶 9~21，椭圆形，先端钝或微缺，基部圆形，全缘。总状花序腋生，花 3~9 朵；花萼钟状，萼齿 5；花冠蝶形，旗瓣近圆形，先端凹，基部有短爪，翼瓣稍短，龙骨瓣与旗瓣等长。③荚果纺锤形，稍膨胀，先端有喙，腹稍扁，疏生短毛。种子 20~30 粒，圆肾形。花期 8~9 月，果期 9~10 月。

生境分布

生于路边潮湿地、阳坡或灌丛中。分布于东北、华北及陕西、宁夏、甘肃等省区。

采收加工

秋末冬初果实成熟尚未开裂时，采收种子，晒干。

性味功能	味甘，性温。有补肾、固精、缩尿、养肝明目的功能。
炮 制	净制：除去杂质，洗净，干燥。 盐制：取净药材，用盐水拌匀，放锅内炒干，晾凉。
主治用法	用于头晕目昏，肾虚腰痛，遗精早泄，白浊带下，遗尿，尿频，小便余沥，尿血，痔漏。用量6~9g。

 应用

＊ 肝肾不足所致视力减退：沙苑子、枸杞子、熟地黄。水煎服。

＊ 老年性白内障：沙苑子、石菖蒲、女贞子、生地黄、菟丝子、夜明砂各2g。研细末，水煎服。

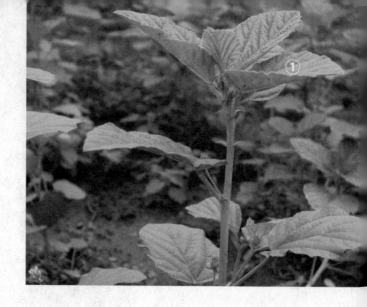
①

补骨脂

基　源：补骨脂为蝶形花科植物补骨脂的果实。

原植物

别名:破故纸、怀故了、川故子。一年生草本。被柔毛及腺点。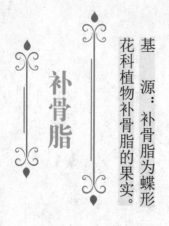①单叶互生，阔卵形或三角状卵形，基部斜心形或截形，边缘具稀疏粗齿，均具黑色腺点，叶脉及缘处有毛。花多数，密集成穗状，总状花序腋生，花萼淡黄褐色，基部连合成钟状;蝶形花冠淡紫色或黄色，雄蕊 10,连成一体。荚果椭圆状肾形，有宿存花萼。花期 7~8 月，果期 9~10 月。

生境分布

生长于山坡、溪边或田边,有栽培。分布于河南、山西、安徽、江西、陕西、四川、贵州、云南等省。

采收加工

秋季果实成熟时采收果序，晒干，搓出果实，除去杂质。

性味功能	味苦、辛，性温。有补阳、固精、缩尿、止泻的功能。
炮　　制	补骨脂：簸净杂质，洗净，晒干。 盐补骨脂：取净补骨脂用盐水拌匀，微润，置锅内用文火炒至微鼓起，取出，晾干。
主治用法	用于腰膝冷痛，阳痿滑精，遗尿，尿频，黎明泄泻，虚寒喘咳;外治白癜风。用量3~10g。

应用

＊ 白癜风，牛皮癣，秃发：补骨脂 50g，加乙醇 75%，浸泡一周，取滤液煮沸浓缩，涂搽患处。

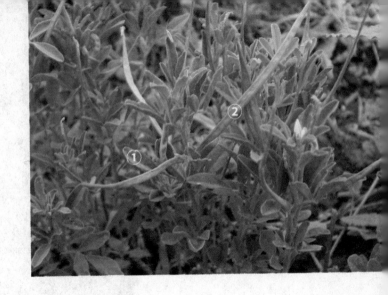

胡芦巴

基　源：胡芦巴为蝶形花科植物胡芦巴的种子。

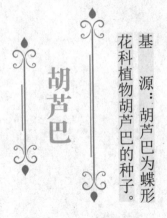

原植物

别名：苦豆、芦巴子、香豆子。一年生草本，全株有香气。①叶互生，三出羽状复叶，小叶片长卵形，先端钝圆，基部楔形，上部边缘有锯齿，下部全缘，疏柔毛生。花1~2朵生于叶腋，花萼筒状，有白色柔毛；花冠蝶形，淡黄白色或白色；基部稍带堇色；雄蕊10，9枚合生成束，1枚分离。②荚果条状圆筒形，先端成尾状，被疏柔毛，具纵网脉。种子长圆形，黄棕色。花期4~7月，果期7~9月。

生境分布

全国大部分地区有栽培。

采收加工

8~9月种子成熟时，割取全株，晒干，搓下种子。

性味功能	味苦，性温。有温肾阳、逐寒湿、止痛的功能。
炮　　制	胡芦巴：除去杂质，洗净，干燥。 盐胡芦巴：取净胡芦巴，照盐水炙法炒至鼓起，有香气。用时捣碎。
主治用法	用于肾脏虚冷，小腹冷痛，小肠疝气，寒湿脚气，阳痿。用量3~10g。孕妇慎用。

 应用

* 膀胱炎：胡芦巴、茴香子、桃仁（麸炒）各等份，以酒糊丸，空心食前服。

* 高山反应：胡芦巴叶晒干研细粉，炼蜜为丸。

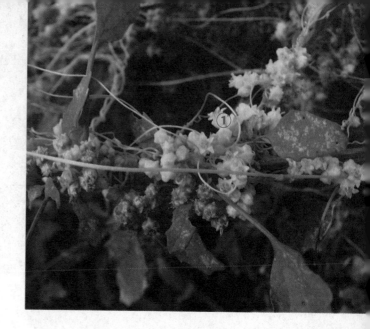
①

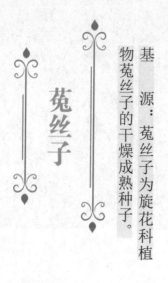

菟丝子

基　源：菟丝子为旋花科植物菟丝子的干燥成熟种子。

原植物

别名：豆寄生、无根草。缠绕，一年生寄生植物。纤细，黄色，无叶。①花簇生，苞片鳞片状；花萼杯状，5 裂，花冠白色，长于蒴果，壶状或钟状，顶端 5 裂，裂片向外反曲；花柱 2。蒴果，近球形，全为宿存花冠包围，成熟时整齐周裂。种子淡褐色，粗糙。花期 7~8 月，果期 8~9 月。

生境分布

寄生于豆科、菊科、藜科等植物上。各地均有分布。

采收加工

秋季果实成熟时，采收种子，晒干。

性味功能	味辛、甘，性平。有滋补肝肾、固精缩尿、安胎、明目的功能。
炮　制	菟丝子：过箩去净杂质，洗净，晒干。 盐菟丝子：取净菟丝子，照盐水炙法炒至微鼓起。
主治用法	用于阳痿遗精，尿频，腰膝酸软，目昏耳鸣，肾虚胎漏，胎动不安，止泻。外治白癜风。用量6~12g。

 应用

＊ 肾虚腰背酸痛，阳痿，遗精，遗尿，小便频数：菟丝子、桑螵蛸、金樱子各9g，五味子3g。水煎服。

＊ 肝肾虚，眼常昏暗，迎风流泪：菟丝子、熟地黄、车前子等量，研细末，吞服。

＊ 白内障：菟丝子、车前子、女贞子、桑椹子各15g。水煎服。

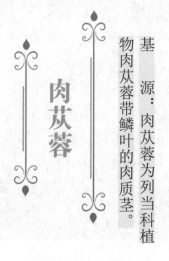

肉苁蓉

基源：肉苁蓉为列当科植物肉苁蓉带鳞叶的肉质茎。

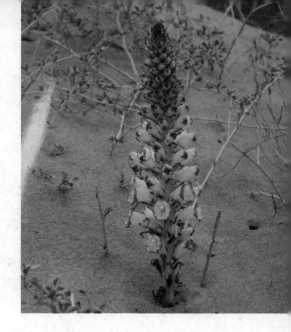

原植物

别名：大芸、苁蓉。多年生肉质寄生草本。茎肉质肥厚，圆柱形，质坚硬，稍有韧性，不易折断，断面暗棕色或黑棕色，叶鳞片状，覆瓦状排列，卵形或卵状披针形，黄褐色，在下部排列较紧密。①穗状花序，密生多花；苞片卵状披针形；花萼钟状，5浅裂，花冠顶端5裂。蒴果2裂，花柱宿存。花期5~6月，果期6~7月。

生境分布

生于荒漠中，分布于内蒙古、陕西、甘肃、新疆。

采收加工

3~5月采挖，置沙土中半埋半露，或切段晒干。

性味功能	味甘、咸，性温。有补肾阳、益精血、润肠通便的功能。
炮　制	肉苁蓉：拣净杂质，清水浸泡，每天换水1~2次，润透，纵切片，晒干。 酒苁蓉：取苁蓉片，用黄酒拌匀，置罐内密闭，坐水锅中，隔水加热蒸至酒尽为度，取出，晾干。
主治用法	用于腰膝萎软，阳痿，遗精，不孕，赤白带下，腰酸背痛，肠燥便秘。用量6~9g。

＊ 阳痿，遗精，腰膝痿软：肉苁蓉、韭菜子各9g。水煎服。

＊ 神经衰弱，健忘，腰酸体倦，听力减退：肉苁蓉、枸杞子、五味子、麦冬、黄精、玉竹。水煎服。

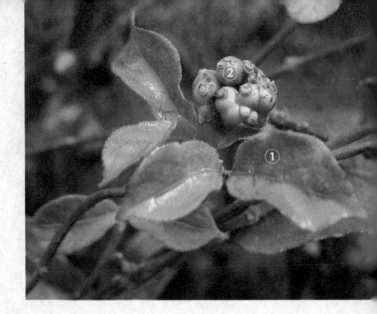

巴戟天

基源：巴戟天为茜草科植物巴戟天的根。

原植物

别名：鸡肠风、猫肠筋。藤状灌木。根圆柱形肉质，膨大呈念珠状。①叶对生，长圆形，先端急尖或短渐尖，基部钝圆形，全缘，有短粗毛。②花2~10朵呈头状顶生枝端。白色，花冠肉质，漏斗状，4深裂；雄蕊4；子房下位，花柱2深裂。核果近球形，红色。种子4。花期4~7月，果期6~11月。

生境分布

生于山谷、疏林下。分布于福建、广东、广西、云南等省区。有栽培。

采收加工

秋季采挖部，晒半干，用木棍打扁，再晒干。

性味功能	味甘、辛，性微温。有壮阳补肾、强筋骨、祛风湿的功能。
炮　　制	巴戟天：拣去杂质，用热水泡透后，趁热抽去木心，切段，晒干。 炙巴戟：取甘草，捣碎，置锅内加水煎汤，捞去甘草渣，加入拣净的巴戟天，煮至松软能抽出木心时，取出，趁热抽去木心，晒干。 盐巴戟：取拣净的巴戟天，用盐水拌匀，入笼蒸透，抽去木心，晒干。
主治用法	用于阳痿遗精，宫冷不孕，月经不调，少腹冷痛，风寒湿痹，腰膝酸痛，脚气。用量3~10g。

 应用

* 阳痿，早泄，遗精：巴戟天、山茱萸、金樱子各9g，生地黄12g。水煎服。
* 肾虚遗尿，小便频数：巴戟天、山萸肉、菟丝子、桑螵蛸各9g。水煎服。

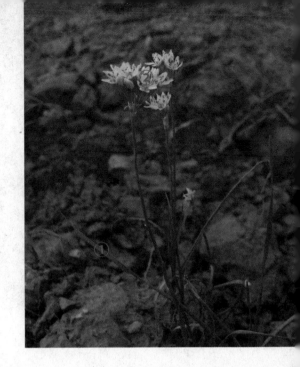

韭菜（韭菜子）

基　源：韭菜子为百合科植物韭菜的干燥种子。

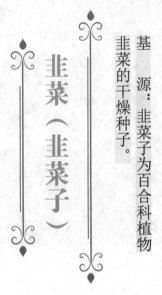

原植物

多年生草本。鳞茎簇生，黄褐色。①叶基生线形，扁平，全缘平滑。花莛圆柱状，下部有叶鞘；②顶生伞形花序半球形或近球形；花柄基部有小苞片；花白色或微带红色；花被片6，狭卵形至长圆状披针形。蒴果，果瓣倒心形。花、果期7~9月。

生境分布

全国各地均有栽培。

采收加工

秋季果实成熟时采收果序，晒干，搓出种子。

性味功能	味辛、甘，性温。有温补肝肾、暖腰膝、壮阳固精的功能。
炮　制	韭菜子：除去杂质，晒干。 盐韭菜子：取净韭菜子，照盐水炙法炒干。
主治用法	用于阳痿遗精，腰膝酸痛，遗尿，尿频，冷痛，白带过多，淋浊。及用于食管癌，胰腺癌。温补肝肾，壮阳固精。用量3~9g，水煎服。

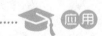 应用

❋ 阳痿：韭菜子、补骨脂各30g。研末，水冲服。

❋ 妇人带下，男子肾虚冷，梦遗：韭菜子。醋煮，焙干，研末。

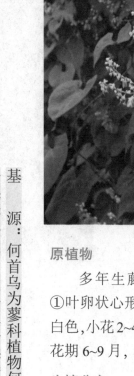

何首乌（首乌藤）

基　源： 何首乌为蓼科植物何首乌的干燥块根；首乌藤为其干燥藤茎。

原植物

多年生藤本。块根肥大。茎缠绕，中空。①叶卵状心形，全缘。②圆锥花序顶生或腋生，白色，小花2~4朵；花被5深裂。瘦果3棱形，黑色。花期6~9月，果期8~10月。

生境分布

生于山坡、石缝、林下。分布于河北、河南、山东以及长江以南各省。

采收加工

秋、冬季采挖，切块，干燥。

性味功能	生首乌：味微苦，性平。有润肠通便、解疮毒的功能。制首乌：味甘、涩，性微温。有补肝肾、养血安神、益精血的功能。
炮　制	除去杂质，洗净，稍浸，润透，切厚片或块，干燥。
主治用法	生首乌：用于瘰疬疮痈，阴血不足引起的大便秘结，高脂血症。制首乌：用于阴虚血少，眩晕，失眠多梦，头发早白，腰膝酸软，风湿痹痛。用量：6~15g。

 应用

＊ 高血压，动脉硬化，冠心病：何首乌、银杏叶、钩藤。水煎服。

＊ 降低血胆固醇：何首乌。水煎服。

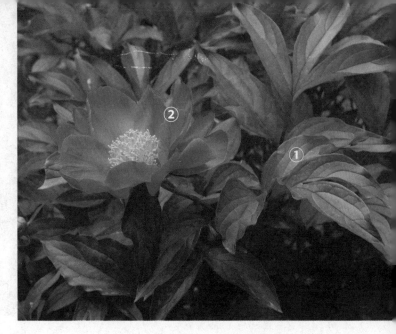

芍药（赤芍，白芍）

基源：芍药为芍药科植物芍药的干燥根。

原植物

多年生草本。根圆柱形或纺锤形，黑褐色。①三出复叶；全缘。②花数朵，生于茎顶和叶腋，花瓣白色或粉红色；雄蕊多数，心皮 4~5，无毛。果，顶端具喙。种子圆形，黑色。花期 5~6 月，果期 9 月。

生境分布

生于草地及林缘，或栽培。分布于我国大部分地区。

采收加工

春、秋季采挖，晒干。白芍：水煮后除去外皮晒干。

性味功能	味苦、酸，性微寒。有清泄肝火、养血柔肝、散瘀活血、止痛的功能。白芍有平肝止痛、养血调经的功能。
炮　制	炒赤芍药：取赤芍药片置锅内炒至微有焦点为度，取出凉透。炒白芍：取净白芍片，锅内炒至微黄色。
主治用法	赤芍用于月经不调，瘀滞腹痛，痛经，经闭，痈肿疮毒，关节肿痛，胸胁疼痛，跌扑损伤。白芍用于头痛眩晕，胁痛，腹痛，四肢挛痛，血虚萎黄，自汗，盗汗。

 应用

＊ 闭经，瘀血所致腰背疼痛、坠痛：赤芍、桃仁、红花、归尾。水煎服。
＊ 冠心病心绞痛：赤芍、降香、川芎、红花各 15g，丹参 30g。水煎服。

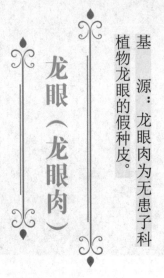

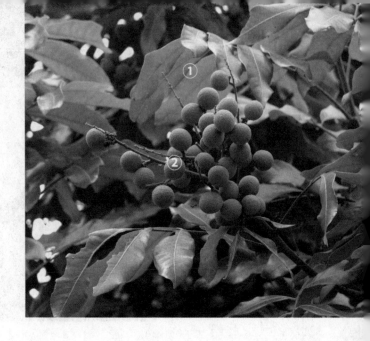

龙眼（龙眼肉）

基源：龙眼肉为无患子科植物龙眼的假种皮。

原植物

别名：桂圆、桂元肉。常绿大乔木。①双数羽状复叶，互生，小叶 2~6 对，革质，长椭圆形或长椭圆状披针形，先端钝尖或钝，基部偏斜，全缘或波状。顶生或腋生圆锥花序，密生锈色星状毛；花瓣 5，淡黄色。②核果球形，果皮薄，干后近木质，黄褐色。种子球形，黑色有光泽，外有白色、肉质、甜味的假种皮。花期 3~4 月，果期 7~9 月。

生境分布

生于热带和亚热带，栽培。分布于我国福建、台湾、广东、广西、云南、贵州、四川等省区。

采收加工

7~9 月果实成熟时采收，去果皮及核，晒干。

性味功能	味甘，性温。有补心脾、益气、益血、安神的功能。
炮　制	烘干或晒干，剥去果皮，取其假种皮。或将果实入开水中煮10分钟，捞出摊放，使水分散失，再烤一昼夜，然后剥取假种皮，晒干。
主治用法	用于病后体虚，神经衰弱，健忘，心悸，失眠，食少体倦，贫血，便血，月经过多。用量10~15g。

＊ 崩漏，久泻：龙眼肉 30g，大枣 15g。水煎服。

＊ 血小板低，贫血：龙眼肉 9g，花生米（连红衣）15g。水煎服。

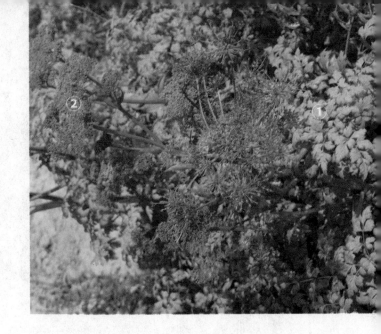

当归

基　源：当归为伞形科植物当归的干燥根。

原植物

多年生草本,有特异香气。主根肥大肉质。①叶互生,基部膨大鞘状抱茎;2~3回奇数羽状复叶,小叶3对,1~2回分裂。②复伞形花序顶生,花5数,白色。双悬果椭圆形,果棱5条,背棱线形隆起,侧棱成翅,翅边缘淡紫色,背部扁平。花期7月,果期8~9月。

生境分布

生于海拔1800~2500m的高寒阴湿地方。栽培于甘肃、四川、云南、湖北、陕西、贵州等省。

采收加工

秋末采挖根部,待水分稍蒸发后,捆成小把,用烟火慢慢熏干。当归不宜受太阳晒。

性味功能	味甘、辛,性温。有补血活血、调经止痛、润肠通便的功能。
炮　制	当归:除去杂质,洗净,润透,切薄片,晒干或低温干燥。酒当归:取净当归片,照酒炙法炒干。
主治用法	用于血虚萎黄,眩晕心悸,月经不调,经闭痛经,虚寒腹痛,肠燥便秘,风湿痹痛,跌扑损伤,痈疽疮疡。用量4.5~9g,水煎服。

 应用

＊ 产后腹痛:当归、生姜,加羊肉炖服。

＊ 月经不调:当归、熟地黄、川芎、白芍。水煎服。

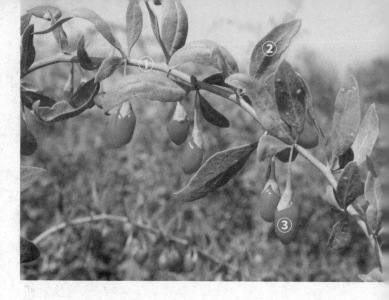

宁夏枸杞（枸杞子）

基　源：枸杞子为茄科植物宁夏枸杞的果实。

原植物

别名:甘枸杞、西枸杞、山枸杞。落叶灌木。①短枝刺状。②叶互生或簇生枝顶上;先端尖，基部楔形，全缘。花腋生;花萼杯状，2~3裂，花冠漏斗状，5裂，向后反卷，粉红色或浅紫红色。③浆果倒卵形或卵形，红色或橘红色。果实顶部有花柱痕，基部有果梗痕，质柔润。花期5~6月，果期6~11月。

生境分布

生于河岸、山坡等处。分布于河北、内蒙古、山西、陕西、甘肃、宁夏、青海等省区。

采收加工

夏、秋季果实成熟采摘，阴至半干，再晒干。晾晒时不宜用手翻动，以免变黑。

性味功能	味甘，性平。有滋补肝肾、益精明目的功能。
炮　　制	簸净杂质，摘去残留的梗和蒂。
主治用法	用于虚劳精亏，腰膝酸痛，眩晕耳鸣，消渴，血虚萎黄，目昏不明，糖尿病。用量5~10g。

 应用

＊ 体弱肾虚，腰膝酸软：枸杞子、熟地黄、杜仲、女贞子。水煎服。
＊ 早期老年性白内障：枸杞子15g，肉苁蓉9g，菊花、巴戟各6g。水煎服。

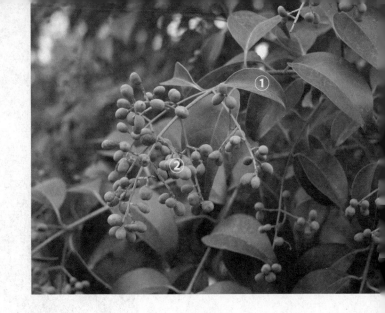

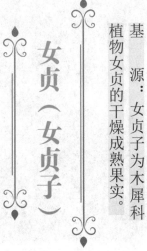

女贞（女贞子）

基　源：女贞子为木犀科植物女贞的干燥成熟果实。

原植物

别名：冬青、蜡树。常绿小乔木。①叶对生，革质，卵圆形或长卵状披针形，先端尖，基部阔楔形，全缘，上面有光泽，下面密生细小透明腺点。圆锥花序顶生，芳香，花冠白色；雄蕊2，花药"丁"字形着生；子房上位，柱头2浅裂。②浆果状核果，椭圆形或肾形，稍弯，蓝黑色或棕黑色，皱缩不平。花期6~7月，果期8~12月。

生境分布

生于山坡向阳处或疏林中，常栽培于庭园及路旁。分布于河北、陕西、甘肃及华东、中南、西南等地区。

采收加工

冬季果实成熟时采收，稍蒸或置沸水中稍烫后，晒干；或直接晒干。

性味功能	味甘、苦，性平。有滋补肝肾、明目乌发、强腰膝的功能。
炮　　制	净制除去杂质，洗净，干燥。 酒女贞子：取净女贞子，加黄酒拌匀，置罐内或适宜容器内，密闭，坐水锅中，隔水炖至酒吸尽，取出，干燥。
主治用法	用于肝肾阴虚，头晕目眩，耳鸣，头发早白，腰膝酸软，老年性便秘。用量9~15g。

 应用

✻ 神经衰弱：女贞子、桑椹子、墨旱莲、枸杞子。水煎服。

✻ 视神经炎：女贞子、草决明、青葙子。水煎服。

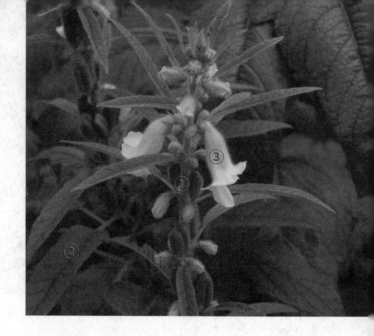

芝麻（黑芝麻）

基　源：黑芝麻为芝麻科植物脂麻的干燥成熟种子。

原植物

一年生草本。株高达 1m；①茎直立，四棱形，不分枝，植株被短柔毛和疏的黏液腺。下部叶对生，上部叶均为互生，②叶片卵形、长圆形或披针形，顶端急尖或渐尖，基部楔形，全缘或具锯齿，下部叶常 3 浅裂；③花 1~3 朵生于叶腋；花萼稍合生，花冠筒状，二唇形，白色、紫色或淡黄色；雄蕊 4，2 强；子房 2 室。蒴果，长圆状筒形，常成 4 棱，纵裂，被柔毛；种子圆形，黑色。花期 7~8 月，果期 8~9 月。

生境分布

生于肥沃壤土。除西藏高原外全国各地有栽培。

采收加工

秋季果实成熟时采收种子，晒干。

性味功能	味甘，性平。有滋补肝肾、益血润肠、通便、通乳的功能。
炮　　制	黑芝麻：取原药材，除去杂质，洗净，干燥。用时捣碎。 炒黑芝麻：取净黑芝麻，置预热炒制容器内，用文火加热，炒至有爆裂声，逸出香气时，取出晾凉。用时捣碎。
主治用法	用于肝肾不足，头晕眼花，耳鸣耳聋，贫血，大便秘结，乳汁缺少及腰酸。用量9~15g。

 应用

＊ 老年糖尿病：黑芝麻 15g。炒熟，研末冲服。

＊ 贫血，血小板减少病：黑芝麻 15g。炒熟，研末调蜂蜜服。

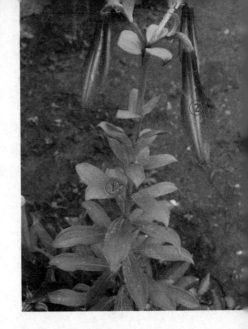

百合

基　源：百合为百合科植物百合的干燥肉质鳞叶。

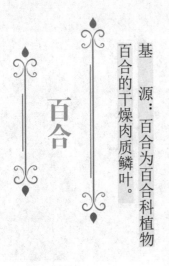

原植物

鳞茎球形，直径 3~5cm；鳞片披针形，无节，白色。有的有紫色条纹，有的下部有小乳头状突起。①叶散生，倒披针形或倒长卵形，长 7~15cm，宽 1~2cm，先端渐尖，基部渐狭，全缘，无毛。②花单生或几朵排成近伞形；花喇叭状，有香气，乳白色，稍带紫色，无斑点，向外张开或先端外弯而不卷。蒴果矩圆形，有棱，种子多数。花期 5~6 月，果期 9~10 月。

生境分布

生于山坡、灌木林下、路边或溪旁或石缝中。分布于全国大部分省区。

采收加工

7~9 月，挖取根茎，剥取鳞叶，置沸水中略烫后，晒干或烘干。

性味功能	味微苦，性平。有养阴润肺、清心安神的功能。
炮　制	百合：拣去杂质、黑瓣，簸除灰屑。 蜜百合：取净百合，加炼熟的蜂蜜与开水适量，拌匀，稍闷，置锅内用文火炒至黄色不粘手为度，取出，放凉。
主治用法	用于阴虚久咳，痰中带血，虚烦惊悸，失眠多梦。用量 4.5~9g。

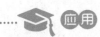

* 咳嗽，痰多：百合、贝母、梨。水煎服。
* 失眠心悸：百合、酸枣仁、五味子。水煎服。

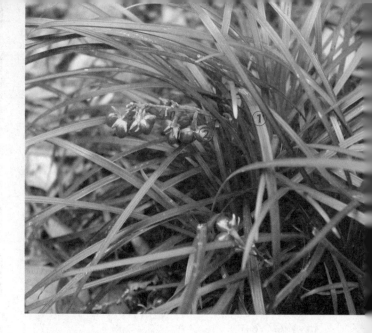

麦冬

基源：麦冬为百合科植物麦冬的块根。

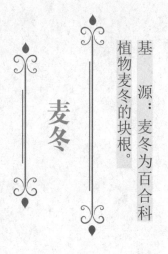

原植物

别名：麦门冬、寸麦冬、地麦冬。多年生草本，茎短，具膨大纺锤形肉质块根。①叶丛生，狭长线形，基部有多数纤维状老叶残基，先端尖，基部稍扩大，边缘有膜质透明叶鞘。花葶比叶短，总状花序顶生，穗状，膜质小苞片腋生 1~3 朵；花微下垂，不展开，淡紫色或白色。②果实浆果状球形，黑蓝色。花期 5~8 月，果期 7~9 月。

生境分布

生于山坡阴湿处、林下或溪沟岸边。分布于河北、陕西及华东、中南、西南等地区。

采收加工

夏季采挖块根，反复暴晒，堆积，晒干。

性味功能	味甘，微苦，性寒。有养阴润肺、养胃生津、清心除烦的功能。
炮　　制	除去杂质，洗净，润透，轧扁，干燥。
主治用法	用于肺燥干咳，肺痨咳嗽，津伤口渴，心烦失眠，内热消渴，肠燥便秘，咽白喉，肺结核咯血。用量6~12g。

 应用

＊ 慢性支气管炎，慢性咽炎：麦冬 15g，法半夏 45g，党参 9g，甘草 3g，粳米 15g，大枣 4 枚。水煎服。

＊ 热病后期之津亏便秘，虚热烦渴：麦冬、生地黄各 24g，玄参 30g。水煎服。

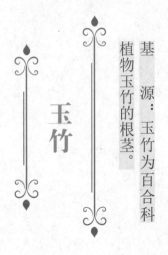

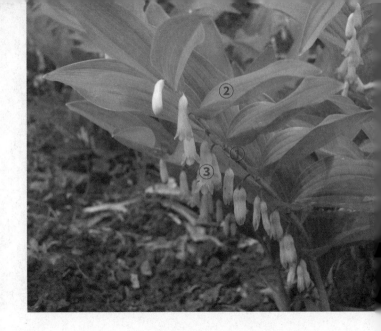

玉竹

基　源：玉竹为百合科植物玉竹的根茎。

原植物

多年生草本。根茎横生，长柱形，黄白色，节间长，有结节，密生多数须根。①茎单一，斜向一边。②叶互生，几无柄，椭圆形或卵状长圆形，先端钝尖，基部楔形，全缘，中脉隆起，平滑或有乳头突起。③1~3朵花簇腋生，下垂；花被筒状，白色，先端6裂；雄蕊6，花丝丝状，白色；子房上位。浆果球形，熟时紫黑色。花期4~6月，果期7~9月。

生境分布

生于林下阴湿处。分布于于全国大部分省区。

采收加工

春、秋季采挖，除去地上部分及须根，洗净泥沙，置入锅中稍煮，即捞出，晾至半干后，反复用手搓揉2~3次，至内无硬心时，晒干。

性味功能	味甘，性平。有养阴润燥、生津止渴的功能。
炮　　制	玉竹：除去杂质，洗净泥土，闷润至内外湿度均匀，切片，晒干。 蒸玉竹：取洗净的玉竹，置蒸器内加热蒸闷2~3次，至内外均呈黑色为度，取出，晒至半干，切片，再晒至足干。
主治用法	用于热病伤阴，口燥咽干，干咳少痰，心烦心悸，肺结核咳嗽，糖尿病，心脏病。用量9~15g。

 应用

＊ 糖尿病，高脂血症：玉竹、何首乌、山楂。水煎服。

＊ 充血性心力衰竭：玉竹25g。水煎服。

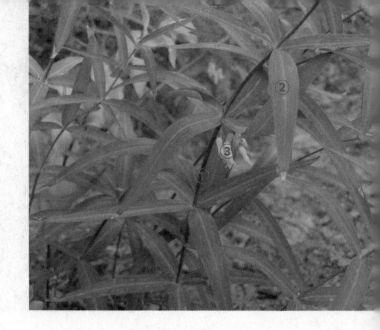

黄精

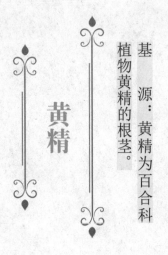

基源：黄精为百合科植物黄精的根茎。

原植物

别名:鸡头黄精。多年生草本,高达 1.2m。根茎黄白色,圆锥状,先端膨大,全体形如鸡头,有细纵皱纹横生。①茎上部稍攀缘状。②叶 4~6 片轮生,无柄,先端拳卷。③ 2~4 花集成伞形腋生,下垂;花被筒状, 白色或淡黄色, 裂片 6,披针形;雄蕊 6,生于花被筒中部或中部以上,花丝短。浆果球形,熟时紫黑色。花、果期 5~9 月。

生境分布

生于山地林缘、灌丛中或山坡半阴地。分布于长江以北各地区。

采收加工

春、秋季采挖, 蒸 10~20 分钟取出, 晾晒。

性味功能	味甘, 性平。有补脾润肺、养阴生津、益气的功能。
炮　　制	黄精: 洗净泥土, 略润, 切片, 晒干。 酒黄精: 取拣净的黄精, 洗净, 用酒拌匀, 装入容器内, 密闭, 坐水锅中, 隔水炖到酒吸尽, 取出, 切段, 晾干。
主治用法	用于体虚乏力, 心悸气短, 肺燥干咳, 糖尿病, 高血压, 久病伤津口干;外用黄精流浸膏, 治脚癣。用量9~12g。

 应用

＊ 肺结核：黄精熬膏，口服。

＊ 足癣：黄精提取液，局部涂敷。

302

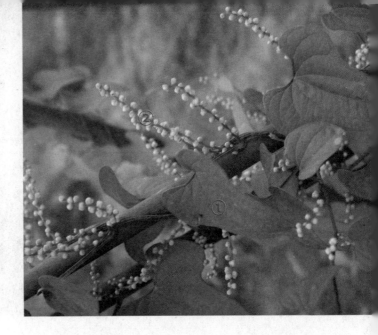

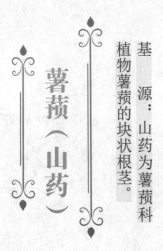

薯蓣（山药）

基源：山药为薯蓣科植物薯蓣的块状根茎。

原植物

别名：怀山药、山药蛋、毛山药。缠绕草质藤本。块茎肉质，生须根。茎右旋带紫红色，①叶互生，中部以上对生，少有3叶轮生，叶腋内常生有珠芽。叶卵状三角形或戟形，先端渐尖，基部心形，边缘3裂。花小，黄绿色，单性，雌雄异株；②穗状花序细长腋生。苞片和花被片有紫褐色斑点。蒴果三棱状扁圆形，有白粉。种子四周有膜质翅。花期6~9月，果期7~11月。

生境分布

野生或栽培于山地、平原向阳处。全国各地均有栽培。

采收加工

秋、冬季挖取块茎，水浸后，刮去外皮，晒干。

性味功能	味甘，性平。有健脾、补肺、固肾、益精的功能。
炮　　制	净制：拣去杂质，用水浸泡至山药中心部软化为度，捞出稍晾，切片晒干或烘干。
主治用法	用于脾虚久泻，慢性肠炎，肺虚喘咳，慢性肾炎，糖尿病，遗精，遗尿，白带。用量9~18g。

＊ 脾胃虚弱，饮食减少，体倦神疲：山药、白术、莲子肉、党参。水煎服。

＊ 遗精，盗汗：山药、熟地黄、山萸肉。水煎服。

＊ 脾虚泄泻，大便稀溏：山药、党参、白术、茯苓、薏苡仁。水煎服。

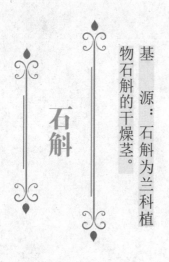

石斛

基　源：石斛为兰科植物石斛的干燥茎。

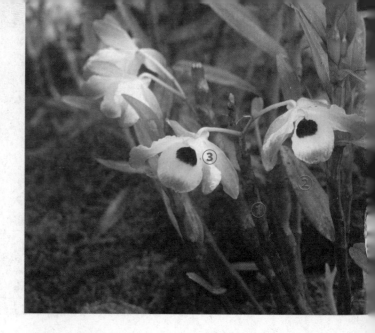

原植物

别名：金钗石斛、大黄草。多年生附生草本。①茎丛生，黄绿色，多节，上部稍扁，微弯曲，下部圆柱形，基部膨大。②叶 3~5 片生于上端，长圆状披针形；叶鞘紧抱于节间。③总状花序有花 2~3 朵，下垂，花萼及花白色带淡紫色，先端紫红色；花瓣椭圆形，唇瓣倒卵状长圆形，有短爪，有深紫色斑块。蒴果。花期 4~6 月。

生境分布

附生于高山岩石上或树干上。分布于我国台湾、湖北、广东、广西及西南各省、自治区。

采收加工

全年可采，稍烫或烘软，边搓边烘，至叶鞘搓净，晒干。

性味功能	味甘、淡，性微寒。有养阴益胃、生津止渴的功能。
炮　制	干石斛：取干燥的石斛，用水泡约至八成透，闷润，除去残根及黑枝，切段，撞去薄膜，晒干。 鲜石斛：临用时剪下，搓去膜质叶鞘，洗净，剪段。
主治用法	用于热病伤津，口干烦渴，病后虚热。用量6~12g。

 应用

＊ 热病伤阴口渴：石斛、麦冬、生地黄、远志、茯苓、玄参、炙甘草。共研末，每次 12g，水冲服。